"十二五"普通高等教育本科国家级规划教材

国家卫生和计划生育委员会"十二五"规划教材
全国高等医药教材建设研究会"十二五"规划教材

全国高等学校教材
供医学检验技术专业用

临床实验室管理

U0207984

主　编　杨　惠　王成彬

副主编　潘世扬　李　艳(武汉)　张莉萍

编　者 (以姓氏笔画为序)

王成彬(中国人民解放军总医院)　　　沈　波(台州恩泽医疗中心(集团))

李　艳(武汉大学人民医院)　　　　　张　鸽(四川大学华西第二医院)

李　艳(吉林医药学院)　　　　　　　张莉萍(重庆医科大学第一附属医院)

李士军(大连医科大学附属第二医院)　张晨光(新乡医学院)

杨　惠(四川大学华西临床医学院)　　胡晓波(上海交通大学医学院)

杨国珍(贵阳医学院)　　　　　　　　潘世扬(南京医科大学第一附属医院)

秘　书　张　鸽(兼)

人民卫生出版社

图书在版编目（CIP）数据

临床实验室管理/杨惠，王成彬主编.—北京：人民卫生出版社，2015

全国高等学校医学检验专业第六轮暨医学检验技术专业第一轮规划教材

ISBN 978-7-117-21347-9

Ⅰ.①临…　Ⅱ.①杨…②王…　Ⅲ.①医学检验－实验室管理－医学院校－教材　Ⅳ.①R446

中国版本图书馆 CIP 数据核字（2015）第 221049 号

| 人卫社官网 | www.pmph.com | 出版物查询，在线购书 |
| 人卫医学网 | www.ipmph.com | 医学考试辅导，医学数据库服务，医学教育资源，大众健康资讯 |

临床实验室管理

主　　编：杨　惠　王成彬

出版发行：人民卫生出版社（中继线 010-59780011）

地　　址：北京市朝阳区潘家园南里 19 号

邮　　编：100021

E - mail: pmph @ pmph.com

购书热线：010-59787592　010-59787584　010-65264830

印　　刷：三河市潮河印业有限公司

经　　销：新华书店

开　　本：850×1168　1/16　　印张：15　　插页：4

字　　数：402 千字

版　　次：2015 年 11 月第 1 版　2025 年 1 月第 1 版第 17 次印刷

标准书号：ISBN 978-7-117-21347-9/R·21348

定　　价：45.00 元

打击盗版举报电话：**010-59787491**　**E-mail：WQ @ pmph.com**

（凡属印装质量问题请与本社市场营销中心联系退换）

全国高等学校医学检验专业第六轮暨医学检验技术专业第一轮规划教材　修订说明

我国高等医学检验教育始于 20 世纪 80 年代中期，经过近 30 年的发展，至今已有上百所院校开设了医学检验普通本科及高职本科专业。全国高等学校医学检验专业原卫生部规划教材自 1989 年首次出版以来，经过五轮教材的修订和 25 年全国广大院校实际教学的使用，对医学检验教育各个亚学科体系逐渐形成和发展起到积极的促进作用，极大地推动了我国高等医学检验教育的发展。

2012 年，教育部颁布了新的《普通高等学校本科专业目录》，原有的五年制医学检验专业（归属临床医学与医学技术类，授予医学学士学位），统一调整为四年制医学检验技术专业（归属新单独设立的医学技术类，授予理学学士学位）。因此，医学检验专业的学科内涵发生了根本的转变，在培养过程中更加注重技术属性。

为了顺应医学教育综合改革的发展趋势，推动我国医学检验技术专业的发展和学科建设，针对四年制医学检验技术专业人才的培养目标和培养模式，贯彻四年制教育思想，体现适合四年制教学需求的课程体系建设，教育部高等学校教学指导委员会医学技术类专业教学指导委员会、全国高等医学院校医学检验专业校际协作理事会、全国高等医药教材建设研究会、人民卫生出版社在全国广泛调研的基础上，共同决定成立全国高等学校医学检验技术专业教学教材建设指导委员会，并根据教育部确定的四年制医学检验技术专业教学标准，启动全国高等学校医学检验专业第六轮暨医学检验技术专业第一轮规划教材的编写修订工作。

本轮教材的修订和编写特点如下：

1. 创新教材体系，促进学科发展　本套教材兼具医学检验专业第六轮教材修订与医学检验技术专业首轮教材编写的双重任务，成为切实推进医学检验高等教育学科发展方向、体现四年制课程体系与教学方法的改革成果、着力培养医学检验技术类人才的重要抓手与载体。教材的创新建设，在满足当前教学需求的同时，承担起推动整个学科发展的重要作用。

2. 明确培养目标，突出专业特色　为适应新一轮教育改革、国家经济发展和社会需要，医学检验技术专业的培养目标是旨在培养品德高尚、基础扎实、技能熟练、素质全面的德、智、体、美全面发展的应用型医学检验专门人才。因此，针对新的培养目标，本套教材的编写充分借鉴了国内外精品教材按检测项目、检测技术为主线的编写模式，充分体现本专业基本理论、基本知识和基本技能，在不遗漏重要知识点的基础上，摈弃既往教材编写中求多求全的痼疾，突出"医学检验技术专业"的学科特色。同时，通过创新编写模式与优化内容编排，加强对学生自主学习与创新能力、解决问题能力的培养。

3. 坚持编写原则，确保教材质量　在整套教材编写的过程中，始终坚持本科教材"三基、五性、三特定"的编写原则，始终坚持科学整合课程、淡化学科意识、实现整体优化、注重系统科学、保证点面结合的编写理念，以确保教材编写质量。同时，为配合学制改革与学时压缩，进一步精简教材字数，突出重点，强调理论与实际相结合。

4. 优化编写团队，树立精品意识　技术类专业人才的培养，既需要学校教师的理论讲授，又需要临床一线专家的实践经验。因此，本套教材在编写队伍的组建上，不但从全国各高等院校遴选具有长期从事医学检验教学的一线教师，同时还注意吸收医院检验科具有实践经验的临床专家参与编写，在确保教材理论概念清晰的同时，使内容更加贴近临床检验实践。

5. 完善配套教材，提升数字出版　为满足教学资源的多样化，实现教材系列化、立体化建设，本轮理论教材均配有丰富的网络增值服务及配套的学习指导与习题集，大部分核心课程还配有相应的实践指导，方便教师教学与学生自主学习。

6. 加强版式设计，提升阅读兴趣　本套教材通过设置丰富多样的编写模块，大开本、双色排版方式，以及便于记录随堂笔记的页边空白等，在方便教学的同时提高学习效率、提升阅读体验。尤其是理论教材中的章前问题、章后小结，实践指导中的自主创新性试验，学习指导与习题集中的学习目标等，将各专业知识融会贯通。

本套医学检验技术专业教材共有 10 种理论教材和 17 种配套教材。为满足教学需求，本次将寄生虫学相关的检验技术并入《临床基础检验学技术》，并增加《临床医学概要》。本套教材均为"十二五"普通高等教育本科国家级规划教材、国家卫生和计划生育委员会"十二五"规划教材，并将于 2015 年春季陆续出版发行。希望全国广大院校在使用过程中能够多提供宝贵意见，反馈使用信息，以逐步修改和完善教材内容，提高教材质量。

理论教材目录

序号	书名	主编		副主编			
1	临床生物化学检验技术	尹一兵	倪培华	刘新光	陈筱菲	徐克前	左云飞
2	临床微生物学检验技术	刘运德	楼永良	王辉	孙自镛	吴爱武	
3	临床免疫学检验技术	李金明	刘辉	邵启祥	王辉	吴俊英	
4	临床血液学检验技术	夏薇	陈婷梅	王霄霞	岳保红	覃西	
5	临床分子生物学检验技术	吕建新	王晓春	周钦	黄彬	钱晖	
6	临床基础检验学技术	许文荣	林东红	李山	郑磊	丁磊	
7	临床输血学检验技术	胡丽华		王学锋	阎石		
8	临床检验仪器与技术	樊绮诗	钱士匀	贺志安	郑峻松	郑芳	姜晓峰
9	临床实验室管理	杨惠	王成彬	潘世扬	李艳	张莉萍	
10	临床医学概要	陈尔真	刘成玉	府伟灵	蔡建辉		

实验指导目录

序号	书名	主编	副主编	
1	临床生物化学检验技术实验指导	倪培华	赵云冬	梅传忠
2	临床微生物学检验技术实验指导	楼永良	邵世和	张玉妥
3	临床免疫学检验技术实验指导	刘辉		
4	临床血液学检验技术实验指导	陈婷梅		
5	临床分子生物学检验技术实验指导	王晓春	赵春艳	王志刚
6	临床基础检验学技术实验指导	林东红	刘成玉	吴晓蔓
7	临床输血学检验技术实验指导	胡丽华		

学习指导与习题集目录

序号	书名	主编	副主编	
1	临床生物化学检验技术学习指导与习题集	陈筱菲		
2	临床微生物学检验技术学习指导与习题集	吴爱武	罗红	
3	临床免疫学检验技术学习指导与习题集	王辉		
4	临床血液学检验技术学习指导与习题集	王霄霞		
5	临床分子生物学检验技术学习指导与习题集	钱晖	郑芳	
6	临床基础检验学技术学习指导与习题集	丁磊		
7	临床输血学检验技术学习指导与习题集	张循善		
8	临床检验仪器与技术学习指导与习题集	郑芳		
9	临床实验室管理学习指导与习题集	王成彬	杨惠	李艳
10	临床医学概要学习指导与习题集	刘成玉		

在跨入 21 世纪以来近 15 年的时间里，临床实验室管理的重要性已深入人心，很多医院临床实验室特别是经济发达地区的临床实验室已建立了规范的质量管理体系，医学实验室质量和能力（ISO 15189）认可活动如火如荼，到目前为止已有 200 多家临床实验室，包括一些二级医院临床实验室和独立医学实验室通过了认可。近年来无论是在等级医院评审还是国家及地方组织的群众满意医院等检查中，对临床实验室规范化管理的要求越来越高。但是我们也应该清醒地认识到，我国不同地区、不同等级医院临床实验室管理水平还存在很大差距，从而使我们深感在临床实验室管理的教学和培训方面任重道远。

基于目前我国临床实验室管理现状，人民卫生出版社在全国医学类高校和医院中遴选具有丰富的临床实验室管理学理论教学和临床实验室管理经验的专家组成主编、副主编和编委团队，针对检验专业 5 年制改为 4 年制后的临床管理学教学需求，以目前国内比较先进的临床实验室管理状况为基础，力求将本书编写为老师易用、学生易学的医学类高等院校检验专业临床实验室管理学课程配套教材。

本书内容共十章。第一章主要介绍临床实验室管理的基本概念和方法，重点是为了给学习者一个质量管理体系的全貌概念，并能理解如下管理理念：①管理启动：我们知道临床检验过程中有很多可能出现质量问题的地方，但却不知道如何去识别可能出现的问题。因此，如何更有效地识别问题并对问题进行归纳、分类是每个检验人员必须具备的能力，而且是需要终生持续学习并不断掌握的能力。②管理方法：我们知道实验室需要全面管理，但却不知道该如何管理。所以，管理是一门科学，需要有正确的理念、方法和手段。③管理创新：实验室有许多鲜明的个体化特征，如基于就诊人群、空间布局、临床需求等的差异，实验室的管理也应"因地制宜"。所以，管理是创造性的工作，不能照搬，照搬的内容不适用。④持续管理：有些实验室某一时期管理得不错，但却不能长久保持。所以，管理需要有强大的监督体系作为手段，持之以恒，最终形成文化，须知文化才是不可改变和难以消亡的东西。因此，实验室管理不应仅局限于管理者个人或管理层，更应该是实验室所有员工的素质教育和文化建设。第二章介绍的是人员管理，人是实验室管理中的重要因素，是对其他要素进行管理的执行主体。因此，如何对实验室人员进行有效管理是临床实验室管理学的重要内容。第三章是实验室的分区和布局。第四章是实验室安全。从实验室安全的视角出发，可以将第三、四两章合二为一，但合并后的内容太多。所以，在本书编排上两章紧邻，但仍分别成章。第五章、第六章、第七章和第八章，是按照实验室样本检验流程中检验前、检验中和检验后质量管理顺序编排的，也是本书的重点介绍内容。第九章介绍了信息系统管理，信息系统已经成为实验室质量管理和保障的必需要素，且涉及实验室检测流程的全过程，加之其本身的专业性和特殊性，所以单列一章。第十章介绍精益管理,实验室物品和耗材的管理直接影响到临床检测的工作质量,虽然目前国内实验室管理者已经意识到该问题的重要性,并尝试不同的管理方式,但成效甚微,过期试剂、报废试剂、试剂管理记录或库房试剂货品的匹配及试剂成本控制等始终是困扰管理者的问题,而精益管理对解决上述问题十分有效,值得推荐给读者。精益管理的理论学习相对容易,难的是如何在日常实验室管理中创造性地应用和解决实际问题。因此,该章的主要篇幅是在案例分析上,教和学都轻松而有趣。

本书和其他类似教材相比,基本的概念和理论都是一致的。但在以下方面具有明显的特点:①适用性:A.让没有实验室工作经验的学生容易学习,并掌握一定质量控制的知识和应用能力;B.让不十分熟悉临床实验室管理和营运状况的教师容易教,并有兴趣去做教学创新。②启发性:A.列出实验室人员对本节的内容常遇到的问题或困惑,让读者带着问题开始学习并加以思考;B.给出解决这些问题或困惑的基本(简单)管理理念;C.给出应用这些管理理念来管理实验室问题的实例分析和点评。③创新性:管理的指导思想和要素是通用的。所以,本教材在呈现这些知识的方法和形式上作了改进和创新,如案例分析或情景教学在各个章节中都有应用。④增值性:除教材外,A.附有网上授课课件 PPT,以章为单位,可下载。B.附有在线浏览图片、扩展阅读等。

由于本书编委均承担着繁重的医疗、教学、科研和管理任务,编写时间上相对比较仓促,尽管都尽了最大的努力,但难免有疏漏和不足之处,希望广大师生、关心本书的同道和朋友多提宝贵意见和建议,以便再版时修订和完善。

在本书的编写过程中,得到武汉大学人民医院同道的大力支持,在此一并表示感谢。

杨　惠　王成彬

2015 年 4 月

目　录

第一章
医学实验室管理概要

质量是一种价值。质量管理是基于用户的需要、感觉和对未来的期许,以在检测、服务和环境等方面达到优秀为目的的一种知识、技能和实践的综合体系。质量的定义,简单而言,就是我们如何做我们的工作。质量管理就是用正确的方式做正确的工作,并进行持续改进。医学实验室的管理就是以质量为核心的管理。其原理和实践将影响到实验室团队的每一个成员如何认知和履行自己的职责。

第一节 医学实验室

一、医学实验室的定义和种类

国际标准化组织的定义(医学实验室质量和能力认可准则, Accreditation Criteria for the Quality and Competence of Medical Laboratories, ISO 15189: 2012, IDT):**医学实验室**(medical laboratory),又称为**临床实验室**(clinical laboratory),是以提供人类疾病诊断、管理、预防和治疗或健康评估的相关信息为目的,对来自人体的材料进行生物学、微生物学、免疫学、化学、血液免疫学、血液学、生物物理学、细胞学、病理学、遗传学或其他检验的实验室,该类实验室也可提供涵盖其各方面活动的咨询服务,包括结果解释和进一步的适当检查的建议。这些检验也包括确定、测量或其他描述各种物质或微生物存在与否的程序。仅采集或准备样品的机构,或仅作为邮寄或分发中心的机构,即使是大型实验室网络或系统的一部分,也不能视为医学或临床实验室。

美国国会临床实验室改进法案修正案(clinical laboratory improvement amendment 1988, CLIA'88)给出了与国际标准化组织基本相同的医学实验室的定义,但特别指出从事法医检验的实验室和从事科学研究的实验室不属于医学实验室。

根据上述定义,公立医疗机构内的医学实验室、私立医疗机构内的医学实验室、采供血机构的实验室、独立医学实验室、疾病控制中心的实验室和检验检疫局的实验室均属于医学实验室的范畴。

二、医学实验室的功能、地位和作用

医学实验室的定义高度概括了医学实验室的功能、地位和作用，以及在整体医疗服务过程中与其他专业人员之间的关系。从中我们可以引申出医学实验室的功能、地位和作用——就是从临床医生提出需要解决的临床问题开始，到获得实验室的检测报告，并根据此检测报告产生正确的临床决策或临床行为这个循环中的所有过程和资源的应用与管理。该循环大致可以分为以下 11 个阶段，如图 1-1：

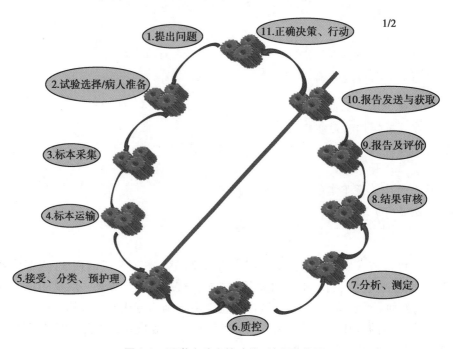

图 1-1 医学实验室的功能、地位和作用

1. 提出临床问题　就是临床医生根据病人病史和体格检查，前期的实验室检查结果和其他辅助检查的发现，提出需要进一步解决或明确的临床问题。医学实验室在这个过程中的主要功能是参与临床病例讨论，为临床医生要解决的问题提供足够的可选择的试验。

2. 试验选择 / 病人准备　临床医生在赶上自身学科发展步伐的同时，往往没有足够的时间和精力涉猎发展同样迅猛的实验医学知识。所以，实验室有必要为临床医生提出的临床问题提供正确的试验选择方案、方便的试验申请平台和病人准备指导。

3. 标本采集　实验室应规定检验申请的方式和要求；标本采集时间、地点、采集管（获取方式、种类、标示）、采集量、采集后的混匀和放置条件、采集后样本到检测前的稳定时间等；并将这些要求文件化，以电子或纸质的形式发放到医护人员手中，培训并监督他们的使用。

4. 标本运输　该项工作可以让专门的物流人员负责运送，也可以是实验室专人收取或特殊情况下由医护人员自身送达，也存在病人家属送达的情况。无论由谁运送标本，规定标本运送的条件，监控标本运送的质量和安全，都是医学实验室的重要工作之一。

5. 接受、分类和预处理　运送的标本达到实验室后，应当与实验室人员进行标本质量和安全、申请单信息等等核查、交接和记录。对于不能立即进行检查的标本，要按照规定的方法和条件进行预处理。

6. 质量控制　这里主要涉及的是分析中的质量控制，包括人员、设备、环境、试剂、方法等整个检测系统的性能验证和性能稳定性的维持。

7. 分析和测定　就是将病人标本中含有的病理生理信息转化为医生可以识别的检验

报告信息的过程。在一些不注重质量控制和管理的实验室,此项往往被认为是医学实验室唯一的主要工作。

8. 结果审核 就是通过对检测系统性能稳定性的评估结果为依据,判定检测结果是否可信的过程。

9. 报告和报告评价 就是将可信的检验结果,按照与临床医生协商好的格式和方式形成检验报告,并评价该报告是否符合该病人的病理生理状况;有无危急值需要立即报告主管医生;有无对检验结果的咨询意见和进一步检查的建议等等。

10. 报告发送与获取 应当以医生和病人等最希望和方便获取的方式发出,如自主打印、用户终端打印、传真、电子邮件、微信、短信和电话等都是可以选择的方式。口头报告的时候一定要求接受方复读报告信息,报告方和接受方均应做详细记录。口头报告之后必须附文字化的报告。报告的语言应当使用用户要求的语言。

11. 正确的临床决策和行为 这个过程的质量取决于恰当的试验选择,加上正确的检验结果的解释和评价。这受制于临床医生自身对试验的选择、结果的解释和评价是否经过严格的训练,同时也受制于实验室是否有足够的、合格的专业人员参与临床病例的讨论,指导临床医生进行正确的试验选择、结果解释和评价。无论人们是否意识到这点,试验的选择、结果的解释和评价必须经过严格训练。医生们总是通过修改概率的过程进行诊断。问题在于取得翔实的病史,进行正确而全面的体格检查需要经过严格的训练,而且即使这样,也不得不承认医生们在这方面的技能仍彼此相差悬殊。另一方面的问题是尽管诊断实验技术不断改善,新的试验不断增多,但是每 10 年间的误诊率实际上基本相当,平均为 10%。主要是临床医生对实验室知识的缺乏、片面或不够准确,对任何试验可能出现的假阴性和假阳性认识不足;对新试验的适应范围、特异性、敏感性不甚了解;对试验结果的诊断价值评价过低或过高造成综合分析问题时不应有的失误。检验医师也存在类似的问题。因此,只有通过训练以及实验室和临床之间的配合才可能正确地使用这些实验数据。如一般将小便常规作为泌尿系统疾病的筛查或体检的首选试验,小便常规正常代表泌尿系统目前没有疾病存在的可能。如果将肾功能试验作为体检的首选试验,一个正常的肾功能试验结果并不能完全排除泌尿系统存在疾病的可能,因为只有当疾病发展到一定阶段,导致大量的肾单位的功能异常才会表现为肾功能异常。但是,不少临床医生都会选择肾功能试验作为泌尿系统疾病的筛查首选试验。

有大约二分之一的临床实验室功能发生在实验室之外的地点(图 1-1),并主要由实验室以外的专业人员(医生和护士)或经过培训的专职人员(样本运输等物流人员)完成。也有少数医院的样本采集由检验科的专业人员承担。无论哪一种情况,临床实验室对这些过程的实施和管理负有文件制订、培训、咨询、指导、核查和改进的职责,具体表现在:①提出规范化的要求,并将这些要求文件化;②用文件化的要求定期培训相关人员和核查这些过程,包括培训检验医师或合格检验专业专家,指导临床的试验选择和结果评价;③通过主动核查,发现问题后进行原因分析和采取纠正措施,使临床实验室服务质量在维持稳定的同时持续不断地改进。

案例 1-1

医学实验室在医疗活动中的功能

以一次患者的就诊过程,说明医学实验室在医疗活动中所发挥的功能。

某患者到感染门诊就诊,告知临床医生因家属中有人罹患乙型肝炎,为避免传染,在 3 年前进行了乙肝疫苗接种,本次就诊希望进一步诊治。针对此种情况:

1. **临床问题提出** 需要了解该患者是否存在乙型肝炎感染,既往接种的疫苗是否持续有效?是否需要进一步的治疗?

2. **试验的选择** 通过长期的与临床医生进行沟通和培训,依靠实验室检验手册以及其他宣传资料,让临床医生知晓为了解决上述临床问题,可初步选择乙肝标志物检测定量检测,作为解决临床问题的检测方案。

3. **患者的准备和标本采集** 通过所选择检测项目的要求确定患者如何进行准备和标本采集:无须禁食,4ml EDTA抗凝血浆标本采样后当日送检。

4. **标本运输、接收、分类和预处理** 常温运送标本,避免低温环境,核对相关信息后按照项目类型分送至免疫组/检测区并进行2000g10分钟的离心前处理。

5. **分析测量,结果审核** 按照实验室的乙肝标志物检测程序对该标本进行检测,同时按照实验室的质量管理体系对整个检测过程进行质量控制,如观察当日室内质控的情况等,获取结果,形成乙肝标志物定量分析项目的临床报告并在确认后对该报告进行审核。

6. **报告和报告评价及发放** 根据该项报告的检测结果,按照实验室与临床医生对此类问题的沟通和协商情况进行评价:此乙肝标志物定量分析的检测结果不属于临床急需用于挽救患者生命或重大损失的情况,故无须立即通过网络或电话等直接方式通告临床医生,可由患者按照非急诊流程自行获取报告单后择日就诊。

7. **临床决策和行为** 同样通过定期临床联系、培训,依靠检验手册以及其他资料,帮助临床医生正确地解读检验报告:根据检测报告,患者仅乙肝表面抗体阳性,余标志物均阴性,初步判断患者既往乙肝疫苗接种成功,无活动性乙肝病毒感染。并且根据报告中患者的乙肝表面抗体定量检测结果小于100mIU/ml(提示患者的抗体保护力已经减弱),进一步选择注射乙肝疫苗加强针的医疗方案。

第二节 医学实验室质量管理体系

一、质 量

1. 质量(quality) 是一组固有特性满足要求的程度[GB/T 19000-2008/ISO 9000:2005,定义3.1.1]。注1:术语"质量"可使用形容词例如差、好或优秀来修饰。注2:"固有的"(其反义是"赋予的")是指本来就有的,尤其是那种永久的特性。

这一定义高度的抽象和概况难以理解,但只要把握"特性"和"要求"二者的关系就容易理解,即固有特性满足用户要求的程度。所以,从临床医生提出检验申请开始,到获得检验报告,并根据该检验报告产生临床诊疗决策全过程具有各种各样的特性,这些特性满足临床医生进行正确临床决策的程度和患者满意的程度即检验质量。满足程度越高,检验质量就越高或越好。每个临床实验室因为人、机、料、法和环等各个方面的不同,其质量也有较大差异。

2. 质量特性

(1)技术特性:指采用先进的仪器设备和流程,加上经过长期严格培训的合格人员资质和能力以提供精准的检测。

(2)心理特性:指为患者提供采样等服务时患者隐私被保护的尊重感和舒适感,也指医生对检验报告的信任度和依赖度等。

（3）社会特性：指检验需满足当地法律、法规和社会伦理等的要求。

（4）时间特性：指按照不同的检验项目和患者轻重缓急的优先顺序控制检验报告周转时间。

（5）安全特性：指检验报告不仅要求快速、准确和方便，更不能导致患者伤害和事故，如危急值报告、紧急样本的特殊标识系统和处理程序等。同样也不能导致员工的伤害和环境的破坏，如生物安全、医用废物处理、化学品安全、消防安全和信息安全等。

（6）动态特性：质量可能随时间变好或变坏，需要长期的控制。

（7）监督特性：指需要不断地、主动地通过各种途径，识别可改进的机会。对于识别出的问题，采取有效的纠正措施和（或）预防措施，并在一定的时间周期中跟踪所采取的纠正措施或预防措施是否持续有效。

（8）关联特性：实验室下属各个专业组/检测区的质量是整个实验室质量的一个部分；实验室质量是整个医疗机构或整体医疗健康服务体系质量的一个部分。

3. 质量要求　实验室的质量要求是指实验室所服务的客户的要求，如患者的要求、医生诊疗疾病的要求、护理人员执行护理医嘱的要求等。所以，临床实验室质量就是上述特性同时满足患者要求的程度，以及满足医护诊疗疾病全过程要求的程度。

4. 过程　过程（process）是将输入转化为输出的相互关联或相互作用的一组活动。

注1：一个过程的输入通常是其他过程的输出。注2：根据GB/T 9000-2008/ISO 9000：2005，定义3.4.1改写。

质量开始于用户。虽然实验室的专业用户包括同事和医生，但是实验室最终的用户是病人。通过实验室为病人提供完整的医疗服务过程，质量就产生了。作为实验室的专业人员应当通过病人学习到病人们在乎什么。当实验室的服务满足或超越用户的需求时，优秀的质量就展现出来。

案例 1-2

质量案例

本案例通过某医院输血科的对于标本错误这一质量指标的年度分析比较，说明了下列问题（表1-1、表1-2）：

1. 质量存在于临床实验室工作从标本采集到患者诊治的全过程。

2. 输血科的标本质量与其他专业的标本质量相比，与医疗安全风险的关系更加密切，所以实验室应该更加关注输血科的标本质量。

3. 2007年和2008年标本错误率有明显的不同，说明质量是需要控制的，质量是可以控制的，质量通过控制是可以改进的。

4. 发生质量问题，临床和输血科双方的信任度都会受到影响。

5. 输血质量是临床和输血科检验人员合作的结果。

表1-1　2007年XX医院输血科识别到未造成患者伤害的标本错误

	输血科错误	临床错误	合计
不合格标本数/送检标本总数	3/17265	51/17265	54/17265
千分率（‰）	0.17	2.9	3.2

注：输血科的错误至少包括病人姓名识别错误（同名同姓）和样本识别错误；临床错误至少包括无诊断信息、患者姓名错误（张冠李戴）、年龄错误、性别错误、病历号错误、条码打印不清楚、采血管种类错误、凝块和采血量不足等

表 1-2　2008 年 XX 医院输血科识别到未造成患者伤害的标本错误

	输血科错误	临床错误	合计
不合格标本数/送检标本总数	2/21265	54/21265	56/21265
千分率（‰）	0.09	2.5	2.6

注：输血科和医院输血管理委员会分析造成上述错误的主要原因：输血科内部操作未使用条码；每年一次医护人员输血相关知识培训不够，因为教学医院的学生、进修生和实习生太多，轮换快，无上岗前培训；采血管种类错误的主要原因是医护人员记不住

二、质 量 指 标

质量需要控制。质量可以改进。

1. 质量指标（quality indicator）　是指一组内在特征满足要求的程度的度量。注 1：质量的测量指标可表示为产出百分数（在规定要求内的百分数）、缺陷百分数（在规定要求外的百分数）、百万机会缺陷数（defects per million opportunities，DPMO）或六西格玛级别等。注 2：质量指标可测量一个机构满足用户需求的程度和所有运行过程的质量。如"要求"为实验室接收的所有尿液样品未被污染，则收到被污染的尿液样品占收到的所有尿液样品（此过程的固有特性）的百分数就是此过程质量的一个度量。

2. 质量指标的意义　质量是服务性机构，如临床实验室或医疗机构面临的固有挑战。质量的量度更是临床实验室质量体系是否健全的标志。第一，临床实验室或医疗机构并不能生产一个可见的、其质量可以被测量、称量或测试的产品。质量是由服务提供者和服务使用者（用户）之间的医疗过程中的交互作用（事务处理，交易）来决定的。服务质量是客观的和个体化的，它取决于服务提供者有多高兴，以及他感觉到这份工作有多满意；它也取决于用户的期望是否被满足。这些期望可能在服务提供者和用户之间既不清楚又不被意识到。第二，因为服务质量是触摸不到的，所以检测它是困难的。可触摸的（可感知的）是接受服务的人数、提供服务的价格。质量指标就是实验室从实验室服务的各个分过程中挖掘出来用以评价质量过程好坏的量度。质量指标可以识别、纠正和持续监控临床实验室服务中的质量问题，并通过采取纠正措施来改进质量性能和患者安全，同时也可以用于临床检验关键过程的质量一致性的提高和标准化。

3. 重要的质量指标　实验室总的试验过程是一个过程控制的概念，分为检验前（又称为分析前）、检验中（又称为分析中）和检验后（又称为分析后）三个阶段。检验前指的是图 1-1 中的 1 到 5 项，包括了检测步骤开始之前的所有过程和资源配置，具体就是临床医生进行正确的试验选择和申请、病人准备、标本采集、标本识别、标本转运和（或）储存以及其他检测前的过程。检验中指的是图 1-1 中 6 到 7 项，具体就是用于检测病人标本的试剂、仪器和设备的稳定性，以及获得试验结果和报告的过程。这个过程主要依靠统计学的质量控制过程来减少检测试验的变异和错误。检验中的质量管理是最为标准化和规范化的，因此被广泛地接受，致使最少的错误出现在这个阶段，只有 13%～32% 的实验室错误是由于分析中的问题导致。因此，专家们建议应当将质量管理的重点更多地放在检验前和检验后。检验后指的是图 1-1 中 9 到 11 项，就是检验报告的形成、解释和临床应用。

2009 年中国原卫生部临床检验中心组织有关专家，根据美国病理学家学会（CAP）的质量探索（Q-Probes）和质量跟踪（Q-Tracks）计划中所制定和监测的质量指标、美国临床和实验室标准化研究院（CLSI）有关文件、我国《医院管理评价指南》（卫医发〔2008〕27 号）、《综合医院评价标准》（2009 年版）、《患者安全目标》（2010 年版）及《医疗机构临床实验室管理办法》（卫医发〔2006〕73 号）中对临床实验室质量和管理的规定要求，并结合我国的基本国情

制订了一套系统的、连贯的临床实验室质量指标，用来收集、分析、评估和改进临床实验室的服务质量。

　　按照分析过程的不同阶段，可将制订的临床实验室质量指标分为检验前、检验中和检验后的质量指标。在各个分析阶段中，又着眼于可能对实验室报告结果有影响的关键步骤将指标再细分。目前提出的质量指标有检验前 20 项、检验中 11 项、检验后 29 项，共 60 项。这些质量指标的分布情况恰好对应了检验前、中和后各个阶段的质量问题的多少，如表 1-3、表 1-4 和表 1-5。值得注意的是，表中所列的质量指标是质量指标的案例，供学生学习、理解和一定程度上的操作实践。实验室可以此为基础，设计和扩展其他的质量指标。

表 1-3　检验前质量指标

质量指标	指标的定义	单位
检验项目的申请是否适当有效		
1. 申请医生的身份不明确率 注：申请单上医生签字不清楚或无医生签字	$\dfrac{该时期内无医生标识的申请数}{某时期内申请总数}\times100\%$	%
2. 申请科室信息错误率 注：科室信息错误是指住院患者的申请中缺乏其病房信息，或者是门诊患者缺乏就诊科室的信息	$\dfrac{该时期内科室信息错误的申请数}{某时期内申请总数}\times100\%$	%
3. 申请单上患者信息错误率 注：患者信息错误是指患者的姓名、性别、年龄、病历号、诊断或主要症状等基本信息错误，常为输入或者记录错误	$\dfrac{该时期内患者信息错误的申请数}{某时期内申请总数}\times100\%$	%
患者和标本信息标识		
1. 住院患者腕带标识错误率 注：标识错误是指没有腕带、腕带信息错误或数据丢失	$\dfrac{该时期内腕带错误的住院患者数}{某时期内住院患者总数}\times100\%$	%
2. 标签不合格率 注：标签不合格率包括标签信息的唯一性不满足规定要求、无标签	$\dfrac{该时期内标签不合格的标本数}{某时期内送检标本总数}\times100\%$	%
3. 患者信息录入错误率 注：在没有条形码而需要手工录入的情况下，将患者姓名、年龄、病房号、病历号、诊断、标本类型等信息录入错误	$\dfrac{该时期内录入错误的患者信息数}{某时期内录入的患者信息总数}\times100\%$	%
采样操作符合规范要求		
1. 每 100000 次采血中的采血人员针刺伤的发生率	$\dfrac{100\,000次采血中采血人员被针刺的次数}{100\,000}\times100\%$	%
2. 采样时间错误的标本率 注：最佳的采样时间取决于标本本身，此处专指有明确采样时间的项目（如内分泌检验项目）	$\dfrac{该时期内采样时间错误的标本数}{某时期内采集的标本总数}\times100\%$	%
3. 采集量不足的标本率 注：每种标本所需要的量取决于检验项目本身，不足的定义在每个实验室中可能不同	$\dfrac{该时期内采样量不足的标本数}{某时期内的标本总数}\times100\%$	%

续表

质量指标	指标的定义	单位
4. 采样类型错误的标本率 注：此处是采集标本的类型与检验申请不同，例如应该采集关节腔液的，结果采集为尿液	$\dfrac{\text{该时期内采样类型错误的标本数}}{\text{某时期内的标本总数}} \times 100\%$	%
5. 采样容器错误的标本率 注：例如使用错误的抗凝剂采血管做血液检验或者细菌培养时未采用无菌容器	$\dfrac{\text{该时期内采样容器错误的标本数}}{\text{某时期内的标本总数}} \times 100\%$	%
标本运输与接收		
1. 运输途中丢失的标本率 注：各种原因导致的标本在运输途中丢失的情况	$\dfrac{\text{该时期内丢失的标本数}}{\text{某时期内运输的标本总数}} \times 100\%$	%
2. 运输途中容器损坏的标本率 注：运输途中各种原因导致容器破损难以补救的情况	$\dfrac{\text{该时期内容器破损的标本数}}{\text{某时期内运输的标本总数}} \times 100\%$	%
3. 运输时间不合格的标本率 注：合格的标本运输时间取决于标本本身，例如血气分析应该立即送检，而尿液采集后的2个小时内应送检分析	$\dfrac{\text{该时期内运输时间不合理的标本数}}{\text{某时期内运输的标本总数}} \times 100\%$	%
4. 运输条件不合格的标本率 注：某些检验标本对运输时的温度和光照等有特殊要求	$\dfrac{\text{该时期内运输条件不合格的标本数}}{\text{某时期内运输的标本总数}} \times 100\%$	%
5. 实验室接收到不合格标本率 注：除外微生物检验专业，按照实验室文件规定，标本溶血、凝血、标签不易识别等原因所致的不合格标本	$\dfrac{\text{该时期内不合格标本数}}{\text{某时期内实验室接收到的标本总数}} \times 100\%$	%
6. 微生物检验中不合格的标本率 注：未达到微生物检验标本要求的各类标本所占比例	$\dfrac{\text{该时期内不合格的微生物检验标本数}}{\text{某时期内微生物检验标本总数}} \times 100\%$	%
标本性状		
1. 凝血的标本率 注：未用抗凝剂或抗凝剂比例不正确等原因导致的检验标本完全/不完全凝固	$\dfrac{\text{该时期内凝血的标本数}}{\text{某时期内送检标本总数}} \times 100\%$	%
2. 溶血的标本率 注：此处指严重溶血干扰检验结果的标本	$\dfrac{\text{该时期内溶血的标本数}}{\text{某时期内送检标本总数}} \times 100\%$	%
3. 血培养污染率 注：污染标准为实验室文件规定的	$\dfrac{\text{该时期内污染的血培养数}}{\text{某时期内血培养总数}} \times 100\%$	%

表1-4　检验中质量指标

质量指标	指标的定义	单位
1. 不精密度 注：不精密度是指在规定条件下，独立测试结果间的不一致的程度。以变异系数（CV）来表示	$CV = \dfrac{\text{标准差}}{\text{均值}} \times 100\%$	%
2. 偏倚 注：在固定条件下多次测定结果的平均值与靶值之差。用以表示系统误差	$\text{偏倚} = \dfrac{\text{平均值} - \text{靶值}}{\text{靶值}} \times 100\%$	%

续表

质量指标	指标的定义	单位
3.室内质控失控率 注：质控结果违反了实验室规定的质控规则	$\dfrac{\text{该时期内室内质控失控个数}}{\text{某时期内室内质控个数}} \times 100\%$	%
4.室内质控失控处理率 注：对室内质控失控的结果采取的措施，如原因分析、失控结果的纠正等	$\dfrac{\text{该时期内处理失控室内质控结果个数}}{\text{某时期内室内质控失控个数}} \times 100\%$	%
5.实验室内部比对 注：此为定性指标		
6.实验室内部比对合格率	$\dfrac{\text{该时期内内部比对合格的次数}}{\text{某时期内实验室内部比对次数}} \times 100\%$	%
7.分析设备故障数		
8.能力验证/室间质评结果可接受性 注：此项指标为通过能力验证（PT）/室间质评（EQA）的结果的百分率	$\dfrac{\text{该年内通过}PT/EQA\text{的结果数}}{\text{某年内参加}PT/EQA\text{的结果数}} \times 100\%$	%
9.能力验证/室间质评结果不合格处理率 注：指对能力验证/室间质评结果不合格进行的原因分析、采取的纠正措施等	$\dfrac{\text{该年内处理}PT/EQA\text{不合格结果数}}{\text{某年内}PT/EQA\text{不合格结果数}} \times 100\%$	%
10.实验室信息系统（LIS）各级授权不符合要求数		
11.是否通过《医疗机构临床实验室管理办法》要求的安全审核 注：此为定性指标		

表1-5　检验后质量指标

质量指标	指标的定义	单位
结果报告及时性		
1.常规报告周转时间（TAT）符合率 注：TAT是指从临床医生开出检验申请单到接收到报告之间的时间	$\dfrac{\text{该时期内符合}TAT\text{规定的常规标本个数}}{\text{某时期内总的常规标本个数}} \times 100\%$	%
2.急诊报告周转时间（TAT）符合率 注：TAT是指从临床医生开出检验申请单到接收到报告之间的时间	$\dfrac{\text{该时期内符合}TAT\text{规定的急诊标本个数}}{\text{某时期内总的急诊标本个数}} \times 100\%$	%
3.常规标本接收到报告发放（实验室内）时间符合率 注：此处的时间是指从实验室接收到标本到发放报告的时间	$\dfrac{\text{该时期内符合实验室内时间规定的常规标本个数}}{\text{某时期内总的常规标本个数}} \times 100\%$	%
4.急诊标本接收到报告发放（实验室内）时间符合率 注：此处的时间是指从实验室接收到标本到发放报告的时间	$\dfrac{\text{该时期内符合实验室内时间规定的急诊标本个数}}{\text{某时期内总的急诊标本个数}} \times 100\%$	%
结果报告正确有效		
1.未检验的标本率 注：特指因各种原因导致未对申请标本进行检验的情况	$\dfrac{\text{该时期内未进行检验的申请标本数}}{\text{某时期内申请标本总数}} \times 100\%$	%

续表

质量指标	指标的定义	单位
2. 错误的报告率 注：此处指结果发放之后所发现的错误，例如检验结果不正确、参考区间不正确、病房信息错误等	$\dfrac{该时期内错误的报告数}{某时期内实验室发放报告总数}\times100\%$	%
3. 错误报告的纠正率 注：实验室发现错误报告并给予纠正的报告数占错误报告总数的百分率	$\dfrac{该时期内纠正的错误报告数}{某时期内总的错误报告数}\times100\%$	%
4. 报告的修改率	$\dfrac{该时期内修改的报告数}{某时期内总报告数}\times100\%$	%
危急值报告及时有效		
1. 住院患者危急值结果的报告率 注：以危急值结果中报告给相关人员的报告所占比例来表示	$\dfrac{该时期内报告给临床的住院患者危急值数}{某时期内住院患者危急值发生数}\times100\%$	%
2. 门诊患者危急值结果的报告率 注：以危急值结果中报告给相关人员的报告所占比例来表示。	$\dfrac{该时期内报告给门诊的患者危急值数}{某时期内门诊患者危急值发生数}\times100\%$	%
3. 急诊患者危急值结果的报告率 注：以危急值结果中报告给相关人员的报告所占比例来表示	$\dfrac{该时期内报告给急诊的患者危急值数}{某时期内急诊患者危急值发生数}\times100\%$	%
4. 临床与实验室危急值记录核对一致性 注：以实验室危急值记录与临床危急值记录一致性来表示	$\dfrac{临床危急值急值数}{实验室危急值记录数}\times100\%$	%
实验室服务满意		
1. 患者对采样服务的满意度 注：通过问卷调查形式来获得	$\dfrac{对采样满意的患者数}{调查的患者总数}\times100\%$	%
2. 临床对实验室服务的满意度 注：指临床对实验室 TAT、结果可得性和沟通等各方面满意的百分率	$\dfrac{对实验室服务满意的临床医生或（和）护士数}{调查的临床医生或（和）护士总数}\times100\%$	%
3. 检验账单的准确性 注：指检验单中各个项目收费是否存在多收或者少收的情况	$\dfrac{该时期内检验账单无误的数量}{某时期内检验账单总数}\times100\%$	%
4 实验室投诉/抱怨数 注：某时期内实验室接到的投诉/抱怨数		
5. 实验室与临床沟通数 注：某时期内实验室文件记录的临床沟通数		
6. 实验室员工对实验室流程的满意度 注：可以通过发放不记名问卷调查等方式进行满意度调查	$\dfrac{对实验室流程满意的人数}{调查的实验室员工总数}\times100\%$	%
实验室信息系统（LIS）性能符合规范要求		
1. LIS 故障次数 注：一般以一年为评估周期	一年中 LIS 故障的次数	次/年

续表

质量指标	指标的定义	单位
2. LIS 传输准确性验证符合率 注：可以通过抽查等方式来验证 LIS 传输的准确性	$\dfrac{该时期内验证符合的个数}{某时期内LIS传输结果的个数} \times 100\%$	%
3. 累计故障时间中位数 注：统计每周的累计 LIS 故障时间	一个季度中每周累计 LIS 故障时间的中位数	小时
4. 数据处理网络相关事件的发生数 注：指数据处理和网络问题导致实验室基本工作无法进行的情况		次/年
实验室人员的能力满足要求		
1. 技术人员的差错数 注：技术人员专指进行采样和（或）检验标本的工作人员		次/年
2. 非技术人员的差错数 注：非技术人员指除了直接参与采样和检验的其他相关人员		次/年
3. 实验室工作人员定期接受培训次数 注：以培训的频率来表示	每年培训的次数	次/年
4. 实验室技术人员从事相关专业的资质符合率 注：符合国家相关规定	$\dfrac{有从事相关专业资质的人员数}{实验室技术人员总数} \times 100\%$	%
实验室的成本效益比科学合理		
1. 新增检验项目的业务量 注：指每年新增加的检验项目所带来的利润	某年新增的某检验项目的纯收益	元
2. 是否达到财政预算目标 注：此为定性指标	实验室耗材和人员方面的支出是否达到预算	
实验室废物处理符合规范要求		
实验室废物处理是否严格遵守《医疗废物管理条例》 注：以不符合该条例的废弃物处理事件数来表示	一年内不符合《医疗废物管理条例》的实验室废物处理事件	次/年

4. 质量指标的用途　临床实验室的质量指标用于监控和追踪临床实验室的服务质量，明确差距和改进方向，包括但不限于以下方面：

（1）多个临床实验室之间的质量比较和质量改进；

（2）同一个临床实验室不同专业组之间的质量比较和质量改进；

（3）同一个试验随时间变化的质量变化和改进。

三、质量管理体系

1. 质量管理体系（quality management system）　是指在质量方面指挥和控制组织的管理体系。注 1：本定义中的术语"质量管理体系"涉及以下活动：通用管理活动，资源供给与管理，检验前、检验中和检验后过程，质量评估和持续改进（ISO15189：2012）。质量管理体系通常包括制定质量方针和质量目标以及质量控制和质量改进。质量管理体系具有质量的所有特性。质量管理体系的重要性可以用著名管理学家戴明的 85/15 法则来概括：一个个体的工作效果 85% 取决于该个体所在工作机构的管理体系，仅 15% 贡献与该个体自身的本领或能力有关。

2. 质量管理体系的工作原理

（1）明确质量管理的期望结果：临床实验室质量管理体系的设计在很大程度上取决于期望的结果。如输血标本的识别比一般生化标本的识别危险度大得多，因为前者标本错误识别导致的结果的不良风险比后者大得多，所以，输血标本识别的质量管理体系显然不同于一般化学检验标本识别的体系。

（2）设定质量管理的目标：改进从设定目标开始。目标应当用简单的术语来描述，如拒收标本率降低 10%，或不合格样本率降低 5% 等。目标确定的条件下，人员和资源配置是到达目标的关键。

（3）选择适当的质量指标：我们如何知道一个改变就是一个改进？所有的改进要求改变，但并非所有的改变都导致改进。设计或选择一个质量指标，检测和分析这个质量指标变化可以得知是否一个改变实际导致了一个改进。本章表 1-1 和表 1-2 的数据就是一个好的例子。为了降低 2007 年表 1-1 中输血标本不合格率，通过查找其不合格的主要原因，并进行纠正后，再次统计获得 2008 年表 1-2 的数据，输血标本的不合格率从 2007 年的 3.2‰ 降低到 2008 年的 2.6‰，我们就认为这个改变是一个改进。如果再次统计的输血标本不合格率基本不变或升高，我们认为这不是一个改进，需要继续查找输血标本不合格的原因，并研究新的纠正措施后再次进行质量指标的统计分析和评估。

（4）设计改进途径或体系：我们应该做哪些事情可以导致改进性的改变？达到新的目标需要改变过去的运行体系。所以，识别出最值得改进的环节或找出问题的根本原因是非常重要的。PDCA 质量改进循环是一个有用的管理工具（图 1-2）。P 是计划（plan），D 是执行（do），C 是检查（check），A 是处置（action）。连续地进行数据收集和分析是形成 PDCA 循环的基础。当我们重复地试图想改进一个过程而没有系统的或整体的计划时，问题就会被复杂化。我们可能通过增加或重组过程中的一个步骤解决了一个问题，但是却没有认识到我们的做法正在扭曲这个过程的其他部分。

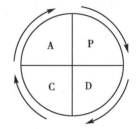

图 1-2 PDCA 质量改进循环

PDCA 循环的实践分为以下步骤：

P 计划阶段

1）内部审核，发现问题；

2）制订时间进程表；

3）设定目标；

4）分析并找出其中的主要原因；

5）拟订纠正或预防措施计划；

D 实施阶段

6）执行纠正或预防措施计划；

C 检查阶段

7）将执行结果与预定目标对比；

A 处置阶段

8）纠正或预防措施被文件化：发现问题进入下一个 PDCA 循环。

临床实验室的问题可归纳为四种类型：①错误和缺陷；②故障和延迟；③无效率；④变异。概率表明一个过程或体系至少有一个甚至于多个上述问题。对识别出的每一问题进行

PDCA 质量改进循环,一环扣一环,周而复始,不断循环,从而形成了质量管理体系运转的基本方式。

3. 质量管理体系的管理标准　临床实验室的服务质量不是可触摸到的产品。因此,如何建立、评价和改进临床实验室的质量是一个永恒的挑战。

医学实验室认可是经过授权的认可机构对实验室服务的质量和能力按照约定的标准进行评价,并向社会公布其认可结果。因此,医学实验室认可准则本质上是对医学实验室质量和能力的评价要求,自然成为医学实验室质量管理之基本标准。这些要求或准则适用于任何形式的医学实验室,包括独立实验室、医疗机构实验室和医生诊所检验室等的质量管理体系的建立、评价和改进。

医学实验室质量和能力认可准则(ISO15189:2012)就是一个全球性的医学实验室质量体系的建立、评价和持续改进的管理标准。该准则给出了质量管理体系的全部要素,具体见表1-6。

表 1-6　ISO15189:2012 体系的要素

管理要素	技术要素
组织和管理责任	人员
质量管理体系	设施和环境条件
文件控制	实验室设备、试剂盒耗材
服务协议	检验前过程
受委托实验室的检验	检验过程
外部服务和共供应	检验过程的质量保证
咨询服务	检验后过程
投诉的解决	结果报告
不符合项的识别和控制	报告发布
纠正措施	实验室信息管理
预防措施	
记录控制	
评估和审核	
管理评审	

美国病理学家学会(college of American pathologists,CAP)的认可准则和核查表是美国医学实验室质量体系建立、评价和改进的基本标准。

4. 质量管理体系的监督和改进

(1) 不符合(nonconformity):指未满足要求[GB/T 19000-2008/ISO 9000:2005,定义3.6.2]。注:常用的其他术语包括:事故、不良事件、差错、事件等。不符合可发生在本章图1-1 所示的各个方面。

质量管理体系的核心是为了质量的稳定性和持续改进。监督就是要求实验室制订文件化程序以主动地、定期地识别质量管理体系各方面发生的不符合,包括检验前、检验中和检验后过程。

(2) 识别不符合:从本章图1-1 的所示的各个方面,识别不符合的检验或活动是启动质量管理和质量监督体系的核心。可用不同方式识别不符合,包括但不限于医患的投诉、质量指标、设备校准、设备性能、耗材检查、实验室间比对、员工的意见、报告和证书的核查、实验室管理层评审、内部和外部审核等。

(3) 不符合的处理

纠正措施:指以消除产生不符合的根本原因的措施。对于识别出的不符合并可能再次发生,或对实验室与其程序的符合性有疑问时,实验室应立即采取措施以识别、文件化和消除原因,应确定需采取的纠正措施并文件化。

预防措施:指以消除潜在不符合的根本原因的措施。记录每一不符合事项并文件化,按规定的周期对记录进行评审,以发现趋势并启动预防措施。

表1-1就是某医院输血科根据文件化的标本采集、标识、送检、接受和拒收程序,以及文件化的不合格标本识别、记录、分析程序,通过对不合格输血标本连续不断监控,2007年一年从接受到的17265个标本中识别出54个不合格标本,不合格率达3.2‰。输血科的标本质量与其他专业的标本质量相比,如生化检验的标本,可能存在更大的潜在的输血医疗安全风险。所以,输血科进行了以下PDCA质量改进过程:

计划:

1)内部审核,定义问题(或称之为识别不符合):输血科识别到的不合格标本的问题分别来自输血科和临床。从输血科方面查找到错误是病人姓名识别错误和操作过程中样本识别错误;临床方面查到的错误包括申请单上无诊断信息、标本患者姓名错误(张冠李戴)、年龄错误、性别错误、病历号错误、条码打印不清楚、采血管种类错误、凝块和采血量不足等。发现不合格标本后立即进行了纠正,但此后仍会重复出现,且出现的百分率未见下降。

2)设定时间表:2008年1月至2008年12月。

3)设定目标:输血科设定要将现有的不合格标本率降低10%,即不合格标本率从3.2‰下降到2.8‰。

4)寻找根本原因:通过核查系统2007年输血科发现的每一个没有导致患者伤害的标本错误的处理过程和原因记录,并将这些记录汇总进行系统的分析;同时核查并分析输血申请、知情同意书、标本采集和标识、标本运输、标本接受、标本拒收、标本储存、标本检测、检测质量、结果记录、结果报告、结果发放、血液发放、输血记录、血袋回收记录等全部过程是否符合文件化规定的要求,结果发现导致上述错误的主要原因是:①输血科对手写输血申请单上的病人姓名识别出错;②输血科接受标本后的操作全部采用序号,未采用条码,导致操作过程中标本识别错误;③临床医护人员定期培训太少,而教学医院学生、进修生和实习生太多,轮换快,无上岗前培训;④采血管种类错误的主要原因是标本采集的医护人员记不住。

5)制订纠正措施计划:①针对输血科对手写输血申请单导致病人姓名识别出错,输血科与临床医生讨论制订输血电子申请单的格式和内容;与医院信息科配合,分别在医院HIS和LIS中采用电子输血申请单,防止因手写体导致的识别错误。②针对未采用条码导致标本操作过程中标本识别错误,要求更改输血科的LIS,对标本进入输血科后的全部操作改用条码标识。③针对医护人员培训少,从输血管理委员会的角度,建立临床医护人员年度培训计划和评估要求,每6个月进行一次全院的医护人员培训;从医务质量管理的角度,将输血不合格标本数量作为临床科室医疗质量的考核指标之一,每月评估一次。④针对无岗前培训,建立对每批进修生和实习生上岗前培训、考核和评估体系。⑤针对标本采集的医护人员记不采血管的颜色和顺序,改进LIS和HIS系统,方便临床医护人员采样时选择正确的真空采血管种类和采样顺序,如文末彩图1-3显示的是医生开出检验医嘱后,执行医嘱的人员就可以从HIS中看到每种检验项目对应的采血管的颜色,有效地防止了真空采血管种类选择错误的情况再次发生,文末彩图1-4显示的采血管的采样顺序,文末彩图1-5显示的是将采血管的采样顺序用阿拉伯数字表示在采血管上,保证任何颜色的采血管搭配在一起采样时,始终按照从小到大的排列顺序进行。

实施:实施纠正措施。

笔记

检查：追踪纠正措施效果。输血科不合格标本率从 2007 年 3.2‰ 下降为 2008 年的 2.6‰，总的下降率为 18%，达到预定"降低 10%"的质量改进目标。

处置：将纠正措施文件化。对照文件化的规定，如发现仍有问题进入下一个 PDCA 循环。

本章小结

临床实验室的服务过程产生的质量不是一个可以触摸的产品。从质量是实验室生命的角度出发，临床实验室管理的核心是实验室质量管理和改进。为了创造优秀的服务质量以及不间断的质量改进，实验室应当建立质量管理体系。建立质量管理体系的通常做法：

1. 实验室将涉及或选择一个包含临床实验室所有管理要素的质量评估和改进标准，如 ISO15189:2012 或 CAP 认可标准等，作为建立质量体系的依据；确定实验室秉承的专业化精神或价值观，即质量方针；设定质量指标和质量目标，按照标准提出每一要素，制订一套文件化的操作程序，该套文件化的程序应当覆盖实验室服务的全部过程，如图 1-1 所示，以及如表 1-6 所要求的所有要素。此为计划的过程。

2. 运行文件化的质量体系，并记录运行的过程。此为操作的过程。

3. 定期对质量体系运行情况进行审核，尽可能系统地监控、收集收据和分析实验室服务的全过程，从中主动发现已经或可能存在的不符合。自我监控方法如审核实际操作与标准之间的符合程度、质量指标的变化和投诉处理等。此为检查的过程。

4. 对发现的不符合采取消除根本原因的纠正措施，对潜在的不符合采取消除原因的预防措施。此为措施的过程。实际上，消除不符合的过程将是另一个小的 PDCA 循环，如表 1-7。所以，PDCA 循环是大环套小环，一环扣一环，PDCA 每循环一次，质量水平和管理水平就提升一步。

（杨　惠）

第二章
人员管理

1. 应从哪些方面入手才能做好医学实验室人员的管理？

2. 医学实验室人员资质概念，常见岗位的资质要求是什么？

3. 如何进行医学实验室岗位描述，描述要点有哪些？如何实际应用？

4. 医学实验室新上岗人员的培训内容应包括哪些层次或方面，如何进行培训和考核？岗位准入应满足哪些要求？

5. 实验室人员能力评估的要点和方法有哪些？怎样进行医学实验室人员授权及能力不足的再培训授权？

以实验室服务对象为中心，全程优质服务，不断提高检验质量，保障实验室安全，最大限度提升服务对象满意度，是医学实验室管理者追求的永恒目标。当今医学实验室管理涉及诸多要素和管理理论，其中人员管理是实验室管理的关键要素之一，如何加强人员管理和人力资源的整合，保障实验室质量和安全是实验室管理者面临的挑战。

怎样做好医学实验室的人员管理？其关键内容包括：建立清晰的实验室管理组织结构，从人员资质管理、岗位管理、人员培训考核准入管理、人员能力评估授权管理等入手，制定人员培训考核制度和培训计划，建立人员管理档案，形成全面的人员管理体系。实验室人员管理的基础是建立与自己实验室管理需求相匹配的组织架构，确定所需的岗位类别，明确各岗位职责、任务、工作范围等；并制订配套的管理程序、流程、培训与考核制度等，保证实验室内人员管理的有效运行。医学实验室管理的组织结构可根据实验室自己的需要进行设置，满足岗位间清晰的管理关系，图2-1是实验室内质量管理体系组织结构的形式之一，不同实验室可依据自己的实际情况进行岗位的增减。

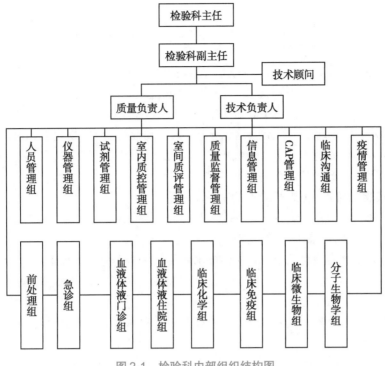

图 2-1 检验科内部组织结构图

第一节 人 员 资 质

医学实验室的管理应体现依法、科学、规范,对实验室不同角色人员的资质管理就是其中重要内容之一。

术语:

1.实验室负责人 对实验室负有责任并拥有权力的一人或多人。一些大型医学实验室,如:医学检验科、中心实验室的负责人通常称为检验科/实验室主任;各专业实验室负责人通常称为组长或部门主管。

2.资质 资质(competence)也被称为胜任力、胜任特征、素质等。概括讲就是个体所具有的知识、能力和态度等多种因素的组合。通常以学历证书、学位证书、执业证书、专业技术职称证书或工作经历和年限、特殊岗位上岗培训证书或培训经历等方式来体现。

一、实验室负责人资质要求

目前我国尚无针对医学实验室人员任职资质要求的专门文件,但在《医疗机构临床实验室管理办法》、等级医院评审、医学实验室认证认可文件中,都提到了医学实验室主任和专业岗位人员的资质要求,其中对实验室主任资质提到了以下几方面内容:①教育背景:获得的学历、学位证书。②专业准入:执业证书、特殊岗位上岗培训证书。③工作经历(从事本专业年限)。④技术能力积累:专业技术职称证书。⑤培训经历:接受所承担相应岗位培训情况的记录或证书。⑥其他:个人研究业绩(承担相关研究课题、发表论义、编写著作、获得成果等);专业影响力(承担专业学术任职)等。

因此,各医疗机构医学实验室主任资质要求,可根据当地卫生行政主管部门要求,结合医疗机构医学实验室自身开展的业务量和复杂情况而定。如一些小型实验室只需有医学、检验专业背景,或检验相关专业背景,经过培训,熟悉实验室检验技术和质量管理人员担任即可。

如果实验室要通过认证认可和医院等级评审，通常二级及二级以上医疗机构医学实验室负责人资质需符合以下要求：

1. 检验科主任（检验中心主任）**资质** ①执业医师，医学实验室工作经历或培训 2 年以上；②或医学实验室相关专业高级技术职称；③或检验、生物化学、化学、生物科学等主修专业博士，医学实验室工作经历或培训 2 年以上；④或检验、生物化学、化学、生物科学等主修专业硕士，医学实验室工作经历或培训 4 年以上；⑤或检验、生物化学、化学、生物科学等主修专业学士，医学实验室工作经历或培训 8 年以上；⑥二级及以上医疗机构检验科主任，应经省级以上卫生行政部门组织进行相关培训。

2. 专业实验室负责人（组长或部门主管）资质

（1）临床化学实验室负责人：中级技术职称，医学检验专业背景，或相关专业背景经过医学检验培训，2 年以上临床化学工作经验。

（2）临床免疫学实验室负责人：中级技术职称，医学检验专业背景，或相关专业背景经过医学检验培训，2 年临床免疫工作经验。从事特殊检验项目的实验室还应符合相关规范的要求。

（3）临床血液学检验实验室负责人：中级及以上技术职称，医学检验专业背景，从事血液学检验至少 3 年。

（4）体液学检验实验室负责人：中级及以上技术职称，从事体液学检验至少 3 年。

（5）临床微生物学实验室负责人：中级及以上技术职称，临床医学、医学检验专业背景，或相关专业背景经过医学检验培训，3 年临床微生物工作经验。

（6）分子诊断实验室负责人：至少具有中级专业技术职称、从事分子生物学诊断检验工作 3 年以上；持有分子生物学培训上岗合格证。

（7）输血科负责人：中级及以上技术职称，或相关专业背景经过医学检验培训、从事相关工作至少 3 年。

（8）病理学实验室负责人：具有副高及以上专业技术职务任职资格的病理医师，从事临床病理诊断工作至少 10 年。

二、实验室技术人员的资质要求

实验室技术人员的资质要求是依据所承担岗位情况而定，不同岗位应有相应的资质要求，岗位人员除应满足国家法律法规通用要求内容外，还应满足具体岗位和工作内容的特殊要求，医疗机构和医学实验室可根据各自实际情况，对具体岗位和实施条件制订不同的资质要求。

以下是医学实验室常见岗位人员的资质要求范例（各实验室可根据实际情况进行增减）。

（一）质量负责人

有医学或检验专业背景，或检验相关专业背景，经过医学检验专业培训；专业理论扎实，工作经验丰富，且熟悉本实验室质量体系的人员担任。

（二）技术负责人

有医学或检验专业背景，或检验相关专业背景，经过医学检验专业培训；丰富的专业理论知识，熟悉本实验室质量体系，有能力对本实验室专业技术进行指导和培训的技术人员担任。

（三）专业岗位技术人员

1. 医学实验室技术人员通用资质要求 有医学或检验专业背景，或检验相关专业背景,取得医师执照和(或)检验专业技术职称证书的任职资质,经专业岗位培训考核合格并有授权。

2. 医学实验室特殊岗位资质要求　除医学实验室专业技术人员通用资质要求外。

(1)临床分子生物学检测、HIV初筛、产前筛查、新生儿疾病筛查等技术人员,应取得管理部门指定培训机构颁发的上岗合格证。

(2)涉及血液学、体液学、微生物学、组织病理学、骨髓形态学,免疫荧光镜检等读片专业岗位人员应有颜色视觉辨色正常的报告;独立出具组织病理报告的医师,应当具有中级及以上病理学专业技术职务任职资格,并有5年以上病理诊断经历。

(3)出具诊断性检验报告人员,应有执业医师资质证。乡、镇医疗机构医学实验室的诊断性检验报告可由执业助理医师出具。

(4)特种设备操作人员,如高压压力容器操作人员,应有专门机构培训合格证书和医疗机构或实验室授权操作文件。

3. 检验咨询人员岗位资质要求　医学检验咨询人员通常由检验医师担任,如果无检验医师的实验室也可由检验技师担任,但都应满足相应资质要求:检验医师应持有医师执照;检验技师应持有检验专业技术职称证书;同时专业能力需满足:熟悉检验科工作流程、检验程序、质量控制、检验结果临床应用等相关知识;能解释检验结果的影响因素,熟悉检验方法的局限性;检验结果的专业解释判断;为临床提供疾病所需的相关检验项目检查建议等。即检验咨询人员需具备医学检验和临床医师的双重能力。

第二节　岗位描述

一、岗位描述要点

岗位是指机构(团体)给予员工的任务、责任和权限的统一体。其描述要点可包括:

1. 岗位名称和标识　指岗位所从事的是什么工作;所属部门、岗位编号等。

2. 岗位所需职位人数　定岗定员。

3. 岗位活动的内容和程序　包括工作职责及工作任务、完成工作所需要的资源:如工作资料文件、仪器设备与材料、工作流程、工作中与其他工作人员的联系,以及上下级关系等。

4. 岗位任职资格　岗位所需学历、技术职称、专业经历背景,工作年限,任职者必备的知识、经验和技能等。

5. 职业条件　职业条件说明了工作的各方面特点:工作时间安排、绩效考核(奖励与处罚)、培训需求(进修和提高培训);必要时可进一步说明岗位的责、权、利。

6. 岗位与相关部门的联系　本岗位与本专业组,以及其他专业组岗位的关联性(需密切联系和配合的岗位或部门)。

7. 岗位安全风险的评估　包括安全应急事件的处理、防护措施等。

8. 岗位授权的要求

二、岗位描述应用分析

(一)医学实验室岗位类别与设置

医学实验室岗位通常可分为以下几大类:①专业技术职称岗位(如:检验技师/检验医师、主管检验技师/主管检验医师、副主任检验技师/副主任检验医师等);②检验科管理岗位(如:科主任、专业组长、质量和技术负责人等);③专业组检验技术岗位(如:常规生化检测岗、特殊免疫检测岗、分子生物学检测岗等);④检验辅助岗位(如:标本采集、运输岗位);

⑤特种设备操作岗位(高压灭菌消毒岗位)。

(二)医学实验室岗位设置范例

实验室可根据工作任务、工作类别、工作环境等实际情况需求设置岗位(表2-1)。

表2-1 医学实验室常见岗位的设置

序号	岗位类别	岗位名称
1	专业技术职称岗位	①主任或副主任技师 / 医师;②主管技师 / 医师;③技师 / 医师;④技士 / 医士;⑤检验科护士 / 护师
2	检验科管理岗位	①检验科主任;②检验科副主任;③检验科主任助理;④检验科秘书(临床、科研);⑤技术负责人;⑥质量负责人;⑦专业组长(临床化学、临床免疫、临床血液体液、临床微生物、临床分子生物学……);⑧质量监督;⑨人员管理;⑩仪器管理;⑪试剂管理;⑫室内质控管理;⑬室间质评管理;⑭临床咨询管理;⑮文件管理;⑯实验室安全管理;⑰信息管理;⑱疫情管理;⑲教学管理;⑳科研管理
3	专业组检验技术岗位	
(1)	临床血液体液组	①凝血、血黏度检测岗;②血常规仪器(住院)岗;③血常规仪器(门诊)岗;④血常规镜检(门诊)岗;⑤血常规镜检(住院)岗;⑥住院尿液沉渣检测岗;⑦阴道分泌物显微镜检测岗;⑧住院手工检测岗;⑨门诊尿液显微镜检测岗
(2)	临床化学专业组	①住院生化标本检测岗;②门诊生化标本检测岗;③肿瘤标志物检测岗;④蛋白电泳和微量元素检测岗;⑤报告总审核岗
(3)	临床免疫专业组	①自身抗体检测岗;②乙肝两对半定量检测岗;③体检标本检测岗
(4)	临床微生物专业组	①标本前处理岗;②标本接种岗;③涂片岗;④呼吸道标本岗;⑤非呼吸道标本岗;⑥上机岗;⑦微生物报告岗;⑧报告审核岗
(5)	分子生物学实验室	① HBV-DNA 检测岗;② HCV-RNA 检测岗;③ HPV 分型检测岗;④流式细胞仪检测岗;⑤ $CYP2C19$ 基因多态性检测岗;⑥结核感染 T 细胞检测岗;⑦生殖泌尿道病原体检测岗
(6)	标本前处理组	①标本采集岗位;②标本收集岗;③标本处理岗;④指血糖岗;⑤发报告岗;⑥门诊咨询岗
4	检验辅助岗	①物品清洗岗位;②医疗废物收集处理岗
5	特种设备操作岗	高压消毒锅操作岗位

案例2-1

医学实验室岗位描述案例与应用

【案例】 检验科接病房医生投诉,急诊血常规2个多小时还没有报告结果。经调查情况属实,于是向岗位人员了解原因,岗位人员却抱怨说,我太忙,人员不够,凭什么我要做这么多工作?凭什么就该我做?我又没多拿钱……

【问题分析】 因对岗位描述不清楚,员工未充分理解本岗位的责、权、利,造成上述岗位未满足临床服务要求。

【点评】 只有对每个岗位进行充分描述,并让每个岗位人员充分理解自己的责、权、利,并按岗位描述进行人员配置和管理才能保证检验质量和服务质量(可参考表2-2)。

表2-2 血常规镜检（住院）岗位描述

××医院检验科岗位描述			
岗位名称	血常规镜检（住院）岗	所属部门	临床血液体液组
岗位所需人员	2名	部门负责人	白××
岗位设置目的	为保证血液涂片复检符合质量要求，让有相应形态学经验人员从事相应工作，特设置本岗位		
工作职责与任务	1.按时完成住院及体检血常规标本的显微镜复检 2.疟原虫、LE细胞、微丝蚴等显微镜检及疫情报告 3.协助病房末梢血显微镜复检 4.负责各类细胞形态学室间质评的识别和总结 5.本岗位轮转、实习、进修等各类人员带教及考核 6.参与血常规每月室内质控总结 7.协助住院血常规标本签收及试剂、玻片补充 8.瑞氏染液、血小板稀释液的使用管理，提醒本组试剂管理员及时配制 9.负责本组电话接听及记录 10.完成本岗位质量和技术相关记录		
工作程序、流程和设备	见临床血液体液组血常规检测SOP、专业组管理文件和记录文件相关内容；显微镜及相关工作耗材		
任职条件	具有中级及以上技术职称，医学检验专业背景，或相关专业背景经过医学检验培训；具有3年以上血液形态学工作经验；血液专业岗位培训考核合格；无颜色视觉辨色障碍		
授权权限	由专业组考核能力评估后向检验科主任申请授权。被授权者负责本岗位血液相关形态学报告审核发布，履行授权岗位职责其他内容；接受本组专业组长、质量监督员和科室管理层的工作监督。岗位授权每年科室定期进行能力评估后重新授权		
岗位和部门联系	本岗位属临床血液体液组，与本组其他岗位应相互协作；检验科其他专业组或岗位需协作完成工作时应给予支持。其他关系见检验科组织结构图和本专业组组织结构图		
安全风险评估	通过生物安全标准预防，按生物安全操作手册进行操作，安全风险很低。但特别注意锐器损伤		
绩效考核	由专业组长和科室管理层进行二级考核 主要考核指标包括：工作量；工作态度；专业技术系数；完成指定性任务情况；带教的效果评价 处罚：发生质量缺陷、投诉、事故等按科室和医院相关制度执行		

第三节 新上岗人员的培训

针对不同层次人员进行培训是保证检验质量和安全的有效方法，其中对新进人员的培训是人员培训的最重要内容之一。

新上岗人员是指新参加工作的人员、轮转学习人员、外单位或外科室调入检验科的工作人员、实习生、进修生和研究生等。

新员工岗前培训可分为以下几种：

1. 医院组织的培训 由医院人事部门、医务处或医务科等组织的培训，内容包括：医院院史、医院基本情况、医院文化、规章制度、相关法律法规、医德医风、服务理念、信息体系、技术体系、业务体系、服务体系等内容,培训结束后由医院人事部门负责考核记录。

2. 检验科组织的培训 由科室组织的相关培训,内容一般包括:实验室安全知识,检验科的组织管理,检验科各部门、工作区域、员工设施等介绍,健康和安全管理教育,科室文化、科室相关规章制度,质量管理体系介绍等。

3. 各专业组组织的专业技能岗前培训 按科室培训总计划要求,由各专业组长制订本专业各岗位培训的计划,内容主要包括:专业组工作的环境介绍、专业组人员组织结构管理、岗位设置、岗位职责、生物安全风险和防护、安全意外应急处理流程、各岗位涉及的检测项目作业指导书和设备作业指导书、岗位相关检验技术知识、专业组质量和安全管理文件等。

一、实验室新进人员安全培训和准入

安全教育应从人员进入实验室前开展,为了让员工了解工作岗位所需具备实验室安全的知识、技术和能力,科室必须提供包含生物安全风险内容的所有岗位描述文件。

(一)制订实验室新进人员安全培训计划

1. 科室安全培训计划 实验室人员安全培训计划详细说明不同层次人员(包括标本运输人员和清洁工人)接受培训的内容、采用的培训材料、组织者、培训方式、培训学时、培训对象、培训时机、培训效果考核评估方式等。

2. 专业组安全培训计划 主要针对各专业岗位制订相应安全管理培训计划。

(二)实验室新进人员安全培训计划的实施

1. 制订具体培训内容 主要包括与实验室安全有关的管理制度、知识和操作,如相关法律法规、标准、实验室生物安全手册等;消防知识及消防设备的使用、化学和放射安全、生物因子危害、传染的预防、急救知识、实验室安全意外事故识别与处置措施的培训等。

2. 培训方式

(1)通用方式:专题讲座、示范练习、模拟演练、影像宣传、宣传手册、张贴宣传画、组织讨论等各种方式。新员工上岗后可观摩老员工的操作,以便充分熟悉工作过程。

(2)针对岗位:可按员工的不同岗位,侧重某个领域的内容,确保掌握本岗位的安全知识。

(3)特殊岗位需专项培训:如高压灭菌器操作人员,需由当地质量技术监督局来培训,合格后颁发上岗证。

3. 培训与考核记录 建立安全培训档案,记录被培训者的培训经历,每个员工应书面确认已接受过适当的安全培训。记录内容包括培训内容、培训时间、培训教师。考核方式包括试卷考试、现场抽问、操作考核等。

(三)实验室新进人员安全培训效果评估

1. 定期检查考核对所培训内容执行情况。

2. 评估培训对象在工作中的行为变化。

3. 考核培训对象处理实验室安全紧急事件的能力。

4. 统计分析被培训者发生安全意外,或违反实验室安全操作的情况。

(四)新进人员实验室的准入

1. 新进人员完成科室和专业组安全培训计划,并考核合格。充分了解所在岗位生物安全风险和预防措施。

2. 实验室工作人员持有上岗前体检报告。

笔记

二、新上岗人员专业培训和准入

新进人员的专业培训,首先应建立相应培训制度和计划,保证独立上岗人员是经考核和能力评估合格的人员;专业培训通常由各专业组完成。

(一)专业岗位培训计划

岗位人员培训计划应详细说明不同人员接受培训的内容、采用的培训材料、组织者、培训方式、培训学时、培训对象、培训时机、培训效果考核评估方式等。

(二)专业岗位培训计划的实施

1. 制订具体培训内容　可包括岗位职责、基本知识、基本技能和操作规范、科室质量管理体系文件学习(质量手册、程序文件、标本采集手册、生物安全手册、规章制度等)、全程质量控制、仪器设备操作、岗位检测项目和仪器标准操作程序、检验结果复检、危急值报告管理等。

2. 培训方式

(1)通用方式:①自学;②专题讲座;③示范练习和专业组讨论。

(2)重点岗位或急需岗位培训:对这类岗位可制订专人培训计划,可采取一对一老师带教培训,使培训者能快速完成岗位培训考核授权。

(3)特殊岗位上岗资格培训:此类培训由管理部门指定机构进行培训,经考核合格后颁发上岗证书。如:分子生物学、大型分析仪器操作、HIV 初筛、产前筛查、新生儿疾病筛查等检验技术人员。

(4)形态学岗位培训:涉及血液学、体液学、微生物学、组织病理学、骨髓形态学、免疫荧光镜检读片等专业岗位人员的培训,除通用培训内容外,更强调专门技能的培训和考核,须有一定实际工作经历者才能单独上岗。

3. 培训与考核记录　建立《员工个人技术档案》,完整记录员工的教育培训经历,记录内容可包括:

(1)学历、学位、职称、特殊岗位上岗培训等的有效证件。

(2)培训记录包括:培训内容、培训时间、培训教师,考核评估结果。考核评估方式,如:笔试、现场抽问、操作考核、盲样标本比对、留样标本再测、室间质评标本检测等。

(3)外出学习培训和工作经历记录。

(4)岗位培训和能力评估汇总表。

(5)个人业绩表现:获奖情况、论文发表情况、履职考核评级、奖罚情况等。

(6)与岗位要求相关的健康状况。

(三)培训效果评估

1. 专业组长/质量监督员/其他授权人,不定期检查培训内容执行情况。

2. 评估检查检验报告合格率。

3. 统计分析发生质量缺陷投诉的情况。

(四)专业岗位准入

1. 完成医院、科室和专业组岗前教育及安全培训,并考核合格。

2. 经医学实验室专业岗位培训考核合格。

3. 具备相关专业教育经历,相应的专业技术知识,取得专业技术资格证书;熟练掌握自己工作范围的技术标准、检验方法、标准操作规程和设备技术性能。

4. 上岗前持有与岗位要求相关的体检合格报告。

5. 特殊岗位,如分子生物学、大型分析仪器操作、HIV 初筛、产前筛查、新生儿疾病筛查等技术人员应取得指定机构培训的上岗证。

案例 2-2

实验室新进人员专业岗位培训计划应用范例

【案例】 专业组长通知新进人员参加考核，新进人员表示不知道该考核哪些内容，因平时都是看老师在操作，不知具体该了解或掌握哪些内容？

【问题分析】 专业组未制订新进人员培训计划和目标，被培训人员不清楚自己需进行哪些培训，因此培训未达到预期目的。

【点评】 只有针对每个被培训人员制订相应计划，并事先将计划与被培训者进行充分沟通，让其完全了解自己的培训计划和目标（可参考表 2-3）。

表 2-3　乙肝两对半定量检测岗位培训计划（免疫组专业岗位）

XX 医院检验科乙肝两对半定量检测岗位培训计划

1. 培训对象　新进免疫组工作人员。

2. 培训人

XXX：免疫专业组组长。

XXX：免疫专业组乙肝两对半定量检测岗位授权人员。

3. 组织实施者　免疫专业组组长。

4. 培训时间 2 周

5. 培训内容及实施

序号	培训内容	培训材料	培训方式	考评方式
1	专业组基本情况介绍	免疫组人员、项目、仪器管理文件	现场介绍	现场提问
2	免疫室工作环境、工作流程、安全设施设备等介绍	免疫实验室现场	现场介绍	现场提问
3	岗位职责	免疫组各岗位职责	阅读文件	现场提问
4	LIS 应用	LIS 应用手册	现场介绍	抽查应用情况
5	I2000，i4000 化学发光分析仪操作和维护保养	I2000，i4000 仪器操作 SOP	操作演示，阅读 SOP	观察操作、理论考试
6	检验项目校准	I2000，i4000 仪器操作 SOP	操作演示，阅读 SOP	校准结果
7	化学发光分析原理	I2000，i4000 仪器操作 SOP	阅读 SOP	理论考试
8	室内质控和室间质评检测	室内质控、室间质评检测 SOP	操作演示，阅读 SOP	检测结果、理论考试
9	检测结果复检	乙肝两对半复检规则	阅读 SOP	检验报告质量

6. 培训考核　按培训计划完成后，以岗位培训的内容和考核方式对被培训人员进行考核，考核合格作为上岗专业要求资格，不合格者需重新培训考核

三、新上岗人员质量控制培训和准入

医学实验室全程质量控制是保证检验结果的重要手段，全程质量控制包括检验前过程、检验过程、检验后过程、仪器试剂管理、室间质评等质量控制。质量控制是医学实验室关键技术岗位之一，应特别重视对新进岗位人员的相关培训。

（一）制订新上岗人员质量控制培训计划

1. 确定培训内容

（1）检验前过程质量控制：检验前过程质量控制是指从医生开检验申请单、病人的准备

和识别、标本采集与运送、标本交接、标本前处理等过程的质量控制,检验前过程质量控制是保证检验结果质量的基础,培训可包括以下知识:①检验项目的临床意义和预期用途,临床医生或其他服务对象申请检验项目的咨询;②检验项目检测的影响因素,病人标本采集前的相应准备;③检验项目采集和送检要求;④标本接收和拒收标准、处理程序,标本离心、预处理等质量控制。

(2)检验中过程质量控制:检验中过程质量控制是指实验室收到合格标本进行检测分析得到结果的质量控制过程。这一过程是实验室内部质量控制的最重要工作内容,是检验技术岗位人员的关键技能之一,上岗人员须做好以下知识和技能的培训。

1)检测系统或检验方法的选择和评价;熟悉方法的灵敏度、精密度、准确度、线性、可报告范围、参考区间等性能,检测方法的影响因素、结果解释;

2)检测试剂、校准品和质控品的使用管理;

3)仪器设备的维护和保养,仪器故障的维修处理程序;

4)各检测项目、室内质控和室间质评检测程序(SOP);

5)室内质控的原理,质控参数的设置、质控规则的制定、质控结果的分析判断、质控失控的分析和处理、质控数据的分析总结应用等;

6)室内质量控制相关的基础知识;

7)阅读试剂、校准品和质控品的说明书。

(3)检验后过程质量控制:检验后过程质量控制是指检验结果复核、检验结果输入格式化报告、报告审核发布、检验后标本保存、检验后标本和废物的处置、检验结果咨询服务、抱怨投诉的处理和解决等质量控制。此过程是检验全程质量控制的最后环节,是实验室产品质量和服务质量的集中体现,岗位人员须具备丰富的相关知识和能力才能胜任相应岗位,新进实验室人员上岗前需进行系统的充分培训和一定的实际工作经历积累。培训内容除检验前过程和检验中过程的质量控制外,还应包括以下内容:①检验结果的复检规则;②检验报告审核要点及注意事项、结果的发布;③检验结果危急值报告处理程序;④检验结果解释;⑤检验报告延迟发放时的处理;⑥检验报告保存、修改、补发等管理制度和程序。

2. 确定培训方式和时间　①自我阅读文件学习;②专题讲座;③质控岗位操作示范和讨论;④室内质控专项培训。

3. 培训后的考核　对所有质量控制培训内容进行考核,考核评估方式包括试卷考试、现场抽问、操作考核、盲样标本比对、留样标本再测、室间质评标本检测等;将考核结果纳入人员技术档案。

(二)完成质量控制培训计划后效果评估

科室和专业组指定质量和技术监督人员不定期检查质量控制培训内容(检验前、检验中、检验后质量控制)的执行情况。

(三)新上岗人员质量控制岗位的准入

完成所有质量控制培训内容,并考核合格,经能力评估后授权。

第四节　能 力 评 估

人员能力评估是指通过对个人承担岗位所需的资质条件,岗位知识和技能水平、职业道德素养、行为特征等进行系统而客观的评价,确定人员的履职能力状况。对医学实验室人员而言,就是对实验室人员完成指定工作岗位的能力进行评估。评估的目的是将合适的人员安排在合适的岗位,同时也为实验室人员的培训、绩效考核和员工职业生涯发展等提供技术支撑。因此，实施人员能力评估的基本原则是针对每个岗位具体情况，结合不同层次人员情况进行评估；不同岗位和不同人员应有不同要求。

一、能 力 评 估

能力评估应有相关制度和流程，说明评估的内容、方法、频次和评估标准等。能力评估报告可包括：

1. 能力评估的计划、授权实施评估的人

（1）科室和专业组根据岗位和人员清单分别制订《员工年度能力考核与评估计划表》，说明什么时间或什么情况下实施，评估的频次等，计划应覆盖所有人员和岗位。

（2）由科主任授权实施考核评估的人员。

2. 确定能力评估内容 由于不同岗位所要求的能力不同，在人员能力评估时应以岗位要求内容为基础进行评估，不同岗位制订相应的能力评估表，经评估后表明某个员工能力是否满足所承担岗位的要求；给予很好胜任某岗位、胜任某岗位、基本胜任某岗位、不能胜任某岗位的评价。评估内容可包括：

（1）专业资质证：专业学历、学位证书；专业技术职称证书；特殊岗位培训上岗证。

（2）岗位培训情况：人员培训计划中要求培训的所有记录，如新员工岗前培训中要求的医院和科室层面培训、专业组岗位培训等；老员工质量安全管理体系文件培训、专业组质量控制培训、外出培训等；管理岗位科内和外出培训计划的完成情况等。

（3）岗位经历：从事被评估岗位的工作年限，工作调动情况等。

（4）岗位职责熟悉和执行情况。

（5）基本知识：专业岗位涉及的理论知识考核情况。

（6）基本操作：岗位中的项目检测、仪器设备操作与维护、质控检测等考核结果。

（7）检测结果的准确性：盲样标本比对、留样标本再测、室间质评标本检测等结果情况。

（8）检验报告质量：岗位人员报告质量检查评价结果。

（9）质量缺陷或投诉情况。

3. 建立能力评估的方法

（1）评估人根据能力评估表中内容逐项进行确认或验证。

（2）查看验证文件：人员相关证书，如学历、学位证、专业职称证、特殊岗位上岗培训合格证，公共培训计划（医院和科室组织）考核情况。

（3）理论考试：包括岗位相关检验基本知识、岗位 SOP 及岗位职责等。

（4）专业岗位培训考核情况：①直接观察常规操作，实际操作正确率>90%；②检查日常工作执行情况，如：日常质量和技术记录，室内质控检测结果及失控处理记录，室间质评检测结果及分析报告等；③检测结果考核：盲样标本比对、留样标本重测、室间质评结果比对等，偏差小于本实验室允许误差；④解决疑难问题的能力：模拟岗位中相关案例考核。

（5）按评估表中说明给出评估结论或建议，评估人和被评估人签字确认。

（6）能力评估结果进入员工个人档案。

4. 能力评估的频次与时机 实验室可根据自己实际情况制订能力评估的频次与时机。以下是认可实验室能力评估频次与时机的要求：

（1）老员工通常每年一次能力评估。

（2）新员工在最初 6 个月内应接受 2 次能力评估。

（3）职责变更时，或离岗 6 个月以上再上岗，程序、技术有变更时应接受再培训和再评估。

（4）能力评估未达岗位要求时的再培训再评估。

5. 能力评估结果判断标准 实验室管理层应针对岗位的每项评估内容需达到的要求

制定相应标准,在最终结论的标准中,可依据项目的重要性给出权重系数,或等级(如A、B、C等),可规定一票否决的项目。

6. 人员综合能力评估 除岗位能力评估外,检验科管理层必要时对科室员工的综合能力进行评估。可从医德医风、临床岗位履职能力、管理能力、个人素质、教学能力、科研能力、学习能力和进修经历、沟通能力、团队协作等方面进行评价。对综合能力评估强的员工,管理层要注意把握这些员工的发展意向,并将这些人员作为各个层面后备梯队进行重点培养,为他们搭建一个良好的发展平台。

二、能力评估应用分析

实验室能力评估是针对岗位的不同人员适宜性评估,对医学实验室而言,目前岗位大致可分为以下几大类:检验科管理岗位;专业组检测技术岗位;临床咨询岗位;检验辅助岗位;特种设备操作岗位等。各类岗位中又包含具体岗位,每个员工承担的所有具体岗位都应进行能力考核评估,即员工承担了多少岗位就应评估多少个岗位的能力胜任情况。

(一)科室管理人员的能力评估

检验科管理岗位是根据科室管理组织结构需要而设置,除科主任和副主任由医院任命外,其他管理人员由科主任任命,其能力评估也多由科主任完成,通常每年进行一次评估。为方便能力评估的实施,可制订相应岗位能力评估表,列出需考评的内容和事项,如专业组组长能力评估表,可包括:专业技术职称、岗位工作年限、培训情况、岗位职责完成情况、业务量增长情况、管理能力、工作责任心、沟通能力、团队协作、个人业绩、医德医风、科室员工/组员意见等方面内容。考核表内容和形式应根据岗位描述内容的改变而修订。

(二)专业组岗位人员的能力评估

专业组岗位通常由专业组组长组织培训考核和评估,评估频率按科室人员培训考核制度要求进行。由于专业组各个岗位职责和任务要求不同,能力评估表内容也就不同,因此每个岗位都应制订一个能力评估表模板,同一岗位人员可共用,评估表中列出本岗位考评内容和事项,如专业组检测项目岗位能力评估表,可包括专业技术职称、岗位工作年限、基础知识掌握情况,培训情况、操作、检测结果、报告质量、有效投诉、岗位职责完成情况、医德医风等方面内容。考核表内容和形式应根据岗位描述内容的改变而修订。

(三)人员能力评估总结

科室和专业组在完成能力评估后,需将此次能力评估情况进行总结,填写《检验科员工能力考核与评估总结表》。总结中可根据每个员工考评具体情况进行评价,通常可分为以下几种情况:①很好胜任岗位,能指导培训本岗位其他人员;②胜任本岗位,可继续授权;③基本胜任本岗位,注意部分知识和技能的强化,可继续授权;④不能胜任本岗位,需重新培训考核评估合格后才能授权。将评估结果通报给被评估人员,让被评估人员知晓评估结果,必要时可在评估报告上双方签字确认;若被评估人员对评估结果存在异议可提出诉求,经科主任批准后必要时进行重新评估。

案例2-3

实验室人员能力评估应用范例

实验室人员能力评估的实际操作难点是不知如何着手,评估哪些内容、采用什么方法,怎样进行评估判断等,制订有效的评估表是帮助完成这项工作的有效方式,如表2-4是能力评估表其中的一种形式。

表2-4 乙肝两对半定量检测岗位能力评估

××医院检验科岗位能力评估表

岗位名称	乙肝两对半定量检测岗		被评人员姓名	周××		
评估时间	2012年12月20日		表格编号	XX-XX-XX；版本号：2.0		

评估指标	序号	评估内容	评估等级		
			A	B	C
技术职称	1	A. 符合本岗位要求 B. 基本符合本岗位要求 C. 不符合	√		
培训经历	2	院级培训：A. 合格 B. 基本合格 C. 不合格	√		
	3	科室岗前培训：A. 合格 B. 基本合格 C. 不合格	√		
	4	科室生物安全培训：A. 合格 B. 基本合格 C. 不合格	√		
	5	专业组生物安全培训：A. 合格 B. 基本合格 C. 不合格	√		
	6	专业岗位培训：A. 合格 B. 基本合格 C. 不合格	√		
岗位经历	7	A. 本岗位1年以上 B. 本岗位半年以上 C. 本岗位半年以下		√	
基础知识	8	化学发光测定原理：A. 熟悉 B. 基本熟悉 C. 不熟悉	√		
	9	室内质量控制知识：A. 熟悉 B. 基本熟悉 C. 不熟悉		√	
岗位考核	10	岗位职责及流程：A. 熟悉 B. 基本熟悉 C. 不熟悉	√		
	11	项目SOP阅读后知识点抽查：A. 熟悉 B. 基本熟悉 C. 不熟悉	√		
	12	岗位内质量和技术记录：A. 完整 B. 基本完整 C. 缺失	√		
操作考核	13	岗位仪器开关机操作：A. 符合程序 B. 基本符合程序 C. 不符合程序	√		
	14	项目检测：A. 按程序完成 B. 基本符合程序 C. 不符合程序	√		
	15	质控检测：A. 符合程序 B. 基本符合程序 C. 不符合程序	√		
	16	仪器维护：A. 按程序完成 B. 基本符合程序 C. 不符合程序	√		
	17	生物安全操作与防护：A. 符合规范 B. 基本符合规范 C. 不符合规范	√		
检测结果	18	盲样标本比对结果：A. 可比 B. 基本可比 C. 不可比	√		
	19	留样标本再测结果：A. 一致性好 B. 一致性较好 C. 一致性差	√		
	20	室间质评标本检测结果：A. 通过 B. 未通过 C. 无结果	√		
报告质量	21	抽查报告质量：A. 好 B. 较好 C. 差	√		
有效投诉	22	质量缺陷投诉：A. 无 B. 发生2次 C. 大于2次	√		
	23	服务态度投诉：A. 无 B. 发生2次 C. 大于2次	√		
医德医风	24	医院考核：A. 优秀 B. 良好 C. 及格	√		
		次数小计	22	2	
		占总评级 %	91.6		
		A+B占总评级 %	100		

岗位最终评估结果及建议：

周XX同志本次岗位能力评估结果A等级91.6%，能很好胜任本岗位，可继续授权本岗位。

评估人签名：邹××

注：1. 每项评估指标考核结果请在考核等级栏的对应结果中打"√"。

2. 岗位最终评估结果分为四级。一级：很好胜任岗位（A级占总评项≥90%）；二级：胜任本岗位（A级在总评项80%~89%）；三级：基本胜任本岗位（A+B级占总评级项≥90%）；四级：不胜任本岗位（A+B级占总评级项<90%）。对四级人员应暂停本岗位授权，需再培训考核评估合格后再授权，如评估仍不合格者应调离本岗位，换其他评估合格的岗位。

3. 评估结论进入个人信息档案。

4. 序号2和3只针对新进人员，其他人员可空缺，计算时总数减去2项。

5. 专业技术职称证为一票否决评估项

三、能力评估后的授权

授权是组织管理运作中常用形式,即上级机构、组织、管理者将完成某项工作所必需的权力授给其他机构/组织或人员,体现为权力和任务的转移。但授权人只授予权力,不可托付完成该项工作的必要责任。对医学实验室而言,授权是在检验科组织结构管理框架下授权,医院院长将检验科的管理授权给检验科主任,检验科主任是实验室全权负责人,在检验科组织管理中负有最高权限,由于检验科岗位很多,主任无法一个人完成所有工作,这样就要求主任将部分管理岗位和所有专业岗位进行授权管理。授权形式主要以书面为主,特殊紧急情况下也可暂时口头授权。授权有时间限制,又是动态的,即授权可根据岗位情况和个人情况作相应调整,保证组织管理和业务工作有效运行。授权应充分体现责、权、利和任务;授权应有范围限制,不能无限扩大超越授权权限开展活动。授权是管理人员的重要任务之一,是领导者的延伸,有效的授权是一项重要的管理技巧,若授权得当,所有参与者均可受益。

(一)医学实验室人员授权的方法

1. 合理规划设置岗位 医学实验室人员授权的基础是岗位,检验科主任或管理层应充分讨论检验科岗位怎样设置,设置哪些岗位,管理岗位的职权范围;专业岗位设置的充分性等,界定哪些属于特殊要求的岗位。

2. 针对岗位选择合适的人员进行授权 医学实验室人员授权的依据是人员能力评估的结果,人员能力评估通常是按岗位要求进行的,因此,人员授权首先是岗位导向,将最合适的人安排到最合适的岗位。

3. 明确授权的权限和时间 人员授权的范围和权限通常按岗位进行,但特殊岗位或特殊阶段时可对授权范围进行限制,如室内质控岗位,对于新上岗人员只授权其作质控品检测,不能作失控处理和失控后检验报告是否发出的决定;如 HBV-DND 检测岗,新上岗人员一段时间内只授权其标本检测,不能出检验报告。授权的时间要求,老员工经评估后一般每年授权一次,而新员工授权时间应根据考评时间要求进行授权,如新员工要求每 3 个月考评,一次授权时间最多只能 3 个月,下次授权考核合格后再授权。

4. 授权的方式

(1)老员工经考核评估后分岗位统一时间授权,这样可减少授权文件的签发次数。

(2)新员工以个人为单位制订一张岗位授权表,每个岗位完成培训考核合格后,由本人申请,部门负责人审核签字,将授权岗位和授权时间段登记在表内由主任签字授权。

(3)一个人可授权多个岗位,一个岗位可有多人授权。

(4)特殊紧急情况下可采取暂时口头授权。

5. 关键岗位代理人授权 授权时不但应考虑人员对岗位的适宜性,还应考虑完成岗位职责的充分性;保证每个岗位随时有人充分履行职责,特别是一些关键岗位,如科主任、技术负责人、质量负责人、安全管理负责人、专业组长、LIS 管理员、科室试剂管理员等,须有代理授权人(B 角),保证当上述授权人不在岗时有人代履行岗位职责。

6. 关键技术岗位须谨慎授权 检验科某些专业技术岗位,要求被授权者具备丰富的理论知识及实践背景,具有全面的岗位能力,授权时需特别审核确认其能力是否满足要求,如:检验报告审核签发、室内质控失控时的处理、关键设备操作、形态学检查报告、单独值夜班人员等岗位。

7. 特殊岗位的授权符合国家或地区行政管理部门要求 如进行 HIV 检测、唐氏筛查、PCR 检测、特种仪器操作等人员,需要持指定部门颁发的培训合格证,并具备一定的工作经验方可授权。

(二)医学实验室人员授权的管理

1. 授权的动态管理

(1)当实验室人员岗位发生改变时应及时给予相应的考核评估后授权。

（2）当员工在授权时间段内考核评估不合格时，应取消授权。

（3）当员工授权时间段内发生重大差错，经能力评估不合格时，应取消授权。

（4）离开岗位 6 个月以上时应重新考核后授权。

（5）如果有 LIS 授权，LIS 中应及时更新与实际授权保持一致。

2. 实行限制性授权管理

（1）单项授权：为解决某项临时问题进行的授权，问题解决后，授权即取消。

（2）条件授权：指在某一特定条件下才履行授权职责，条件改变了，权限也应随之取消，如 B 角代理 A 角的授权，只有当 A 角不在岗位时 B 角才有权履行其职责，当 A 角回到岗位其授权自动取消。

3. 被授权人岗位履职情况监管

（1）管理岗位由科主任或管理层定期进行抽查考评。

（2）专业岗位：由管理层（如质量和技术监督人员，或专业组长，或部门管理人员）不定期进行检查考核，对未履职情况给予及时纠正。

（3）奖励与惩罚：对监督检查中履职好的给予绩效奖励，发现履职缺陷进行扣罚。

4. 防止授权超范围使用的管理

（1）管理岗位：科主任可从员工反馈、用户反馈、管理部门反馈、主任考查，或其他途径了解授权者是否超范围开展活动，如果发现时管理者应及时提醒和纠正。

（2）LIS 分级使用授权：信息管理员根据主任签发的人员授权文件，在 LIS 中给予相应范围授权选项，无授权者无法在 LIS 中操作未授权项，如病人信息输入、仪器检测操作、室内质控检测，检验报告审核、发布、查询、打印等。

（3）科室和专业组保持最新授权清单，或将清单放在明显位置提醒被授权者自己的授权范围。

案例 2-4

实验室人员授权应用范例

实验室人员授权表现形式可多样化，目的是让实验室管理者和被授权人员清楚知晓每个人的授权状态，并可进行有效控制。表 2-5 是实验室人员授权表的形式之一。

表 2-5 临床免疫专业组新员工 / 轮转人员岗位授权

×× 医院检验科专业岗位授权表 （新员工/轮转人员）				
部门	临床免疫专业			
被授权人姓名	王 ××		表格编号	XX-XX-XX；版本号：2.0
序号	岗位名称	考核评估情况	授权期限	授权批准人（签字）	授权批准日期
1	标本前处理	合格	2013-8-1 至 2014-2-28	张 XX	2013-7-26
2	体检	合格	2013-8-1 至 2013-12-30	张 XX	2013-7-26
3	乙肝二对半定量检测	合格	2013-9-1 至 2014-1-30	张 XX	2013-8-29

注：工作职责和任务按各岗位描述及专业组工作安排要求执行。授权更改需经科主任同意方能生效

四、能力评估缺陷的识别和再培训

实验室人员能力评估在许多大型实验室都得到了广泛应用,特别是在通过国际认可如ISO15189,CAP 认可的实验室;但大多数实验室的能力评估报告合格率均为百分之百,这并不意味着所有被评估员工均满足岗位要求。造成此类现象的原因,除了部分因同事间面子关系外,主要原因还有:①所在单位人员配备不足,一旦评估不合格,停止该员工的授权操作,工作将不能正常开展;②人员能力评估缺乏权威的标准化方案,考评内容和标准都由考评单位自行确定;③制订的考评表内容不够细化,使岗位要求的部分内容缺失;④考评人员对部分考核内容未足够重视而遗漏。针对以上原因,科主任及管理层应制订措施防止人员能力评估流于形式,制订人员能力评估缺陷的识别方法和纠正措施。

(一)能力评估缺陷的识别

1. 人员能力评估实施过程中缺陷的识别

(1)细化考评表内容,防止岗位要求内容的缺失:考评人员应在评估前做好充分细致的准备,认真梳理被评估人员岗位所应具备的能力要求内容,并将这些内容全部纳入培训、考核和评估内容,严格这些内容的考核标准,采用多种形式进行考核确认,如:理论考试、现场操作、岗位职责和基础知识提问、查验岗位质量和技术记录、查验各种资质证书、培训合格证书、岗位培训完成情况、盲样标本检测结果、室间质评检测结果分析、检验报告质量抽查、质量或服务缺陷投诉记录分析等。

(2)注意岗位中关键内容的评估是否被忽视:尽管制订了人员能力评估的考评表,但在考评中应明确哪些内容是岗位必备的关键内容,考评时突出重点,特别注意对这些内容的评估,降低能力评估缺陷的风险。

2. 在岗位履职过程中发现能力评估的缺陷 科室管理层或专业组长通过日常质量监督、报告质量检查、差错、投诉、内审及管理评审等方式,发现在岗人员不能很好地履行岗位职责,出现严重差错或事故,引发医疗纠纷造成严重不良影响时,应进行能力评估再验证。

(二)能力评估缺陷的再培训和再评估

如果人员能力评估未通过,或评估合格授权后发现不能胜任岗位时,科室管理层或专业组长应制订针对性再培训计划,按计划培训后考核再评估。

1. 人员能力评估未通过或不能胜任岗位的原因分析 首先分析不合格是个别现象,还是本岗位集体现象;如果是个别现象,只需按现在内容和方法针对本人培训即可;如果是集体现象,可能说明培训方法或培训时间不到位;或考核评估方式有问题。考评者找到原因后重新制订相应计划进行培训和考评。

2. 制订相应培训计划 培训计划的制订是在分析评估失败的原因上制订的,重新培训不必将全部内容重新培训,分析出是某些项目或内容不合格时,只针对这部分内容培训即可。如是操作问题只培训操作,如果是检验知识问题只培训检验知识等。

3. 培训后的再评估和授权 评估不合格的员工经培训考核后,再次对其进行能力评估,能力评估时重点对上次不合格项进行评估,评估合格后可恢复岗位授权,如再次能力考核评估仍不合格,科主任将根据科室和该员工的具体情况对其调整相应工作岗位。

案例2-5

能力评估缺陷再培训后再评估授权应用范例

1. 某岗位人员首次能力评估表如表2-6。

表2-6　乙肝两对半定量检测岗位能力评估

××医院检验科岗位能力评估表

岗位名称	乙肝两对半定量检测岗		被评人员姓名	罗××	
评估时间	2012年12月20日		表格编号	XX-XX-XX；版本号：2.0	

评估指标	序号	评估内容	评估等级		
			A	B	C
技术职称	1	A. 符合本岗位要求　B. 基本符合本岗位要求　C. 不符合	√		
培训经历	2	院级培训：A. 合格　B. 基本合格　C. 不合格	√		
	3	科室岗前培训：A. 合格　B. 基本合格　C. 不合格	√		
	4	科室生物安全培训：A. 合格　B. 基本合格　C. 不合格	√		
	5	专业组生物安全培训：A. 合格　B. 基本合格　C. 不合格	√		
	6	专业岗位培训：A. 合格　B. 基本合格　C. 不合格	√		
岗位经历	7	A. 本岗位1年以上　B. 本岗位半年以上　C. 本岗位半年以下		√	
基础知识	8	化学发光测定原理：A. 熟悉　B. 基本熟悉　C. 不熟悉		√	
	9	室内质量控制知识：A. 熟悉　B. 基本熟悉　C. 不熟悉		√	
岗位考核	10	岗位职责及流程：A. 熟悉　B. 基本熟悉　C. 不熟悉	√		
	11	项目SOP阅读后知识点抽查：A. 熟悉　B. 基本熟悉　C. 不熟悉			√
	12	岗位内质量和技术记录：A. 完整　B. 基本完整　C. 不规范		√	
操作考核	13	岗位仪器开关机操作：A. 符合程序　B. 基本符合程序　C. 不符合程序		√	
	14	项目检测：A. 按程序完成　B. 基本符合程序　C. 不符合程序			√
	15	质控检测：A. 符合程序　B. 基本符合程序　C. 不符合程序			√
	16	仪器维护：A. 按程序完成　B. 基本符合程序　C. 不符合程序			√
	17	生物安全操作与防护：A. 符合规范　B. 基本符合规范　C. 不符合规范	√		
检测结果	18	盲样标本比对结果：A. 可比　B. 基本可比　C. 不可比	√		
	19	留验标本再测结果：A. 一致性好　B. 一致性较好　C. 一致性差	√		
	20	室间质评标本检测结果：A. 通过　B. 未通过　C. 未检测	√		
报告质量	21	抽查报告质量：A. 好　B. 较好　C. 差	√		
有效投诉	22	质量缺陷投诉：A. 无　B. 发生2次　C. 大于2次	√		
	23	服务态度投诉：A. 无　B. 发生2次　C. 大于2次	√		
医德医风	24	医院考核：A. 优秀　B. 良好　C. 及格	√		
		次数小计	15	5	4
		占总评级%	62.5	20.8	16.7
		A+B占总评级%	83.3		

岗位最终评估结果及建议：

本次罗××同志岗位能力评估结果A+B等级<90%，按岗位能力要求不能胜任乙肝两对半定量检测岗，暂停本岗位的授权。建议针对不合格原因进行再次培训后考核，考核合格后重新评估合格后可继续授权。

评估人签名：邹××

注：1. 每项评估指标考核结果请在考核等级栏的对应结果中打"√"。

2. 岗位最终评估结果分为四级。一级：很好胜任岗位（A级占总评项≥90%）；二级：胜任本岗位（A级在总评项80%~89%）；三级：基本胜任本岗位（A+B级占总评项≥90%）；四级：不胜任本岗位（A+B级占总数项<90%）。对四级人员应暂停本岗位授权，需再培训考核评估合格后再授权，如评估仍不合格者应调离本岗位，换其他评估合格的岗位。

3. 评估结论进入个人信息档案。

4. 序号2和3只针对新进人员，其他人员可空缺，计算时总数减去2项。

5. 专业技术职称证为一票否决评估项

2.制订能力评估未合格的再培训计划　经对考评项目的分析,本人岗位能力评估不合格主要原因是,对检测设备操作和仪器维护不熟悉,对化学发光检测原理和相关知识不熟悉,因此本次培训主要针对上述内容进行培训和考核。

培训内容和方式:

(1)请自己学习化学发光检测原理和相关知识、仪器操作 SOP 和仪器说明书。

(2)检测设备操作和仪器维护由岗位授权老师示范培训,在培训教师监督下练习仪器操作,必要时联系仪器技术工程师现场培训。

3.再培训后能力的再评估,如表2-7。

表2-7　乙肝两对半定量检测岗位培训后再评估

岗位名称	乙肝两对半定量检测岗		被评人员姓名		罗××		
评估时间	2012年12月20日		表格编号		XX-XX-XX；版本号:2.0		
评估指标	序号	评估内容			评估等级		
					A	B	C
技术职称	1	A.符合本岗位要求　B.基本符合本岗位要求　C.不符合			√		
培训经历	2	院级培训:A.合格　B.基本合格　C.不合格			√		
	3	科室岗前培训:A.合格　B.基本合格　C.不合格			√		
	4	科室生物安全培训:A.合格　B.基本合格　C.不合格			√		
	5	专业组生物安全培训:A.合格　B.基本合格　C.不合格			√		
	6	专业岗位培训:A.合格　B.基本合格　C.不合格			√		
岗位经历	7	A.本岗位1年以上　B.本岗位半年以上　C.本岗位半年以下				√	
基础知识	8	化学发光测定原理:A.熟悉　B.基本熟悉　C.不熟悉			√		
	9	室内质量控制知识:A.熟悉　B.基本熟悉　C.不熟悉				√	
岗位考核	10	岗位职责及流程:A.熟悉　B.基本熟悉　C.不熟悉			√		
	11	项目SOP阅读后知识点抽查:A.熟悉　B.基本熟悉　C.不熟悉			√		
	12	岗位内质量和技术记录:A.完整　B.基本完整　C.不规范			√		
操作考核	13	岗位仪器开关机操作:A.符合程序　B.基本符合程序　C.不符合程序			√		
	14	项目检测:A.按程序完成　B.基本符合程序　C.不符合程序			√		
	15	质控检测:A.符合程序　B.基本符合程序　C不符合程序			√		
	16	仪器维护:A.按程序完成　B.基本符合程序　C.不符合程序					√
	17	生物安全操作与防护:A.符合规范　B.基本符合规范　C.不符合规范			√		
检测结果	18	盲样标本比对结果:A.可比　B.基本可比　C.不可比			√		
	19	留验标本再测结果:A.一致性好　B.一致性较好　C.一致性差			√		
	20	室间质评标本检测结果:A.通过　B.未通过　C.未检测			√		
报告质量	21	抽查报告质量:A.好　B.较好　C.差			√		
有效投诉	22	质量缺陷投诉:A.无　B.发生2次　C.大于2次			√		
	23	服务态度投诉:A.无　B.发生2次　C.大于2次			√		
医德医风	24	医院考核:A.优秀　B.良好　C.及格			√		

续表

评估指标	序号	评估内容		评估等级		
				A	B	C
			次数小计	21	2	1
			占总评级 %	87.5	8.3	0.4
			A+B 占总评级 %	100		

岗位最终评估结果及建议：

罗××同志本次岗位能力再评估结果 A 级占 87.5%。评估结论：胜任本岗位，可再次授权本岗位。

评估人签名：邹 ××

注：1. 每项评估指标考核结果请在考核等级栏的对应结果中打"√"。

2. 岗位最终评估结果分为四级。一级：很好胜任岗位（A 级占总评项≥90%）；二级：胜任本岗位（A 级在总评项 80%～89%）；三级：基本胜任本岗位（A+B 级占总评级项≥90%）；四级：不胜任本岗位（A+B 级占总评级项＜90%）。对四级人员应暂停本岗位授权，需再培训考核评估合格后再授权，如评估仍不合格者应调离本岗位，换其他评估合格的岗位。

3. 评估结论进入个人信息档案。

4. 序号 2 和 3 只针对新进人员，其他人员可空缺，计算时总数减去 2 项。

5. 专业技术职称证为一票否决评估项。

本章小结

人员管理是实验室质量管理的核心，要做好医学实验室人员的管理，首先应有清晰的实验室管理组织结构，建立实验室人员管理制度，制订人员管理实施的程序和流程。以 PDCA（制订计划、按计划实施、监督检查、总结改进）工具理清医学实验室人员管理的思路，从人员资质管理、岗位管理、人员培训考核准入管理、人员能力评估授权管理等关键要素入手，完善人员培训考核制度，有效整合人力资源，才能保障实验室质量和安全。

对实验室不同角色人员的资质管理，是实验室法制化和规范化管理的基础和必然要求；目前我国尚无针对医学实验室人员任职资质要求的专门文件，但各实验室在人员的资质管理中可参考《医疗机构临床实验室管理办法》、等级医院评审、医学实验室认证认可中的相关要求。实验室技术人员的资质要求是依据所承担岗位情况而定，不同岗位应有相应的资质要求，岗位人员除应满足国家法律法规通用要求内容外，还应满足具体岗位和工作内容的特殊要求，实验室可根据具体岗位和实施条件制订不同的资质要求。

实验室人员的持续培训是保证检验质量和安全的重要手段，特别应重视新进实验室人员的岗前培训，培训层次可分医院层面的培训、科室层面的培训和专业组专业技能培训；新进人员进入实验室前必须完成安全培训才能准入实验室，专业岗位上岗准入要进行相应的专业培训和考核。定期对实验室人员能力的评估是保证人员履行好岗位的必要条件，通过对人员能力的评估和授权，将合适的人安排在合适的岗位，保障实验室质量。

（张丽萍）

第三章

临床实验室分区和布局

通过本章学习,你将能够回答下列问题:

1. 临床实验室总体布局的原则是什么?
2. 临床实验室设计和建设中应考虑的基本因素有哪些?
3. 临床实验室如何进行功能分区?
4. PCR 实验室的设计和空间利用应考虑哪些因素?
5. 样本采集室的设计和空间利用有哪些要求?

临床实验室的分区和布局直接影响到实验室的检测流程、服务质量、人员安全和环境保护等关键控制环节,是临床实验室质量管理的硬件保障之一。这些硬件保障条件上的重大缺陷很难在已经建成的实验室内进行改造,所以,应当在临床实验室的设计之初进行整体考虑。门诊和急诊可以合二为一,遵从急诊优先的原则,而中心检验区是临床实验室的主要功能区,配备有基本的实验室/区,如样本接受室/区、临床检验室/区、血液检验室/区、细胞检查室/区、生化检验室/区、免疫检验室/区、微生物检验室/区、试剂室/区、洗涤室/区和材料库房/区等;根据科室需要还可配备值班室、更衣室、办公室、学习室(或会议室)、资料室等;一些综合性的大型医院或者专科医院,还可根据临床需要设置一些特殊实验室,如结核病实验室、PCR 实验室等。实验室的分区设计要清楚,要有安全流程和通道以及污染物处理流程和通道,符合生物安全的要求,人流物流要分开,控制无关人员进入,有利于样本、人员、环境和资源的安全。

第一节   总体布局和设计要求

实验室建设是一项复杂的系统工程,实验室布局是否合理直接影响到临床实验室的工作流程、工作效率和可持续发展。现代化的临床实验室,不论是新建、扩建还是改建,它不单纯是选购先进、合理的仪器设备,还要综合考虑实验室的总体规划,合理布局和平面设计,以及供电、供水、供气、通风、空气净化、安全措施、环境保护等基础设施和基本条件,具备优越完善的实验室环境,在有效划分功能区、满足各种基础设施和基本条件的基础上,合理布局,体现安全、高效、舒适的理想实验环境和"以人为本"的宗旨,是完善临床实验室的工作流程和提高工作效率的保证。

一、质量和安全相关的空间布局

合理的实验室空间是保证实验室检测质量、工作人员安全和环境保护的基础。依据实验室的部位、结构和面积的大小,可以采用分隔式(图 3-1)或开放式(图 3-2)的实验室布局模式。但是，不论哪种模式，原则上可以分为三大区域，即生活区（办公室、会议室、休息室、学习室等）、检测区以及污物储存和处理区（洗涤区、标本储存区等）。门急诊的区域划分还需要充分考虑到就医患者的舒适性和合理流程。

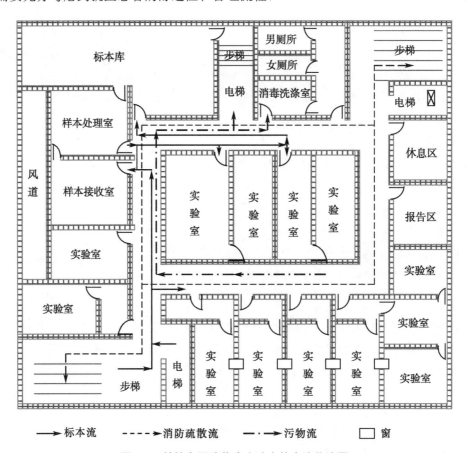

图 3-1　某综合医院临床实验室的人流物流图

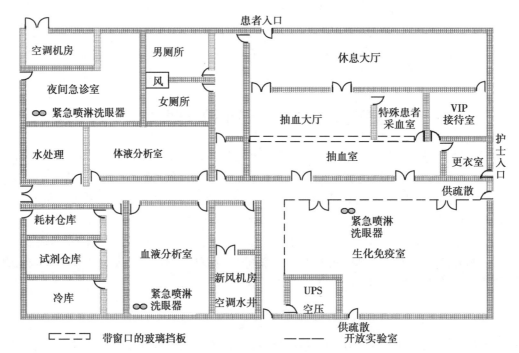

图 3-2　某综合医院临床实验室的平面布局图

（一）通道设计

实验室区域分配时，应考虑非洁净区域和洁净区域的有效区分，形成科学的生物安全通道、消防逃生通道和物流人流通道，以使工作人员、患者和样本的转运等的流向合理，做到人流、物流分开，污染物品与洁净物品彼此无交叉污染。目前临床实验室（二级生物安全实验室）的各种通道不是完全由硬隔断组成的专用通道构成，而是由少量的硬隔断结合大量的分区与流程等软性管理的限制来构建的完整体系。

1. 样本流向和通道 样本可以按以下流程进行检测：样本采集室→样本接受和处理区→急诊检测区→常规检测区→特殊检测区（PCR实验室、微生物实验室、结核实验室、荧光显微镜室）→样本储存室（库）→无害化处理区→实验室污物出口（图3-1）。临床实验室的样本流向设计为单向性的，可通过人员或其他自动化系统进行传输，样本流向和通道体现了实验室内各个检测区之间的比邻或布局关系，特别是样本储存室（库）应尽可能地紧邻无害化处理区和污物出口，同时也呈现了临床实验室标本储存、接受和处理区的排列顺序，缩短了临床实验室标本检验结果的回报时间。

2. 人员流向和通道 为防止工作人员将病原体带入或带出实验室，避免交叉污染，工作人员进出实验室前须进行更衣、手消毒处理。具体流程：实验室外工作人员通道→工作人员上班（或外来人员进入实验室）入口→男女更衣室→检测区→男女更衣室→工作人员下班（或外来人员离开实验室）出口→实验室外工作人员通道。原则上人员上班流向和下班流向为同一个通道，方向相反。

3. 物资流向和通道 实验室所有供应品和设备设施进入储存室的通道，或者无须储存的物资直接进入实验室的通道，以及供应品和设备设施使用后离开实验室的通道。前者等同于人员进入实验室的通道，后者一般等同于污物通道（图3-1）。进出实验室通道宽度和门的宽度设计要保证大型仪器的进出方便。

4. 安全通道 临床实验室应设置门禁管理系统，贴有警告标志及生物性危险标志，仅限于预先被告知危险性、经过特殊培训的工作人员及支援人员能够进出。安全通道包括清洁通道、污物通道和消防通道。

（1）清洁通道：清洁物品流向的区域，如实验室外工作人员通道、工作人员上下班（或外来人员进入实验室）出入口、生活区（男女更衣室、办公室、会议室或多功能大厅、就餐室或区、卫生间、清洁物质库房、文件室、值班室等）（图3-3）和实验室辅助用房，如弱电间、强电间、空调机房、不间断电源房、水机房等（图3-2）。

（2）污物通道：各个检测区标本→样本储存室→无害化处理区（污物储存间或洗涤室）→污物出口通道（图3-1）。

（3）消防通道：临床实验室规划设计中更应充分考虑对安全逃生通道的特别设计，应在实验室的醒目位置设置有紧急情况时的人员消防逃生通道标志和示意图（图3-1）。消防通道的设置需要考虑通道的数量、位置、宽度。消防设施包括消防门、喷淋、消火栓的数量和位置。假设一个400平方米的实验室，安全出口数量应不少于2个，之间最近距离不小于5米；实验室内布局不要形成袋形走道；总疏散净宽度应保证不小于2米；同时安全出口、疏散走道、房间门最小净宽度应满足消防规范的最小要求，并需要根据规范计算大小。

（二）分区布局和设计

临床实验室无论大小，原则上需要分为生活区、检测区以及污物储存和处理区，这三个区之间可以以线形（图3-4A）、L形（图3-4B）或夹角形（图3-4C）方式排列。完善的临床实验室总体布局将呈现出完整的实验室功能链。实验室的结构决定其功能。

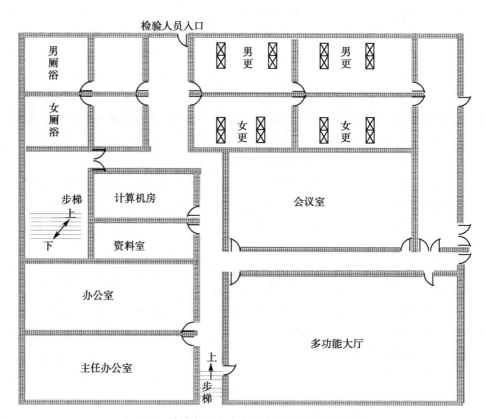

图 3-3 某综合医院临床实验室生活区的平面图

案例 3-1

【案例经过】

2010 年，兰州一实验室突然传来一声猛烈的爆炸声，工作人员不小心将装有石油醚的玻璃瓶打翻在地，导致石油醚自燃，引燃了旁边的木头柜，随后浓烟滚滚，火苗随即从烟雾中冒出。随后，火势迅速蔓延，并引燃了与之相邻的仓库，幸好工作人员熟悉安全逃生通道，并及时撤离，未造成人员伤亡。

【案例分析】

以上案例说明了实验室存在易燃易爆的化学物质，需要考虑这些化学品的安装储存和使用问题，另外实验室中的消防逃生通道的设置、使用和相关培训对于避免实验室消防安全事故的发生至关重要。

【质量管理环节】

实验室设计中需要考虑相关危险化学品的储存和安全使用问题，如实验室可以考虑设置专门的化学危险品存放区域，购置防爆柜等相关设备，并制订各种安全管理制度以保证危险品的合理使用。另外，按照国家消防相关安全设计消防逃生通道并明确标示，并定期组织消防演练和培训。

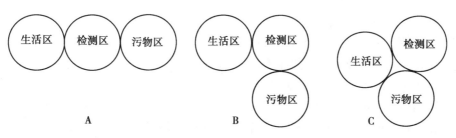

图 3-4 临床实验室内的结构布局图

1. 检测区的布局和设计 检测区是致病因子污染风险最高的区域,包括实验室的工作台面、工作人员的工作活动区域。临床实验室工作台和附属设备的质量、类型和布局影响着实验室的安全性、舒适性和工作效能。以前,临床实验室开展的项目较少,手工操作较多,主要以专业进行区分检测区,采用分隔式设置各个专业实验室的检测区,较为独立地完成相应的工作。这种实验室设置模式具有工作相对独立,人员、噪声、温湿度和电磁等因素相互干扰少,也不容易产生交叉污染的优点,但也存在工作沟通协调困难、公用资源浪费等缺点,目前较多的临床实验室仍在沿用。但随着临床检测项目及其工作量的不断增加、自动化仪器和实验室信息系统的发展,特别是自动化流水线的应用,很多临床实验室已经采用开放式的大操作间布局模式,此种开放式布局可以集中调配人员、优化工作流程,在实验室的扩展方面也更具灵活性,但需要设置有相应的处理措施,以控制噪声、温湿度和电磁的相互干扰。故现在较多临床实验室更趋向采用封闭式和开放式相结合的布局(图 3-2),根据各个专业的特点,对于一些操作模式相似、可共同使用的资源(如共用的标本和水、电、废液的处理等)、仪器间相互干扰少、不容易产生交叉污染的项目(如生化、免疫和血液检验的大部分项目)可以放在相对开放的空间进行检测,但需要注意设置有防噪声的措施,并保证温湿度的均衡等;而微生物、PCR 以及一些免疫检测的手工项目,则采用封闭式的模式,依据国家或行业的相应法规和标准严格地进行功能性区域设置,同时注意开放式和封闭式区域之间通道的合理衔接,做到协调统一。

(1) 临床实验室的工作台:实验工作台的设计应充分考虑到工作台的尺寸与实验室出入口以及通道的关系,方便进出,同时还应最大限度满足实验室的功能,具有良好的使用功能、简洁适用的外观和色彩,体现操作的舒适性和安全性。因此,实验室工作人员应注重设施(备)的实用性和功能性,根据检测项目以及仪器、人员的需要参与工作台和设施的设计。

1) 工作台的类型:实验室的工作台按照其结构和用途,可分为:①固定式工作台:可选用钢材、木材或塑料薄板作为材料,根据其类型和构造等进行设计;②模块式工作台:与固定式工作台不同,模块式工作台的高度、抽屉和高架台储存区均可以重新组装,具有大容量和耐久性;③可移动工作台:旋转式可移动工作台可以支撑重的台式仪器,方便在仪器的周围进行工作;④组合式工作台:适合于经常有暂时变动的实验室(如每隔几个月就要调动工作)。每个实验室均可由固定式、模块式和组合式工作台组成(比例为 60%、30% 和 10%)。

2) 工作台面和高低:根据实验室的工作类型选择工作台的材料和颜色。实验室台面应对热、酸碱、染液、有机溶剂、紫外线、冲击力等具有较强的抵抗作用,而且不导电、易清洁、耐磨损、耐潮湿,方便维护。另外,生物安全实验室还应考虑到一些特殊材料的台面容易滋生微生物,不能选用此类工作台面,同时应注意工作台面拐角处的角度设计,应避免对人或物造成伤害。工作台的高度要体现人体工程学的舒适性和安全性。例如,坐着操作的工作台一般要求高度为 76.2cm,站着操作的工作台一般高度为 91.4cm。工作台的椅子和桌子一般深度(从前至后)为 76.2cm。

（2）临床实验室的空间和环境

1）实验室的空间：实验室空间设计时应把实验工作台面、工作人员所占面积及其来回走动的空间转化为在地板上占用的面积大小，保证最大数量的工作人员能在同一时间工作。空间不足是实验室的安全隐患，并影响实验室的工作质量。

2）实验室的温、湿度：实验室内温度、湿度、气流速度等微小变化，均会影响仪器设备的正常运行。理想的实验室温、湿度：夏季温度为18～28℃，冬季温度为16～20℃；湿度为30%～70%。而部分精密仪器，对温、湿度有严格的需求，应根据仪器或试验要求的温湿度条件，采用有效的方法进行控制。

3）实验室的电磁屏蔽：临床实验室有众多检测仪器，部分仪器对外来的电磁干扰特别敏感。所以为了保证检测仪器的正常工作，一定要避免电磁辐射。

4）实验室的洁净度：临床实验室含尘量不能过高，如果灰尘过多，落在仪器设备内的元器件表面上，就有可能构成障碍和潜在风险，甚至造成短路，同样这些灰尘也会影响元器件的散热，增加元器件表面的热阻抗。此外，这些灰尘还有可能影响以颗粒作为检测指标的检验结果的准确性。因此，保持实验室的洁净是非常重要的。对于一些洁净度要求较高的特殊实验室，除了安装有效的过滤装置以减少空气中的尘粒，还应对室内的墙面、顶棚等有特殊的要求。

（3）检测区的可拓展性：根据现实工作需要决定空间合理化分配的同时，应用发展的眼光确定实验室内空间大小，可将实验室检测区设计为可向外扩展或可移动性，以便在较长时间内能容纳新添置的仪器和设备，新增检测项目甚至检测专业，保证高效、安全地完成临床工作，适应未来工作量增长的需要。

2. 生活区的布局和设计 临床实验室的生活区是没有被致病因子污染的区域，又称清洁区，指工作人员吃、喝、拉、撒、睡觉、休息、穿衣换衣、学习讲座和供应品储存等的区域，如男女更衣室、办公室、会议室或学习室、休息室、就餐室或区、卫生间、清洁物质库房、文件室等（图3-3）。此区域应集中设置，远离工作区、洗涤区、样本储存区等污染区，与实验室的其他功能用房分开设置。

3. 库存区的布局、设计和管理 临床实验室按其需求需要储备一定数量的清洁物品（试验试剂、消耗品和文件等）和污物（样本和需要洗涤或高压灭菌的污物），故应设置有专用的库房。根据保管物品的不同，可分为普通仓库（存储试验耗材）、冷藏仓库（存储需冷藏的试剂）、危险品仓库（存储易燃易爆化学物品或试剂）等。一般来讲，应用发展眼光设计储存室，综合考虑未来20年发展的需要，储存空间应占实验室净面积的12%～17%，以便在较长时间内有足够的空间容纳增加的内容，保证高效、安全地完成临床检验工作。有效使用基本材料储存管理系统能明显降低定购储存材料的数量。利用计算机管理基本材料的储存，保证在满足材料使用的前提下实现最小储存量。例如，制订各种实验室耗材（如检测试剂）的最低储存限，当某一种耗材（或试剂）储存量低于此限时，计算机就可通过报警功能或其他方式提示管理者购买所需材料。另外，临床实验室库房设计时还需要考虑消防、空调、采光等因素，设置一些安全设施，如电话、网络接口、温度监控装置、门禁装置、防火墙、灭火器、排水口等。

（1）清洁库存区：原则上应设置在清洁区，主要用于库存清洁物品和文件，如一些常温储存的试验耗材（枪头、采血器材、棉签、纱布、一次性注射器、尿杯等）、器材（试管、量杯、量筒、容量瓶等玻璃容器），同时应考虑方便库存物品补充和取用。此外，文件库和耗材库宜分别设置。关于耗材库的管理参见本书第十章精益管理。若实验室需要存储和保管一些易燃、易爆、有毒、有害、有强烈腐蚀性的物资，如汽油、乙醚、强酸、强碱、苯、过氧化物等，应根据危险品的种类、特性，采用妥善的建筑结构，并取得相应的许可。实验室规划过程中同时还要考虑到配置有相应的监测、通风、防晒、调温、防火、灭火、防爆、泄压、防毒、中和、防潮、防雷、防静电、防腐、防渗漏或隔离等安全设施和设备，详见本书第四章实验室安全管理。

（2）污物库存区：样本储存室和无害化处理区（污物储存间、洗涤室、高压灭菌室）等的大小和位置对实验室的正常运行和安全有重要的影响，应设置在污染区，紧邻实验室的污物出口。尤其是微生物实验室应紧邻无害化处理区，若不能紧邻，应在微生物实验室内设置高压灭菌区，专门负责微生物标本的无害化处理。样本储存室主要用于储存一些冷藏或冷冻的标本，在决定样本储存空间的大小和种类时应根据本医疗机构的规模和学科特点进行科学合理的规划。同时考虑到空气处理、制冷机组、强弱电等因素。标本储存有如下要求和安全管理。

1）样本储存的温度和湿度：样本储存的温度主要依据样本内待测物质的性质，以及实验室期望的样本内待测物质的稳定时间来确定的。

一般而言，常温储存温度为18～26℃，即室温储存，如血常规和生化标本检测前后的短期放置。若室温过高或过低时，需借助空调、换气和湿度调节等手段控制室温。

冷藏温度是2～8℃，需要借助冰箱或配置压缩机组的冷库实现，一般用于储存实验室检测后的标本，其储存时间为1周，1周后进行无害化处理。

冷冻温度是指-20℃或-80℃，需配置专门的冰柜或深低温冰箱，用于储存数月至几年的物品，如需要长期储存的血清、细胞、组织等标本，以及实验室用于性能验证、质量控制和医学研究等使用的非高致病性菌株标本，通常储存温度低于-30℃。

温度达到-196℃的超低温储存，如液氮中储存，可以长期储存细胞或组织等标本。

湿度也是需要监控的重要因素。低于20%的湿度水平增加静电产生机会，高于60%湿度水平可引起冷却发生。

2）样本储存空间：由于冷冻柜、冰箱和其他储存设备可大量产热，必须在通风和空气循环方面充分考虑放置这些设备的房间大小和设备的数量。冷藏、冷冻和超低温储存的区域宜彼此分离。

3）样本储存的管理：样本入库、出库要有严格的管理程序，其流程如图3-5。

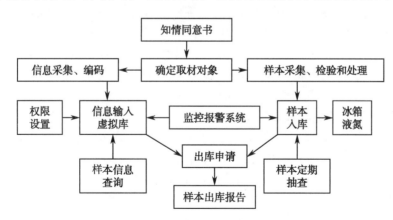

图3-5　样本入库、出库流程

实验室冰箱和冰冻柜应每天记录其温度变化范围。冰箱和冰冻柜可装配带有警铃的独立温度监控系统，警铃的电源与监控装置的电源应分开设置，如可使用小电池电能系统或远程监控系统同时监控数台冰箱或冷冻柜。如果温度超过设置温度，监控系统可自动报警，并且根据要求打印温度记录图，也可以使用可记录温度变化最高值及最低值的温度计进行人工每日温度监控。

实验室应明确规定,配置样本储存备用制冷设备。如储存设备的温度高于样本储存的规范要求的上限时,应立即将储存物品转移至备用的储存设备或可用设备中暂时储存,并迅速通知厂家修复设备故障。对于临床特别重要的关键性储存设备,如血液制品储存冰箱和液氮罐等,宜配置备用设备。

案例 3-2

【案例经过】

2007 年 7 月,某临床实验室因为血液常规分析仪出现故障,当天未检测的 EDTA-K$_2$ 抗凝样本被放入 0℃冰箱中,4 个小时后仪器故障修复,发现经过冷藏的未检测样本轻微溶血。

某实验室,硕士从事科研活动,将感受态细胞(大肠埃希氏菌 DH5α)直接冰存在 −20℃冰箱中,未及时冻存在 −80℃冰箱中,半年后再次摇菌时发现感受态细胞已死亡,摇菌失败。

【案例分析】

实验室标本极其珍贵。实验室工作人员因疏忽或技术差错,不按标本存放条件存放标本,导致血液标本溶血和大肠埃希氏菌 DH5α 死亡,试验失败。EDTA-K$_2$ 抗凝血液标本短期应存放在室温,感受态细胞应及时冻存在 −80℃冰箱中。

【质量管理环节】

不同标本应该按照不同的保存条件妥善保存,实验室在设计时就应该考虑到不同标本的保存需求并配置相应的保存条件或区域,同时制订样本的保存程序,培训操作人员遵照执行。

二、空气流向的设计和管理

实验室通风是实验室设计和管理中不可缺少的一个组成部分。为了使实验室工作人员不吸入或咽入有毒的、可致病的或毒性不明的化学物质和微生物,实验室需保持良好的通风和空气流向。临床实验过程中,经常会产生各种有毒、腐蚀性、刺激性的物质或具有生物危害的气溶胶。这些有害气体若不及时排出室外,不仅会造成室内空气污染,危及实验人员的健康和安全,还可能影响设备的正常运行和检测结果的准确性。因此,应在风险评估的基础上,进行实验室通风和空气流向的设计,提供安全、舒适的工作环境,尽可能减少工作人员暴露在生物或化学危险空气中的可能。

(一)实验室通风设施及其要求

实验室区域的空气处理系统的功率大小和数量取决于许多因素。当工程师设计空气处理器类型、大小和位置时,必须考虑实验室控制区域每台设备产生的热量和耐受性、员工数量、烟囱和有无生物安全等因素。恰当的通风不仅可去除实验室有害气味和毒气,而且也可保证设备正常运行。对于二级生物安全的临床实验室而言,利用足够的窗户开窗通风是最基本的,也是最可行的和实用的空气控制方法。为了实验室的安全,有条件实验室也可装备中央空气处理系统控制空气流向和每小时室内空气更换次数,必须避免使用电扇等设备,因其可能导致实验室传染性疾病的传播,特别是微生物实验室。

(二)全室通风排风

1. 实验室通风空调系统 空调系统的设计要考虑以下几个主要因素:①保证一定数量的换气次数;②解决实验室通风系统负压的设计和系统控制;③在满足换气次数和全新风条件下,控制能耗;④实现每个实验室的温度控制;⑤系统稳定可靠;⑥避免系统之间的交叉污染。

2. 临床实验室通风要求

（1）实验室空气流向：实验室内空气从清洁区流向非清洁区，结核实验室需负压。在所有的工作区保证100%新鲜空气摄入和100%排送到外部。

（2）实验室换气：实验室宜有不少于3~4次/小时的通风换气次数，一般检测区的空气要求6次/小时换气，高等级的生物安全实验室宜12~16次/小时换气。PCR实验室在满足一般检测区要求的前提下，各室之间的空气不能有交叉。

（3）实验室排气：排出的空气直接到户外，来自实验室的空气不能在设备里再循环。如果排放易挥发物质，应具有防爆排气扇。

（三）局部通风排风

临床实验室局部通风多使用通风柜或生物安全柜，局部排风可通过排气扇将产生的有毒、有害气体立即就近排出，这种方式能以较少的风量排走大量的有害物质，是改善现有实验室条件可行和经济的方法，被大多数实验室广泛采用。

1. 通风柜或生物安全柜　通风柜是实验室中最常用的一种局部排风设备，它的性能好坏主要取决于通过通风柜空气移动的速度。柜的入口形状、涡流、机械作用、热载量、排风孔设计和阻凝物等影响空气运动。此外，其性能优劣也取决于通风柜的防火能力、耐腐蚀性、是否便于清洗以及污染物进入排风系统前收集某些污染物的能力等。一般认为，实验室中的通风柜应能适应易燃的液体和气体，结构材料具有适当的耐火能力，以保持通风柜的完整和及时将火封熄。

二级生物安全实验室应当考虑将高风险气溶胶颗粒产生的操作置于生物安全柜内完成。

2. 排气扇　如果实验室的操作无法在通风柜内进行，但又需排出试验过程中散发的有害物质或局部控制气流的方向时，可采用排气扇。

3. 应用举例　PCR实验室的空气流向有严格的要求，①若房间允许，设置PCR内部专用走廊（缓冲间），并且设置为正压，使室内空气不流向室外，室外空气不流向室内；②试剂配制室及样品处理室宜呈微正压，以防外界含核酸气溶胶的空气进入而造成污染，可以通过控制进风风量大于排风风量达到正压效果；③核酸扩增室及产物分析室应呈微负压，以防含核酸的气溶胶扩散出去污染试剂与样品，可以通过控制排风风量大于进风风量达到负压效果；④各个区域之间应具备单向的试验工艺流、物流、人流与气流，形成单向流程的保护屏障，避免试验之间的相互干扰，防止核酸气溶胶对试验过程造成污染产生假性结果；⑤PCR实验室进风由原有中央空调控制，要求将中央空调风口安装到指定地点，且高度为地面铺装好后260cm处，见图3-6。

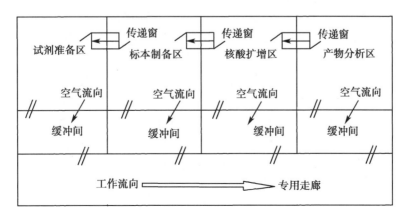

图3-6　临床PCR实验室平面图

三、供电系统的设计和管理

临床实验室建设应充分考虑到供配电、动力、照明、防雷接地等系统设计。供电系统设计时要科学计算照明用电、动力用电和设备用电负载，计算与之相匹配的网管、电线、开关、插座，配备应急电源系统，设置切断电源的总闸刀和电源安全保护，要有合理的用电回路，满足设备对电压升降的要求，要有防雷及接地系统，避免一些严重的用电安全隐患。

（一）电源合理布局

电源合理布局是临床实验室设计和布局中必须要认真对待的问题，除了要满足目前的使用方便和安全外，更重要的是要保证实验室管理的需要以及为今后发展空间的预留和设计，如为数年后设计用电功率。

1. 电量和电压　估算实验室所有仪器所需总电量和电压（220V 或 380V），特别要充分考虑今后数年的用电量增长，设计总的用电功率。

2. 电线布局　宜布局在天花板内。在需要的工作台面位置，用中空管道下拉。这样的方式安全、方便、美观，可随时根据需要变动。实验室电线设计中还应考虑到地线安全，即保护接地，以提高设备电路系统工作的稳定性，静电泄放，为信号电压提供一个稳定的零电位参考点（信号地或系统地）屏蔽保护作用，也为工作人员提供安全保障。

3. 电插座　实验室仪器和计算机所需电插座数量应充足，最好在实验台或工作区，每米选用一组万能插座，每 3～5 个插座为一组，保证目前和今后的方便和安全使用。对于高度复杂的实验室，如大型三甲医院的实验室，可增加至 5～7 个插座为一组。

4. 开关　照明设备的开关应安装在每个工作室的出口或入口处。日光灯应安装双开关，每个开关控制其中一组灯管的照明，方便实验室选择性地打开开关，为实验室提供适宜的照明度。实验室也可以同时安装白炽灯和日光灯以控制光线强弱。当工作室无人时，可关闭日光灯，同时使用一个可调亮度转换开关，调节白炽灯亮度，以节约能源。

（二）不间断电源系统

不间断电源系统（uninterruptible power system，UPS）是一种以逆变器为主要组成部分的恒压恒频的不间断电源设备，保障任何情况下供电稳定和连续性的重要储电装置（备用电源设备）。UPS 可以在交流电断开的情况下，提供一定的时间供电，以使自动化仪器正常运行或安全关机，防止意外断电导致计算机数据丢失。UPS 电源系统主要分两大部分，即主机和储能电池。UPS 电源系统本身出现故障时有自动旁路功能，当需要检修时可采用手动旁路，使检修、供电互不影响。UPS 电源系统还具有对质量不良的电源进行稳压、稳频、净化滤除噪声、防雷击等特点，为使用者提供稳定纯净的电源。所以，拥有不断电系统就像为计算机设备或自动化仪器设备购买了保险一样，有备无患。

UPS 电源系统由整流、储能、变换和开关控制四部分组成。当电网电压（市电）供电正常时，市电一方面直接通过交流旁路支路转换开关，经滤波器输出至负载；另一方面通过电源变压器，经整流后变成直流电，再经充电回路向蓄电池组充电。当市电供电中断（事故突发停电）时，UPS 电源开始工作，蓄电池储存的电能通过逆变器变成交流电，经滤波器继续向负载供电（图 3-7），使负载维持正常工作并保护负载的软件和硬件不受损坏，因此，UPS 是保证临床实验室正常运行的必备应急电源系统。

UPS 电源系统可以集中设置，如大型实验室；也可以跟随仪器设备提供分体式的 UPS 系统，即一台仪器配备一台 UPS 电源，如小型实验室。

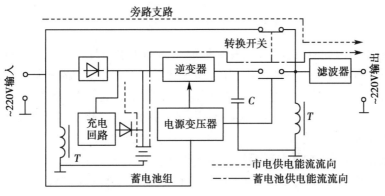

图 3-7　UPS 电能流程图

案例3-3

【案例经过】

　　某实验室,在离心机运行过程中,因插座短路或短路打火,控制器失控,电机增速带动离心机的转速增大,离心力成倍增加,出现离心机伤人事件。

【案例分析】

　　实验室应定期进行水电和各种仪器设备的安全检查,本案例因电源线路故障出现事故。如果能够在实验室设计时考虑到配置 UPS 电源或其他短路保护装置并注意定期检查,伤人事件可能会避免。

(三)特殊照明设备

　　临床实验室是各级各类微生物的集聚地和滋生地,为了保护工作人员免受微生物感染,部分区域(如微生物区域、分子诊断实验区内抛光天花板上)需要固定安装一些消毒设备,如紫外灯,定期进行实验室内仪器、地面或台面消毒。紫外线照射,可以破坏及改变微生物的 DNA(脱氧核糖核酸)结构,使细菌当即死亡或不能繁殖后代,以达到杀菌的目的。天花板上的固定紫外灯距地面的距离不超过 2.1 米,紫外灯的数量应根据实验室空间决定。使用紫外照明设备时,必须确保物体表面,如墙体表面的涂料、工作台面等能经受紫外光的漂白作用。紫外灯在使用过程中,要同时监控其能量和累计使用时间,防止紫外灯能量不足导致的照射失败。

案例3-4

【案例经过】

　　某实验室的一名工作人员,因为身上有开放性伤口,在做试验时发生蜡状芽孢杆菌所致的皮肤感染,最终导致住院,经过及时治疗后该工作人员身体恢复正常。值得注意的是,两年前在同一实验区域,另一位工作人员因为感染了鼠疫耶尔森菌中的一种弱致病菌而死亡。

【案例分析】

　　微生物区域是病原体感染的高风险区域,为了避免医源性病原体感染给检验科员工带来伤害,生物安全培训以及试验后和定期紫外线消毒杀菌十分重要,实验室设计时需要考虑此类消毒的需要。

笔记

四、水系统的设计和管理

水是实验室常用的良好溶剂，具有溶解能力强等优点。临床过程中离不开水，如玻璃器皿的洗涤、仪器运行过程中的比色杯清洗、冻干品的复溶、试剂的配制、样本的稀释等都需要水。临床实验室用水的质量直接影响临床检验结果。近年来，随着临床实验室管理的不断深入，临床实验室用水的规范也越来越为人们所重视，因此在实验室设计时，应充分考虑到实验室的给水排水系统。

（一）实验用水的等级和制备方法

2008 年国家技术监督局修订了我国《分析实验室用水规格和试验方法》（GB6682-2008），规范了我国分析实验室用水，并将其分为三个等级。

1. 一级水 二级水经石英玻璃蒸馏或离子交换处理后，再经 0.2μm 孔径的膜过滤处理，基本上去除了溶解或胶状的离子和有机污染物，适用于最严格的分析，如高压液相色谱分析。

2. 二级水 由多次蒸馏、离子交换或反渗透后制备而成，无机物、有机物或胶体污染物含量很低，适合于较灵敏的无机痕量分析试验，如临床实验室大部分生化、免疫项目的检测。

3. 三级水 由蒸馏、离子交换或反渗透制备而成，适用于大部分实验室的化学分析试验或试剂制备，如一般的化学分析试验、自动化分析仪器的清洗、普通洗涤、配制微生物培养基和高压灭菌等。

（二）实验用水的管理

临床实验室应建立用水制度，明确规定水质检测的标准及频度，每月进行 1 次纯水的质量检测，加强用水质量的管理。正确选择和合理使用不同级别的实验用水是保证检验质量的基础。当水质不符合要求时，应有纠正措施并记录。

1. 实验用水的质量监控 通过 pH、电导率、细菌菌落计数、有机物、内毒素实时监测实验用水的纯度。

（1）一级水、二级水的电导率需用新制备的水进行"在线"测定，电导率分别低于 0.1μs/cm、1μs/cm，三级水的电导率≤5μs/cm。

（2）三级水 pH 为 5.0～7.5，一级水、二级水 pH 范围不做规定。

（3）通过平板法、过滤法和细菌采样法等常规菌落计数法检测水质中细菌、酵母和各种杂质污染情况，避免哺乳细胞和细菌培养时出现微生物、生物活性碎片或代谢物污染。

（4）使用紫外分光光度计或高效液相色谱法评估水中有机物污染情况，但不适用于临床实验室日常使用，有条件的可定期使用。

（5）使用鲎试剂进行水中内毒素含量测定，适合内毒素分析和电泳分析，水中内毒素含量要求分别低于 0.05IU/ml 和 0.005IU/ml。

2. 实验用水的贮存管理 临床实验室对用水质量的要求和监控应有明确的文件化规定，并对水质的监控有完整的记录可查，对于不符合标准的水质有纠正处理措施和整改记录。

大容量盛水容器多使用不锈钢、聚偏氟乙烯、玻璃纤维强化树脂等材质的容器，小容量多限于玻璃容器。盛水容器应有定期消毒的标准化程序和记录。水质质量包括水机出水口的水质和盛水容器内的水质。实验室用水须标明启用时间，无菌操作使用后应及时对容器进行封闭，确保纯水不被污染。没用完的水不能倒回原容器。一级水需用前制备，不可贮存。

（三）实验室给水系统的设计

在设计和建设实验室给水系统的时候，除了考虑试验和日常的基本用水以外，还要考虑和配置相应的消防设备的给水系统，水量、水质和水压都要保证足够。实验室内部给水管道布置要合理，内部的管道线尽可能地短，同时避免交叉，以使供水更加安全、可靠，以及方便后期管道的维护和保养。普通实验室管道通常是沿着走道、墙壁、天棚或柱角等位置，走明线,方便观察,但是易积累灰尘。因此,在安全要求比较高的实验室,管道通常尽可能地进行暗装,将管道敷设在地下室、天棚、管沟或公用管廊内部。值得注意的是,所有的暗设管道都应该在控制阀门的位置设置相应的检修孔,以方便故障维修。生活供水管道常常设置在洁净区。放射性实验室的给水系统常常采用上行下给式给水管网,也设置于干净区,以避免扩散污染。存在放射性化学污染的实验室/区,可以在进入受污区之前,在管道上设置一个逆止阀,以防止受污。生物安全实验室给水排水设施配置系统在设计和建设方面更要严格遵循国家规范。见表3-1。

表3-1　不同生物安全实验室供排水设施的要求

实验室级别	给排水设施要求
BSL-1(ABSL-1)	每个实验室都应在靠近出口处设置洗手池
BSL-2(ABSL-2)	每个实验室应在靠近出口处设置洗手池、洗眼设施、紧急喷淋装置等
BSL-3(ABSL-3)	在半污染区和污染区的出口处设置洗手装置,其供水应该安装防回流的装置,应为非手动开关供水管。清洁区应设淋浴装置,必要时应在半污染区域设置紧急消毒喷淋装置等。主实验室内部不应设置地漏,半污染区和污染区的排水应同其他排水进行完全隔离,通过专门的管道收集,并进行消毒杀菌处理
BSL-4(ABSL-4)	除同BSL-3要求外,应在半污染区和污染区之间的缓冲间设置化学淋浴装置

(四)实验废液和污水的管理

临床实验室作为医学传染性病毒等生物危害因子的集聚地,为防止医学传染性病毒随废水逸出实验室,其废液和污水排入地面水体或城市排水系统时,应采用容器集中进行收集,经次氯酸钠灭菌处理或高压蒸汽灭菌处理后方可同其他废水合流排至城市管网,排出的废液符合国家标准《综合医院建筑设计规范》(JBJ49-88)、《综合污水排放标准》(GB8978-2002)、《医院污水处理设计规范》(CECS07-88)等规定及其有关的排放要求。

1. 实验室废液的处理　实验室废液的成分比较复杂,如试验过程所用的原料、化学试剂、仪器的清洗液、缓冲液和燃料等。根据废液的成分不同,有不同的处理方法,如物理法、化学法、生物法等。物理法主要利用物理作用以分离废液中的悬浮物,化学法主要利用化学反应来处理废液中的溶解物质或胶体物质,生物法是利用微生物的作用去除废液中的胶体和溶解的有机物质。污染区废液通过以下流程灭菌处理:污染区废水→集水灭菌罐→污水管道。消毒杀菌的装置应设置在最低处,既方便污水的收集,也便于检查和维修。

2. 实验室污水的排放按污水性质、成分及污染程度的不同,实验室污水可设置不同的排水系统。一般情况下,经稀释后无害的污水可直接排入医院的污水管网集中处理。被化学物质污染,有对人体有害有毒物质的污水应设置独立的排水管道,经局部处理或回收利用才能排入室外排水管网。疑被致病性体液污染的污水则应经过无害化处理后才能排放。放射性废水的排放要按照其化学性质和其放射性水平分流排出,同时要进行一定的处理,排出的放射性废水不可贯通洁净区,而应由洁净区向受污区排流,避免扩散污染。

因此,临床实验室要根据废液、污水的可能来源进行排水管道和净化装置的设计和预留,上下水管道一定要通畅,要选用管径粗、耐腐蚀的水管,水池壁应选用耐酸耐碱的材料。排水管道的设置同样需要进行合理的布局,主管道应尽量安排在靠近杂质较多、排水量较大设备的位置,转角尽量少,以防止杂质堵塞,在安排上要相对集中,这样便于出现故障后的维修。排管时要尽量沿着走道、杜角、墙壁、天棚等,但要注意,避免穿过精密仪器室等卫生安全需求较高的实验区域。

五、生物安全的设计要求和管理

为保证临床实验室工作人员、患者和公众的安全和健康,实验室在设计和建设时,应严格遵循法规和《病原微生物实验室生物安全管理条例》(国务院令第 424 号)、《微生物和生物医学实验室生物安全通用准则》(WS 233-2002)和《医疗机构临床实验室管理办法》等的要求,在充分评估生物安全风险水平的基础上,通过分区域设计的建筑规则,配备恰当的安全设备和设施,避免危险生物因子造成实验室人员职业暴露和向实验室外扩散并导致危害。

1. 生物安全分区设计　是指将不同生物污染级别或风险的活动区域集中设置,合理安排和控制人员、样本和物品在各个区域之间的交互。临床实验室分区设计的原则是清洁区、检测区和污物储存和处理区彼此有效分隔,检测区中的微生物实验室和 PCR 实验室与其他检测区有效分隔,血库或输血科的贮血室与血型检测、交叉配血等操作区彼此分隔,危险化学品储存柜(区)应当与普通化学品储存柜(区)彼此分隔。

2. 生物安全设备和设施　在实验室建筑规划和施工中应设计的生物安全设备和设施至少包括:门禁系统、非手接触式的洗手水池、紧急洗眼装置、紧急喷淋装置、通风柜和生物安全柜等。其他的安全设备和设施详见本书第四章实验室安全管理。

第二节　特殊实验室的设计和空间利用

随着科学技术的发展和临床对医学检验的需求增加,临床实验室不断引进和开展新项目、新技术以满足临床诊断的需要,在这些检查项目中,有的涉及技术水平层次的高要求,有的需要严格的生物安全管理,如临床微生物实验室(结核实验室、真菌培养实验室等)、基因扩增 PCR 实验室等,这些临床特殊实验室必须保证人身安全、样本安全、废弃物安全和环境安全。目前,临床实验室的认可虽然国家并未采取强制手段,仍遵循自愿原则,但涉及一些特殊实验室则需遵循国家规定的准入制度,如 PCR 实验室,按国家规定必须通过权威机构相关部门的验收,取得相应资格后才能出具临床报告。根据特殊实验室的安全要求和使用要求,这些实验室要具有不同于一般的实验室分区工程或净化工程,必须确保人身安全和环境安全,同时还需要为实验室工作人员提供一个舒适、良好的工作环境。

一、微生物实验室的设计和空间利用

微生物实验室主要用于微生物的培养、鉴定和药物敏感试验,原则上应当与其他非微生物实验室分开设置,应满足安全用水、用电、照明要求,具备应有的防火、剧毒化学品和菌毒种保管以及符合"三废"处理的有效设施等。

(一)普通微生物实验室

微生物实验室主要由准备室、洗涤室、灭菌室、无菌室、恒温培养室和普通实验室组成,要求室内地板和墙壁的质地光滑坚硬,便于卫生清洁。

1. 准备室　用于配制培养基和样品处理等。室内设有试剂柜、存放器具或材料的专柜、实验台、电炉、冰箱和上下水道、电源等。

2. 洗涤室　由于使用过的器皿已被微生物污染,有时还会存在病原微生物,洗涤室内应备有加热器、蒸锅,洗刷器皿用的盆、桶等,还应有各种瓶刷、去污粉、肥皂、洗衣粉等,用于洗刷器皿等。

3. 灭菌室　室内应备有高压蒸汽灭菌器、烘箱等灭菌设备及设施,主要用于培养基的灭菌和各种器具的灭菌。

4. 无菌室　也称接种室,是系统接种、纯化菌种等无菌操作的专用实验室。根据经济科学的原则来设置无菌室。在微生物工作中,菌种的接种、移植是一项主要操作,这项操作的特点就是要保证菌种纯种,防止杂菌的污染。在一般环境的空气中,由于存在许多尘埃和杂菌,很易造成污染,对接种工作干扰很大。

无菌室设置的基本要求有以下几点:①无菌室应有内、外两间,内间是无菌室,外间是缓冲室。②内间应当设拉门,以减少空气的波动,门应设在离工作台最远的位置;外间最好也设拉门,设在距内间最远的位置处。③在分隔内间与外间的墙壁或"隔扇"上,应开一个小窗,作为接种过程中必要的内外传递物品的通道,以减少人员进出内间的次数,降低污染程度。④无菌室容积小而严密,使用一段时间后,室内温度很高,故应设置通气窗。通气窗应设在内室进门处的顶棚上(即离工作台最远的位置),最好为双层结构,外层为百叶窗,内层可用抽板式窗扇。通气窗可在内室使用后、灭菌前开启,以流通空气。有条件可安装恒温恒湿机。⑤无菌室内的工作台面要求表面光滑和台面水平。⑥内室和外室各安装一个紫外线灯(多为 30W)。内室的紫外线灯应安装在经常工作的座位正上方,离地面 2 米,外室的紫外线灯可安装在外室中央。⑦外室应有专用的工作服、鞋、帽、口罩、盛有消毒液的瓷盆和毛巾、手持喷雾器和 5% 石炭酸溶液等。⑧内室应有不锈钢制的刀、剪、镊子,以及酒精灯、常用接种工具、70% 的酒精棉球、工业酒精、载玻璃片、特种蜡笔、记录本、铅笔、标签纸、胶水、废物筐等。⑨无菌室采用熏蒸、喷雾或紫外线照射灭菌消毒。

5. 恒温培养室　培养室的设置要求:①房间容积不宜大,应有天花板,以利于空气灭菌,应有内、外两间,内室是培养室,外室是缓冲室。②分隔内室与外室的墙壁上部应设带空气过滤装置的通风口。③为满足微生物对温度的需要,需安装恒温恒湿机。④内外室都应在室中央安装紫外线灯,以供灭菌用。⑤内室通常配备培养架和摇瓶机(摇床),外室应有专用的工作服、鞋、帽、口罩、手持喷雾器和 5% 石炭酸溶液、70% 酒精棉球等。⑥培养室具有同无菌室一样的灭菌、消毒措施。⑦小规模的培养可不启用恒温培养室,而在恒温培养箱中进行。

6. 普通实验室　进行微生物的观察、计数和生化测定工作的场所。室内的陈设因工作侧重点不同而有很大的差异,一般配备有实验台、显微镜、柜子及凳子。实验台要求平整、光滑,实验柜足以容纳日常使用的用具及药品等。

(二)结核实验室

结核病实验室工作区包括涂片实验室、分离培养实验室。结核病实验室除常规的分枝杆菌检查项目外,还应承担其他结核病诊断新技术、新方法的实施和基础研究,承担分枝杆菌最终的菌种鉴定工作。根据我国《病原微生物实验室生物安全管理条例》《实验室生物安全通用要求》(GB19489-2008)等相关法规和条例要求,结核分枝杆菌大量活菌操作,如抗原提纯、疫苗生产等,须在符合生物安全三级(BSL-3)环境中进行,而样本检测,如涂片、显微镜观察、病原菌分离纯化、免疫学检测、PCR 核酸提取等初步检测活动,可以在符合生物安全二级(BSL-2)中进行,药物敏感性试验、生化鉴定建议在有负压的 BSL-2 实验室中进行。结核病试验工作人员应具有检验专业资质,经过上级实验室的结核分枝杆菌检验培训和生物安全培训并获得培训证书,能正确使用生物安全柜等试验设备,并懂得其基本原理及日常维护保养。

(1)涂片实验室的基本要求

1)房间及设施:一个独立房间,实验室门能自动关闭,有上下水及电的供应,通风和照明良好,具有生物安全柜、高压灭菌器、紫外灯、试剂柜、调节室内温度湿度的设备(不能使用风扇),实验室出口处有洗手池;

2)仪器:配油镜头的双目光学显微镜、荧光显微镜(若开展荧光染色法涂片镜检)、定时器;

3)耗材:痰盒、玻片、竹(木)签、染色架、玻片干燥架、玻片盒、加热棒、漏斗、废物缸、消毒剂、滤纸、显微镜镜油和工作服、口罩、帽子、手套等；

4）试剂：石炭酸复红、亚甲基蓝、盐酸、酒精和阳性、阴性质控片。

（2）分离培养实验室的基本要求

1）房间及设施：一个独立房间，实验室门能自动关闭，有上下水及电的供应，通风和照明良好，具有Ⅱ级生物安全柜、高压灭菌器、紫外线灯和调节室内温度湿度的设备（不得使用风扇），实验室出口处有洗手池；

2）仪器：培养箱、普通冰箱、蒸汽凝固灭菌器（若自制培养基）、涡旋振荡器、定时器；

3）耗材：痰盒、培养管及架、移液管、废液（物）缸、消毒剂和工作服、口罩、帽子、手套等；

4）试剂：氢氧化钠、蒸馏水、培养基。

（3）药敏试验、菌种鉴定实验室的基本要求

1）房间及设施：独立进行药敏试验房间，有门禁系统，室内通风、照明、上下水及电的供应良好，具有Ⅱ级生物安全柜、高压灭菌器、紫外灯、洗眼器、实验室气流控制装置、调节室内温度湿度的设备（不得使用风扇）和局域网所需的计算机及相关设备（实验区与办公区进行数据传递）；

2）仪器：蒸汽凝固灭菌器（如果自制培养基）、培养箱、冰箱（具备4℃冷藏、-20℃冷冻功能）、超低温冰柜（如果需要菌株长期保存）、涡旋振荡器、定时器、蒸馏水制备装置（如果自制蒸馏水）、环形加热炉（灭菌接种环用）；

3）耗材：培养管及架、烧杯、量桶、移液管接种环、冷冻管及架（如果需要保存菌株）、消毒剂、废液（物）缸和工作服、口罩、帽、手套；

4）试剂：药物纯粉、制备培养基所用的试剂、菌种鉴定所用试剂、蒸馏水，以及空白对照、阳性对照、阴性对照所需的试剂或菌株。

（4）分子生物学实验室的要求：见本章 PCR 实验室设计的相关内容。

二、PCR 实验室的设计和空间利用

人类基因图谱的完成意味着人们可以从分子水平去洞悉生命的底蕴，基因扩增技术已广泛应用到微生物学、遗传学、法医学等多个学科，并正在成为临床实验室的重要检测方法之一，为临床诊断和治疗疾病提供着十分重要的信息。但是，临床基因扩增检验不同于以往常规的检验项目，该技术敏感性强，可将微量目的核酸片段扩增一百万倍以上，因此该技术的应用对实验室的环境条件、仪器设备、试剂耗材、人员技术能力和质量控制等方面也都有严格要求。2002 年原卫生部发布了《临床基因扩增检验实验室管理暂行办法》和《临床基因扩增检验实验室工作规范》，对 PCR 实验室的各个环节均做出了明确的要求，规定只有通过卫生部或省级临检中心验收合格的实验室才能在有效期内开展相关检测，同时只有通过卫生部门认可的培训人员才能上岗。2010 年原卫生部又制定了《医疗机构临床基因扩增检验实验室管理办法》，对临床基因扩增检验实验室区域的设计原则、审核、质量管理和监督管理等做出了严格的要求，下面对临床基因扩增检验实验室的设计和配置做简要介绍。

（一）PCR 实验室的空间布局

临床基因扩增检验实验室应当设置试剂储存和准备区、标本制备区、扩增区、扩增产物分析区（图 3-6）。这些区域必须有明确的标记，在物理空间上必须是完全相互独立的，各工作区域无论是在空间上还是在使用中，应当始终处于完全的分隔状态，不能有空气的直接相通。根据被使用仪器的功能，区域可适当合并。例如，若采用实时荧光 PCR 仪，扩增区、扩增产物分析区可以合并；若采用样本处理、核酸提取及扩增检测为一体的自动化分析仪，则标本制备区、扩增区、扩增产物分析区可以合并。不同工作区域内的仪器设备和所用物

品（包括记号笔等小物件）都必须标有不同区域的醒目标记，不能混用。不同工作区域使用不同颜色的工作服，工作人员离开各工作区域时，不得将工作服带出。

1. 试剂储存和准备区 用于贮存试剂的制备、试剂的分装和扩增反应混合液的准备，以及离心管、吸头等消耗品的贮存和准备。此区应配备的基本仪器设备：2～8℃和 -20℃冰箱、混匀器、微量加样器（0.2～1000μl）、可移动紫外线灯（近工作台面）、一次性手套、耐高压处理的离心管和加样器吸头、专用工作服、工作鞋（套）和专用办公用品等。

2. 标本制备区 用于核酸（RNA、DNA）提取、贮存及其加入至扩增反应管中。对于涉及临床样本的操作，应符合生物安全二级实验室防护设备、个人防护和操作规范的要求。此区应配备的基本仪器设备：2～8℃冰箱、-20℃或 -80℃冰箱、高速离心机、混匀器、水浴箱或加热模块、微量加样器（0.2～1000μl）、可移动紫外线灯（近工作台面）、生物安全柜、一次性手套、耐高压处理的离心管和加样器吸头（带滤芯）、专用工作服、工作鞋（套）和专用办公用品，如需处理大分子 DNA，还应当具有超声波水浴仪。

3. 扩增区 用于 cDNA 合成、DNA 扩增及检测。此区应配备的基本仪器设备：核酸扩增仪、微量加样器（0.2～1000μl）、可移动紫外灯（近工作台面）、一次性手套、耐高压处理的离心管、加样器吸头（带滤芯）、专用工作服、工作鞋（套）和专用办公用品等。

4. 扩增产物分析区 用于扩增片段的进一步分析测定，如杂交、酶切电泳、变性高效液相分析、测序等。本区应配备的基本仪器设备：微量加样器（0.2～1000μl）、可移动紫外线灯（近工作台面）、一次性手套、加样器吸头（带滤芯）、专用工作服、工作鞋（套）和专用办公用品等。此外，根据工作需要还可配置酶标仪、洗板机、凝胶成像系统等用于核酸杂交定量分析的仪器设备。

（二）PCR 实验室的样本流程设计

按照实验室的安全工作制度或安全标准操作程序，所有操作符合《实验室生物安全通用要求》。PCR 实验室的样本进入各工作区域应当严格按照单一方向进行，流程如下：制备标本（标本制备区）→ PCR（核酸扩增区）→结果分析（产物分析区）。

1. 试剂储存和准备区 用于贮存试剂、消耗品和配制试剂的区域。为了实验室的规范化管理，必须购置和使用有国家批准文号和注册证的合格产品，储存于该区，不能直接放入扩增检测区，并且试剂盒中的阳性对照标本及质控品应当保存在标本处理区。

2. 标本制备区 标本制备区是一个很重要的区域，在此区内要进行抽提 DNA 等一系列标本处理工作，由于样本在混合、核酸纯化过程中可能会发生气溶胶所致的污染，本区内应设立正压条件，避免从邻近区进入本区的气溶胶污染。为避免样本间的交叉污染，加入待测核酸后，必须盖好含有反应混合液的反应管。工作台上还应放一个利器盒，便于将所有存在刺破皮肤的危险的利器都放入盒内。对具有潜在传染危险性的材料，必须在生物安全柜内开盖，并有明确的样本处理和灭活程序。用过的枪头、标本容器等立即放入盛有 0.5% 次氯酸钠溶液的废液缸中，标本的处置必须符合生物安全的相关要求。生物安全柜、离心机、加样器等使用后都应使用 0.5% 次氯酸钠溶液消毒，消毒后再用蒸馏水或 70% 乙醇洗涤去除残留的次氯酸钠。

3. 核酸扩增区 此区的主要功能是核酸扩增，即扩增目的 DNA，此区容易产生扩增产物的污染源。因此，为避免气溶胶所致的污染，应当尽量减少在本区内走动，应制订严格的防污染措施并严格执行。必须注意的是，所有核酸扩增后的反应管不得在此区域打开。扩增孔可用棉签蘸取 5% 次氯酸钠进行孔内清洁消毒，再用棉签蘸取蒸馏水或 70% 乙醇清洁。

4. 产物分析区 核酸扩增后产物的分析方法多种多样，如膜上、微孔板或芯片上探针杂交方法（放射性核素标记或非放射性核素标记）、Southern 转移、直接或酶切后琼脂糖凝胶电泳、聚丙烯酰胺凝胶电泳、核酸测序方法、质谱分析等。本区是最主要的扩增产物污染区域，尽可能地避免通过本区的物品及工作服将扩增产物带出。使用 PCR-ELISA 方法检测扩增产物时，必须通过洗板机洗板，废液收集至 1mol/L 盐酸中，并且在远离 PCR 实验室的地方弃掉。用过的枪头必须放至 1mol/L 盐酸中浸泡，然后再放到垃圾袋中进行焚烧处理。由于本区可能存在某些可致基因突变和有毒的物质，如溴化乙锭、甲醛、丙烯酰胺或放射性核素等，应注意实验人员的生物安全防护。

（三）PCR 实验室的空气流向设计

PCR 实验室的空气流向应按如下方向进行：试剂储存和准备区→标本制备区→扩增区→扩增产物分析区。为防止扩增产物顺空气气流进入扩增前的区域，从试剂储存和准备区→标本制备区→扩增区→扩增产物分析区方向，空气压力递减，可通过安装排风扇、负压排风装置或其他可行的方式实现（图 3-6）。同时，临床 PCR 实验室门上应贴有生物安全和行走方向的警醒标识，工作人员进入各工作区域也必须严格按照单一方向进行，即试剂贮存和准备区→标本制备区→扩增区→扩增产物分析区，不可逆向行走。

（四）PCR 实验室的清洁流程

全部工作结束后，必须立即对 PCR 实验室工作区进行清洁处理，应当按试剂贮存和准备区→标本制备区→扩增区→扩增产物分析区的方向进行清洁。不同的实验区域应当有其各自的清洁用具以防止交叉污染。工作区的实验台面应当用次氯酸钠消毒清洁，然后再通过紫外线照射处理。由于紫外线照射的距离和能量对去污染的效果非常关键，因此可使用可移动紫外线灯，在工作完成后调至实验台上 60～90cm 内照射。由于扩增产物仅几百或几十碱基对（bp），对紫外线损伤不敏感，最好是延长紫外线照射时间或过夜照射以分解扩增片段。

三、样本采集室的设计和空间利用

样本采集室主要是指血液样本的采集区。样本采集室的位置和空间影响检验结果的准确性。样本采集室的选址要合理，选择一个独立的、干净的、安静的和专用的环境进行静脉穿刺，儿童患者应考虑合理的隔音房间，充分考虑到患者的舒适性和安全性。住院病人原则上不需要到采集室，其血液样本采集在床旁完成；门诊和急诊病人的血液样本采集，最好在诊断室附近的专用的、独立的样本采样室内完成。但是，国内大部分医院的样本采集室设置在临床实验室的附近，这种设计为病人提供了方便，极大提高了样本运输的可控性。靠近临床实验室附近的样本采集室，其采集后的样本出口应当靠近实验室的样本接受和处理工作台。临床样本采集室的用房面积没有强制的要求，但应能满足标本采集流程工作和功能分区的需要，平面与空间要设计舒适合理，有利于进行实验室安全管理。

1. 样本采集室的布局和设施 样本采集室的空间设置应充分合理，应有足够的空间和不同的区域，一般通过玻璃档板把工作人员和患者分隔在不同的房间，玻璃档板粘贴有不同的抽血提示，玻璃档板下面设置有足够的空间，方便工作人员采血和患者交流。患者一般在样本采集室外的大厅中，大厅中样本采集窗口处设置有带安全装置（如扶手）的可调节静脉穿刺座椅，应舒适、可转动或斜躺，既方便检验人员容易接触到每个最佳穿刺部位采集标本，又防止体力虚弱的患者从椅子上滑落，充分考虑到患者的舒适性和安全性。样本采集室应有足够的采血窗口，窗口处设置有叫号设备系统或采血顺序指示等，窗口之间最好相互隔开，以避免窗口之间的相互干扰和保护患者的隐私。样本采集台面高低和宽度适宜，工作人员旁边应放置有检验手册、采血器材托盘、时间记录器、耐穿刺处置容器、污物盒、采暖装置和紧急呼叫设施等。采血器材托盘比较轻便，并且设置有足够的空间和不同的区域，方便放置各种采血器材，如一次性乳胶手套、采血针、采血管、无菌注射器、静脉血液收集管、止血带、70% 异丙基或乙醇、2 英寸 ×2 英寸或 3 英寸 ×3 英寸的纱布垫、冰或冷冻剂、低过敏性的胶布绷带等。样本采集时间记录器（如时间印章、条形码）应定位为标本收集方便的时间记录。样本采集室内应设置有供检验人员洗手的设施和物品，如洗手池、肥皂等。样本采集室门口应配备有凝胶类或液体酒精、泡沫消毒液、洗手湿巾等其他标准洗涤剂产品，方便患者消毒。

2. 样本采集室和样本检测室的相对位置　样本采集室一般设置在门诊，处于临床实验室的最外部，直接接触患者采集标本。临床为了统一资源、优化流程，临床可根据各个单位的具体情况，进行整合，如果门诊和急诊紧靠在一起，可在急诊与门诊的接合部安排实验室，同时服务于门诊和急诊；如果距离三者比较靠近，则可将三者合而为一。应该指出，这种门诊、急诊合一或者门诊、急诊和中心检测区三者合一的安排必须保证急诊优先，在最短的时间内向急诊发出报告。

3. 样本采集室的患者流向　样本采集室外大厅中一般设置有成排的舒适坐椅，供患者及家属休息，为其等候抽血和取检验结果提供方便。特殊患者可在 VIP 休息室候检和特殊患者采血室采集标本。

4. 样本采集室的样本流向　样本采集室样本放置的柜台空间应足够大，方便标本有效地排序和调度，采集合格的样本通过标本运输通道，如工作人员或其他自动化系统，传输到样本检测室分类进行各自的检测。

5. 样本采集室的采样人员流向　样本采集室多为污染区或半污染区，采样人员完成当天工作后应用肥皂充分洗手，然后用 2% 煤酚皂液将手浸洗 2 分钟后才能进入洁净区。

6. 样本采集室的物品供应流向　采血耗材从仓库领出后，限量存储于样本采集室。样本采集室存储区域应足够大，以适应需要进行补给。可以选用一个特别设计的带有高层货架存储物品的小推车，方便供应物品。

7. 样本采集室的生物安全　为了给工作人员提供一个安全的环境，样本采集室配备安全设备尤为重要。样本采集室应配备有一次性乳胶手套、帽子、口罩等个人防护设施，工作人员也应增强职业生物安全防护意识，工作结束立即将台面收拾干净，定时对室内物品和空气进行消毒灭菌处理，把针头、注射器等废弃锐器收集到指定的耐穿刺处置容器，消毒后再进行无公害化处理。

8. 样本采集室的光照和通风　设计样本采集室时，充分考虑到环境舒适，需要有足够的空间，宽阔、明亮和安全，样本采集室应设置有室外窗，方便室内通风换气。

9. 样本采集室的风险控制　样本采集室为污染区，如遇有菌培养物洒落或打碎有菌容器时，应用浸润 5% 石炭酸的抹布包裹后，并用浸润有 5% 石炭酸的抹布擦拭台面或地面，用酒精棉球擦手后再继续操作。另外，样本采集室应配备有灭火设备，如遇棉塞着火，用手紧握或用湿布包裹熄灭，切勿用嘴吹，以免扩大燃烧。

本章小节

　　临床实验室的建设是一个复杂的系统工程，是医院总体规划的重要组成部分。实验室设计时，必须对空间标准的要求进行评估，考虑每一实际工作对空间的需要，在制订空间分配计划前，应对仪器设备的数量及其工作原理、工作台等辅助用具的数量、工作人员数量、工作量、实验方法以及实验室的供给和流向等因素进行全面的分析，根据其功能和活动情况不同决定其分配空间，以适应临床工作。实验室建设时，应充分考虑一些基本因素，如实验室的位置、实验室空间分区和布局、标本采集室的设计、实验室检测区的设计、实验室用水、实验室用电、实验室通风、患者流动和样本的转运、实验室信息系统、实验室储存系统、实验室工作条件等,总体布局应符合安全性、灵活性、适应性和可拓展性的原则,充分有效地利用实验室面积,融入人性化的医院和科室文化,有利于未来发展。临床实验室建设也应充分考虑到临床实验室各专业工作的特殊性,进行有效的实验室功能分区,合理的资源配置,还应兼顾考虑快速检测、避免污染、自动化程度高、环境舒适、符合国家规范等因素,使实验室内部工作流程合理、通畅、高效,同时还须优化外部服务流程,特别是标本采集室窗口的设计,要有利于患者样本的采集、送检、等候、报告、咨询和投诉等,有利于保持实验室与患者和医护人员的沟通、交流,有利于改善服务流程,营造出良好的、安全的、舒适的、和谐的医患氛围。

(张晨光)

第四章

实验室安全管理

1. 我国的实验室生物安全管理组织是怎么构成的?
2. 生物安全风险如何识别和评估?
3. 怎样做好生物安全风险的防护?如何处理实验室的各种感染性废物?
4. 化学生物安全风险如何识别和评估?如何安全储存和保管危险化学品?
5. 强电风险如何识别和评估?如何进行强电风险防范?
6. 消防风险如何识别和评估?如何进行消防风险防范?

临床实验室安全管理主要包括生物安全、化学品安全、用电安全和消防安全等管理。实验室安全关系到实验室内外相关人员的人身安全,也是实验室质量的重要保障。

第一节　生物安全管理

临床实验室是医疗机构病原体最集中的区域,也是科研工作的特殊场所。这些病原体对实验室工作人员、周围人员及环境具有一定的潜在危害,它甚至可以造成疾病的流行,危及广大群众的健康和生命安全,妨碍社会经济发展及和谐社会的建设。所以,实验室生物安全管理是临床实验室安全管理工作的核心。掌握生物安全的相关知识,对每个实验室工作人员都至关重要。

一、组　　织

我国的实验室生物安全管理组织由国家、地区、实验室所在单位的上级主管部门、实验室所在单位和实验室五个层面构成。为实施对病原微生物实验室生物安全管理的职责,各级、各部门均应成立相应的实验室生物安全专家委员会和管理机构。

(一)国家病原微生物实验室生物安全专家委员会

《临床微生物实验室生物安全管理条例》(以下简称《条例》)规定:国务院卫生主管部门和兽医主管部门会同国务院有关部门组织病原学、免疫学、检验医学、流行病学、预防医学、环境保护和实验室管理等方面的专家,组成国家病原微生物实验室生物安全专家委员会。该委员会承担从事高致病性病原微生物相关实验活动的实验室的设立与运行的生物安全评估和技术咨询、论证工作。

(二)地区病原微生物实验室生物安全专家委员会

省、自治区、直辖市人民政府卫生主管部门和兽医主管部门会同同级人民政府有关部门组织病原学、免疫学、检验医学、流行病学、预防兽医学、环境保护和实验室管理等方面的专家,组成本地区病原微生物实验室生物安全专家委员会。该委员会承担本地区实验室设立和运行的技术咨询工作。

(三) 医疗机构(或上级主管部门)生物安全管理委员会

各医疗机构(或上级主管部门)应成立生物安全管理委员会,其主要职责是组织制订所在单位的生物安全管理体系文件,包括:安全手册、程序文件、生物安全规章制度、生物安全作业指导书、生物安全管理规范、职业暴露应急预案等。还要负责本单位的生物安全监督检查、风险程度评估以及仲裁安全事件的纠纷。单位生物安全管理委员会要认真听取不同领域专家的建议,必要时可求助于地方和国家生物安全专家委员会,主动接受他们的指导和帮助。

(四) 实验室主任与安全管理员

实验室主任(负责人)是实验室安全的第一责任人,对实验室所有员工和实验室来访者的安全负责。负责制订并执行生物安全管理计划以及生物安全操作手册等,并有权任命一名有适当资质和经验的技术人员为实验室安全负责人(管理员),一般为兼职的形式履行安全管理职责,协助科主任负责安全事宜。实验室可设有安全委员会。

实验室安全负责人的工作应包括但不限于以下几个方面:

1. 生物安全、生物安全保障以及技术规章方面的咨询工作。

2. 对技术方法、程序和方案、生物因子、材料和设备定期进行内部安全检查。

3. 记录违反生物安全方案或程序的情况,与有关人员讨论并提出改进的办法。

4. 进行生物安全继续教育和适当的生物安全培训。

5. 对于所有涉及潜在感染性物质泄漏或意外事故进行调查,并将调查结果以及处理意见及时向实验室主任和生物安全委员会报告。

6. 在出现涉及感染性物质溢出或其他事故时,要确保清除污染。

7. 确保医疗废弃物的正确管理。

8. 根据国家规定,制订病原微生物的运入/运出的程序。

9. 对涉及感染性物质试验的计划、方案以及操作程序,要在具体操作实施以前进行生物安全审查。

10. 负责实验室应急预案的演练与实施等。

二、生物安全风险识别

《实验室生物安全通用要求》(GB19489-2008)中,根据生物因子对个体和群体的危害程度将其分为4个危害等级:

1. 危害等级Ⅰ(低个体危害,低群体危害)　不会导致健康工作者和动物致病的细菌、真菌、病毒和寄生虫等生物因子。

2. 危害等级Ⅱ(中等个体危害,有限群体危害)　能引起人或动物发病,但一般情况下对健康工作者、群体、家畜或环境不会引起严重危害的病原体。实验室感染不导致严重疾病,具备有效治疗和预防措施,并且传播风险有限。

3. 危害等级Ⅲ(高个体危害,低群体危害)　能引起人或动物严重疾病,或造成严重经济损失,但通常不能因偶然接触而在个体间传播,或能用抗生素、抗寄生虫药治疗的病原体。

4. 危害等级Ⅳ(高个体危害,高群体危害)　能引起人或动物非常严重的疾病,一般不能治愈,容易直接、间接或因偶然接触在人与人,或动物与人,或人与动物,或动物与动物之间传播的病原体。

我国根据病原微生物的传染性、感染后对个体或者群体的危害程度,将病原微生物分为四类。

第一类病原微生物,是指能够引起人类或者动物非常严重疾病的微生物,以及我国尚未发现或者已经宣布消灭的微生物。如类天花病毒、新疆出血热病毒、埃博拉病毒、黄热病病毒、天花病毒、尼巴病毒、猴痘病毒、马尔堡病毒等。

第二类病原微生物，是指能够引起人类或者动物严重疾病，比较容易直接或者间接在人与人、动物与人、动物与动物间传播的微生物。如艾滋病病毒（Ⅰ型和Ⅱ型）、高致病性禽流感病毒、口蹄疫病毒、乙型脑炎病毒、新城疫病毒、脊髓灰质炎病毒、狂犬病病毒（街毒）、SARS 冠状病毒等。

第三类病原微生物，是指能够引起人类或者动物疾病，但一般情况下对人、动物或者环境不构成严重危害，传播风险有限，实验室感染后很少引起严重疾病，并且具备有效治疗和预防措施的微生物。如甲、乙、丙、丁、戊型肝炎病毒，麻疹病毒，副流感病毒，轮状病毒，风疹病毒等。

第四类病原微生物，是指在通常情况下不会引起人类或者动物疾病的微生物。如豚鼠疹病毒、金黄地鼠白血病病毒和小鼠白血病病毒等。

其中，第一类、第二类病原微生物统称为高致病性病原微生物。

三、生物安全风险评估

由于临床实验室的特殊环境，不可避免会造成不同程度的生物污染，按照《实验室生物安全通用要求》（GB19489-2008）规定，需要进行实验室生物安全风险评估。通过开展风险评估分析实验室风险的来源和程度，制订相应标准操作程序与管理规程，确定实验室防护级别、个人防护程度、应急预案等安全防范措施。

（一）实验室生物安全防护分级

实验室安全防护级别与其可能受到的生物危害程度相互对应。根据所操作的生物因子的危害程度和采取的防护措施，将生物安全的防护水平（biosafety level，BSL）分为四级，一级防护水平最低，四级防护水平最高。分别以 BSL-1、BSL-2、BSL-3、BSL-4 表示实验室的相应生物安全防护水平。一级、二级实验室不得从事高致病性病原微生物的实验活动。三级、四级实验室可以从事高致病性病原微生物的实验活动。过去我国生物安全实验室较多沿用美国国立卫生研究院的分级标准，用 P1、P2、P3、P4 级实验室分别对应目前的 BSL-1、BSL-2、BSL-3、BSL-4 实验室，"P"是 physical containment 的简称，其含义是物理封闭水平。而"生物安全实验室"除物理封闭外，还包括一系列生物安全设备和安全操作规程，代表了生物安全水平。两者概念与内涵不同。现美国疾病预防控制中心（Centers for disease Control and Prevention，CDC）和许多国家都采用 BSL 名称。与危害程度等级、病原微生物类别相对应的生物安全水平、操作和设备选择见表4-1。

表4-1　与风险等级、病原微生物类别相对应的生物安全水平、操作和设备选择

危害等级	病原微生物类别	生物安全水平	实验室类型	实验室操作	安全设施
Ⅰ	四类	BSL-1	基础教学、研究	GMT	不需要；开放实验室
Ⅱ	三类	BSL-2	初级卫生服务、诊所	GMT、防护服、微生物危害标识	开放实验室，同时需要 BSC 用于可能生成的气溶胶
Ⅲ	二类	BSL-3	特殊的诊断、研究	在 BSL-2 上增加特殊防护服、进入制度、定向气流	BSC 和（或）其他所有实验室工作所需的基本设备

续表

危害等级	病原微生物类别	生物安全水平	实验室类型	实验室操作	安全设施
Ⅳ	一类	BSL-4	危险病原体研究	在BSL-3上增加气锁入口、出口淋浴、污染物的特殊处理	Ⅱ级 或 Ⅲ级BSC并穿着正压服、双开门高压杀菌器（穿过墙体）、经过滤的空气

注：GMT（good microbiological techniques，微生物学操作技术规范）；BSC（biological safety cabinets，生物安全柜）

1. 一级生物安全防护实验室（BSL-1） 实验室结构和设施、安全操作规程、安全设备适用于对健康成年人无已知致病作用的微生物及非常熟悉的致病因子，对实验人员和环境潜在危险小的微生物，如大肠埃希菌、枯草芽胞杆菌。可从事第四类病原微生物的试验操作。适用于教学的普通微生物实验室等。实验室和建筑物中的一般行走区不用分开。一般按照标准的操作规程，在开放的实验台面上开展工作。一般不要求也不使用特殊的安全设备和设施。实验人员在试验操作方面受过特殊训练，由受过微生物或相关学科一般训练的工作人员监督管理实验室。

2. 二级生物安全防护实验室（BSL-2） 实验室结构和设施、安全操作规程、安全设备要满足初级卫生服务、诊断及研究，使人或环境免受具有中等潜在危害的致病因子危害的要求。可从事第三类病原微生物的试验操作。实验人员均接受过致病因子处理方面的特殊培训，并由有资格的工作人员指导。进行试验时，限制人员进入实验室。

3. 三级生物安全防护实验室（BSL-3） 实验室结构和设施、安全操作规程、安全设备要达到特殊诊断和研究的安全水平，主要用于防护能通过呼吸途径使人传染上严重的，甚至可导致生命危害的致病微生物及其毒素（通常已有预防传染的疫苗）。可从事第二类病原微生物的试验操作。一般在二级生物安全防护水平上增加特殊防护服、进入制度及定向气流。

4. 四级生物安全防护实验室（BSL-4） 实验室结构和设施、安全操作规程、安全设备要满足防护对人体具有高度危险性的致病微生物及其毒素，如通过气溶胶途径传播或传播途径不明，目前尚无有效的疫苗或治疗方法的致病微生物及其毒素，如埃博拉病毒、拉沙病毒及 SARS 等。可从事第一类病原微生物的试验操作。即在三级生物安全防护水平上增加气锁入口、出口淋浴、污染物品的特殊处理。设施应在独立的建筑物内，或在建筑物的一个控制区内，但应和建筑物内的其他区域隔离；应制订、实施特殊设施操作手册。

（二）风险评估

临床实验室生物安全管理工作的宗旨是减少或避免实验室感染事件的发生，保障工作人员的健康和生命安全，保护环境，维护社会稳定。因此，风险评估是实验室生物安全的核心工作。

1. 风险评估定义 风险评估（risk assessment）是指评估风险的大小以及确定风险是否可接受的全过程。为降低风险而采取的综合措施称为风险控制（risk control）。

2. 风险评估范围

（1）生物安全风险评估：涉及病原微生物危害评估、实验室实验活动风险评估、设施设备安全风险评估和人员健康监测等多方面内容。

（2）风险评估内容：至少包括生物因子已知或未知的生物学特性，生物因子的种类、来源、传染性、传播途径、易感性、潜伏期、剂量 - 效应（反应）关系、致病性（包括急性与远期效应）、变异性、在环境中的稳定性、与其他生物和环境的交互作用、相关实验数据、流行病学资料、人员安全状况评估、预防和治疗方案等。

（3）风险评估时间：风险评估始于实验室设计建造之前，实施于实验活动之中，是定期的阶段性再评估。实验室因工作条件、人员变动等方面的变化而发生条件改变，安全风险的来源和程度会随之变化，应及时对实验室生物安全风险进行适时重新评估，保证风险评估报告的及时性，保证有关管理规程、标准操作程序的可行性。

（4）评估人员：因实验室生物安全工作涉及病原微生物、建筑设计工程、防护材料、空气动力等不同的专业领域，是管理与研究并重的综合性工作。因此，需要由对该领域及实验研究有经验、有资历的专家或科学家进行评估工作。

（5）制订评估报告：各种因素的风险发生概率程度、针对这些风险采取的风险控制措施以及风险发生后的补救方法。风险评估报告应得到有关生物安全主管部门的审批程序。审批是对评估结果的论证。

（6）评估办法：具体评估办法应按照国家标准《实验室生物安全通用要求》（GB19489-2008）严格实行。

四、设施与防护

为了临床实验室生物安全需要配备必要足够的安全设施和防护用品，同时要有专业知识和技能的人员正确地使用这些安全设施和防护用品。

（一）生物安全柜

生物安全柜（biological safety cabinets，BSC）是在操作具有感染性的试验材料时，为保护操作者本人、实验室内外环境以及试验材料，使其避免在操作过程中可能产生的感染性气溶胶和溅出物而设计的一种实验室安全防护设备。在对琼脂板画线接种、用吸管接种细胞培养瓶、采用多道加样器将感染性试剂的混悬液转移到微量培养板中、对感染性物质进行匀浆及涡旋振荡、对感染性液体进行离心以及进行动物操作时，都可能产生感染性气溶胶。由于肉眼无法看到直径小于 $5\mu m$ 的气溶胶以及直径为 $5\sim100\mu m$ 的微小液滴，因此实验人员通常意识不到有这样大小的颗粒生成，并可能吸入或污染工作台面的其他材料。对于直径为 $0.3\mu m$ 的颗粒，高效空气过滤器（high efficiency particulate air filter，HEPA）可以截留 99.97%，而对于更大或更小的颗粒则可以截留 99.99%。HEPA 的这种特性使得它能够有效地截留所有已知传染因子，并确保从安全柜中排出的是完全不含微生物的空气。生物安全柜将经 HEPA 过滤的空气输送到工作台面上，从而保护工作台面上的物品不受污染。正确使用生物安全柜可以有效减少由于气溶胶暴露所造成的实验室感染以及培养物交叉污染，同时也能保护环境。

生物安全柜有三种级别共六种型号，即Ⅰ级生物安全柜、Ⅱ级 A1 型生物安全柜、Ⅱ级 A2 型生物安全柜、Ⅱ级 B1 型生物安全柜、Ⅱ级 B2 型生物安全柜和Ⅲ级生物安全柜。其中Ⅰ级生物安全柜的应用最为广泛。其工作原理是：室内空气从生物安全柜前面的开口处以 0.38m/s 的低速率进入安全柜，空气经过工作台表面，并经排风管排出安全柜。定向流动的空气可以将工作台面上可能形成的气溶胶迅速带离，被送入排风管内。安全柜内的空气可以通过 HEPA 过滤器按下列方式排出：①排到实验室中，然后再通过实验室排风系统排到建筑物外面；②通过建筑物的排风系统排到建筑物外面；③直接排到建筑物外面。Ⅰ级生物安全柜能够为操作者和环境提供保护，对试验对象不能保护，保证对危险度Ⅰ级、Ⅱ级和Ⅲ级生物因子操作的生物安全，也可用于操作放射性核素和挥发性有毒化学品。见图 4-1。

（二）超净工作台

超净工作台与生物安全柜相比，无论是在工作原理上还是在实际的用途方面都有本质的区别，这两种设备工作时的气流模式截然不同，超净工作台的气流是由外部经 HEPA 过滤后进入操作区，通过操作区后由超净工作台前、侧开口区流向操作者一侧而进入实验室。

生物安全柜不但能保护试验材料免受污染，还可保护操作人员及环境；而超净工作台只能保护试验材料，不能保护操作人员及环境。超净工作台只适用于无毒、无味、无刺激性挥发气体以及无感染性的试验材料操作。

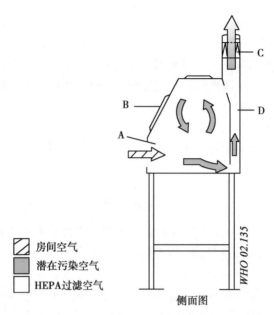

房间空气

潜在污染空气

HEPA过滤空气

WHO 02.135

侧面图

图4-1　Ⅰ级生物安全柜原理图
A：前开口；B：窗口；C：排风HEPA过滤器；D：压力排风系统

（三）紧急喷淋

实验室应有可供使用的紧急喷淋装置，一般安装在使用苛性碱和腐蚀性化学品附近的地方。定期测试喷淋装置以保证功能正常，其次数依实验室的复杂程度和规模而定。尽可能提供舒适的水温，地面排水通常设在紧急喷淋装置附近。

（四）洗眼器

洗眼器是安全和劳动保护必备的设备，是接触酸、碱、有机物等有毒、腐蚀性物质以及感染性样品场合必备的应急、保护设施。当现场作业者的眼睛或者身体接触有毒有害以及具有其他腐蚀性化学物质或者污染性样品溅入眼睛或破损伤口的时候，洗眼器可对眼睛和身体进行紧急冲洗或者冲淋，主要是避免化学物质和感染性样品对人体造成进一步伤害。洗眼器的类型很多，如复合式洗眼器、立式洗眼器、壁挂式洗眼器、便携式洗眼器、台式洗眼器等，正确选择和使用方可起到应有作用。每周应测试洗眼器与水供应连接的装置以确保其功能的正常并冲掉积水。

（五）工作服

工作服有一般工作服、隔离衣、连体衣和围裙等。一般工作服应该能完全扣住。长袖、背面开口的隔离衣、连体衣的防护效果较一般工作服好，因此更适用于在微生物学实验室以及生物安全柜中的操作。在针对化学溶液、血液或培养液等物质可能的溢出提供进一步防护时，应该在工作服或隔离衣外面穿上围裙。

（六）手套和手卫生

1. 手套　当进行实验室操作时，手可能被污染，也容易受到"锐器"伤害。在进行实验室一般性操作，以及在处理感染性物质、血液和体液时，应使用一次性手套；在进行尸体解剖等可能接触尖锐器械的情况下，应该戴不锈钢网孔手套，但这样的手套只能防止切割损伤，而不能防止针刺损伤。在操作完感染性物质、结束生物安全柜中工作以及离开实验室之前，均应该摘除手套并彻底洗手。用过的一次性手套应该与实验室的感染性废弃物一起丢弃。

2. 手卫生 在下列情况下应洗手：脱隔离衣前后要进行洗手；手被污染，要先洗手再进行手消毒；手套不能代替洗手。大多数情况下，用普通的肥皂和水彻底冲洗对于清除手部污染就足够了。但在高度危险的情况下，建议使用杀菌肥皂。手要完全抹上肥皂，搓洗至少 10 秒钟，用干净水冲洗后再用干净的纸巾或毛巾擦干（如果有条件，可以使用暖风干手器）。推荐使用感应、脚控或肘控的水龙头。如果没有安装，应使用纸巾或毛巾来关上水龙头，以防止再度污染洗净的手。

洗手六步法：①掌心相对，手指并拢相互揉搓；②掌心相对，双手交叉沿指缝相互揉搓；③手心对手背沿指缝相互揉搓；④弯曲各手指关节，双手相扣进行揉搓；⑤一手握另一手大拇指旋转揉搓；⑥一手指尖在另一手掌心旋转揉搓。

（七）通风橱

通风橱是可以有效遏制毒性、刺激性或者易燃材料的安全设备。在试验操作时往往会产生各种有害气体、臭气、湿气以及易燃、易爆、腐蚀性物质，为了保护使用者的安全，防止试验中的污染物质向实验室扩散，在污染源附近要使用排风设备，保障实验室操作人员免受危险化学制剂危害。尤其是当试验过程中出现操作失误，蒸气和灰尘从使用器皿中大量泄出时，通风橱可起到后备安全保障作用。

（八）高压灭菌锅

临床实验室的生物危害主要来源于病原微生物，为了防止污染和感染，可以采用物理、化学及生物学方法来抑制或杀死外环境中的病原微生物。高压灭菌是对试验材料进行灭菌的最有效和最可靠的方法，适于耐高温和不怕潮湿的物品。如注射器、敷料、导管、手术衣、手术器械、培养基等的灭菌。通常在 103.4kPa（1.05kg/cm^2 或 15 磅/英寸^2）压力下，温度可达 121.3℃，维持 15～30 分钟，可杀灭包括细菌芽孢在内的所有微生物。高压灭菌锅使用时需注意以下事项：

1. 负责高压灭菌器的操作和日常维护的人员应受过良好培训。

2. 定期由有资历人员检查灭菌器内腔、门的密封性以及所有的仪表和控制器。

3. 应使用不含腐蚀性抑制剂或其他化学品的饱和蒸气，防止这些物质可能污染正在灭菌的物品。

4. 所有要高压灭菌的物品都应放在空气能够排出并具有良好热渗透性的容器中；灭菌器内腔装载要松散，以便蒸气可以均匀作用于装载物。

5. 当灭菌器内部加压时，要互锁安全装置，而没有互锁装置的高压灭菌器，应当关闭主蒸气阀并待温度下降到 80℃ 以下时再打开门。操作者打开门时也应当戴适当的手套和面罩来进行防护。

6. 注意高压灭菌器的安全阀可能被高压灭菌物品堵塞。

7. 高压灭菌操作应有灭菌效果的监测结果，一旦发现异常情况立即报告安全负责人。应严格地记录并妥善保存记录。

（九）垃圾箱

感染性试验污染物，应弃置于有"生物危害"标识的垃圾桶或黄色专用袋内。生活垃圾应放黑色专用袋内。利器（包括针头、小刀、金属和玻璃等）应直接弃置于防渗漏、耐刺的锐器收集容器内，无害化处理。盛放锐器的一次性容器必须是不易刺破的，而且不能将容器装得过满。当达到容量的四分之三时，应将其放入"感染性废弃物"的容器中进行焚烧。

（十）急救箱

急救箱从结构上应能防尘防湿。急救箱应置于显著位置并易于识别。根据国际惯例，急救箱用绿色背景下的白十字来加以标识。急救箱内应装有下列物品：一般性指南的说明书、单独包装的不同尺寸无菌包扎敷料、带有绷带的无菌眼垫、三角绷带、无菌创伤敷料、安全别针、可选择的无菌的非医用的创伤敷料、权威性的急救手册（如国际红十字会出版的急救手册）。

（十一）面罩和护目镜

要根据所进行的操作来选择相应的防护用品，从而避免因试验物品飞溅对眼睛和面部造成的危害。护目镜应该戴在常规视力矫正眼镜或隐形眼镜的外面来对飞溅和撞击提供保护。面罩（面具）采用防碎塑料制成，形状与脸型相配，通过头带或帽子佩戴。护目镜、安全眼镜或面罩均不得戴离实验室区域。

五、感染性废物储存、消毒和处理

临床实验室的废弃物管理属于医疗废弃物管理范畴。近年来我国政府对医疗废弃物的管理十分重视，原卫生部颁发了《医疗卫生机构医疗废物管理办法》等一系列法规性文件，这些文件是临床实验室废弃物管理的法律依据。医疗废弃物是指医疗卫生机构在医疗、预防、保健以及其他相关活动中产生的具有直接或者间接感染性、毒性以及其他危害性的废物。感染性废物是指能传播感染性疾病的废物。废弃物处理的首要原则是所有感染性材料必须在实验室内清除污染、高压灭菌或焚烧。加强医疗废物的安全管理，才能有效防止疾病传播，保护环境，保障人体健康。

（一）锐器储存和处理

皮下注射针头用过后不应再重复使用，包括不能从注射器上取下、回套针头护套、截断等，应将其完整地置于盛放锐器的一次性容器中。单独使用或带针头使用的一次性注射器应放在盛放锐器的一次性容器内焚烧，如需要可先高压灭菌。盛放锐器的一次性容器必须是不易刺破的，而且不能将容器装得过满。当达到容量的四分之三时，应将其放入"感染性废弃物"的容器中进行焚烧，如果实验室规程需要，可以先进行高压灭菌处理后运送至医疗废物集中处置单位处置。盛放锐器的一次性容器绝对不能丢弃于垃圾场。

（二）真空管储存和处理

所有的真空管样本在处理时均应该视为感染性废物，不同的样本类型以及来源的真空管样本具有不同的潜在安全风险。高风险的宜在防渗漏的容器（如有颜色标记的可高压灭菌塑料袋）中高压灭菌或者用含有效氯2000mg/L的消毒液浸泡消毒至少30分钟后放在运输容器中运送至医疗废物集中处置单位处置。低风险的加盖后可直接用双层黄色的垃圾袋打包后运送至医疗废物集中处理单位处置。

（三）尿、粪便和体液的储存和处理

有潜在感染性的尿、粪便和体液在丢弃前应放置在防渗漏的容器（如有颜色标记的可高压灭菌塑料袋）中高压灭菌或者用含有效氯2000mg/L的消毒液浸泡消毒至少30分钟。高压灭菌后，物品可以放在运输容器中运送至医疗废物集中处置单位处置。

（四）玻片的储存和处理

使用后具有潜在感染性的玻片应完整地置于盛放锐器的一次性容器中。盛放锐器的一次性容器必须是不易刺破的，而且不能将容器装得过满。当达到容量的四分之三时，应将其放入"感染性废弃物"的容器中进行焚烧，如果实验室规程需要，可以先进行高压灭菌处理后运送至医疗废物集中处置单位处置。

（五）废水的储存和处理

临床实验室产生的污水、废液（包括放射性废液）未处理前应放置在防渗漏的容器内，经适当的无害化处理（可使用化学消毒方法）后排放或由医院统一无害化处理。

（六）其他感染性试验废物储存和处理

其他感染性试验废物例如病原体培养基、样品、手套和棉签等丢弃前应放置在防渗漏的容

器(如有颜色标记的可高压灭菌塑料袋)中高压灭菌或者用含有效氯 2000mg/L 的消毒液浸泡消毒至少 30 分钟。高压灭菌后,物品可以放在运输容器中运送至医疗废物集中处置单位处置。

(七)工作台面消毒

发生具有潜在危害性的材料溢出以及在每天工作结束之后,都必须清除工作台面的污染。通常用 500mg/L 有效氯擦拭一次,若被明显污染,如具传染性的样品或培养物外溢、溅泼或器皿打破、洒落于表面,应立即用消毒液消毒,用有效氯 2000mg/L 的消毒剂洒于污染表面,并使消毒液浸过污染物表面,保持 30～60 分钟,再擦,抹布和拖把用后浸于上述消毒液内 1 小时。

六、应 急 预 案

每一个从事感染性微生物工作的实验室都应当制订针对所操作微生物和动物危害的安全防护措施。临床实验室需要有一份关于处理实验室和动物设施意外事故的书面方案。

(一)锐器伤

受伤人员应当脱下防护服,清洗双手和受伤部位,在伤口旁端轻轻挤压,尽可能挤出损伤处的血液,再用肥皂液和流动水进行冲洗,禁止进行伤口的局部挤压。受伤部位的伤口冲洗后,应当用消毒液,如 75% 乙醇或者 0.5% 碘附进行消毒,并包扎伤口;被暴露的黏膜,应当反复用生理盐水冲洗干净。要记录受伤原因和相关的微生物,并应保留完整适当的医疗记录。

(二)感染性物质溢出

发生感染性物质溢出时,应当立即用布或纸巾覆盖受感染性物质污染或受感染性物质溢洒的破碎物品。然后倒上 2000mg/L 含氯消毒剂,并使其作用 30～60min 时间。然后将布、纸巾以及破碎物品清理掉;玻璃碎片应用镊子清理。然后再用 2000mg/L 含氯消毒剂擦拭污染区域。如果用簸箕清理破碎物,应当对它们进行高压灭菌或放在有效的消毒液内浸泡。用于清理的布、纸巾和抹布等应当放在盛放污染性废弃物的容器内。所有操作过程都应戴手套。

如果实验表格或其他打印或手写材料被污染,应将这些信息复制,并将原件置于盛放污染性废弃物的容器内。

案例4-1

潜在感染性物质溢出案例

【案例经过】

某医院检验科生化室,上午在进行标本(内有一批感染科患者标本)离心时,离心机发出巨响后停止,高度怀疑离心机故障,可能导致机器内血标本发生破裂,立即关闭机器电源,机器停止后发现离心机内有血标本离心管破裂,后立即将盖子盖上,并密闭 30 分钟,通知生物安全管理员及科室领导。随后所有操作工作人员都戴结实的手套,佩戴口罩。清理玻璃碎片时使用镊子,或用镊子夹着的棉花来进行。所有破碎的离心管、离心管碎片、离心桶、十字轴和转子都放在无腐蚀性的、已知对相关微生物具有杀灭活性的消毒剂内(含氯 2000mg/L 的消毒剂)浸泡。未破损的带盖离心管放在另一个有消毒剂的容器中,然后回收。离心机内腔用同种消毒剂擦拭,并再次擦拭,然后用水冲洗并干燥。清理时所使用的全部材料都按感染性废弃物处理。

【质量管理环节】

在实验室进行日常操作,如发生感染性物质或潜在感染性物质溢出时,应按照实验室生物安全相关规定规范操作,进行有效消毒,并在处理过程中注意自身防护。

笔记

七、应 急 演 练

　　临床实验室针对应急预案可每年组织实验室人员进行应急预案的演练，例如职业暴露演练、感染性物质溢出演练、消防演练等。由实验室安全负责人组织实施，实验室工作人员包括外单位学习进修人员全员参与，按照应急预案模拟意外事故组织演练，通过演练强化学习应急预案相关知识。

案例4-2

HIV 职业暴露案例

【案例经过】

　　患者男，23 岁。因车祸致左股骨开放性骨折 1 小时于上午 11 时被车送至某医院急诊科。由于是一位血友病患者，因伤口大量出血，需压迫止血，急诊科 2 位护士在没有戴手套的情况下用厚纱布给患者压迫止血，但由于患者伤口出血量大，很快纱布被血液湿透，2 位护士的手被该患者血液污染，其中有一位护士右手食指有浅伤口，在急诊室医生戴手套经简单的清创缝合包扎后送手术室行手术治疗，在送手术室过程中有一位护士及一位实习护士的手因压迫止血被该患者血液污染，在行手术过程中 2 位实习医生被手术缝合针刺伤手指，至下午 4 时手术结束后入住骨科病房，骨科的医务人员与该患者接触均没有戴手套，其中有一位护士右手无名指有浅伤口，同时检验科接收该标本的实习生在接收标本时也未戴手套。至当日下午 5 时 HIV-IgG 阳性结果回报时，已有 22 位医务人员（包括实习医生与实习护士）与该患者及其血液标本接触，仅有 7 位医务人员在与该患者接触时戴手套，15 位医务人员无戴手套。医生在得知 HIV-IgG 阳性结果回报才追问病史，患者于 3 年前确诊为 HIV 感染者，在整个过程中符合 HIV 职业暴露的医务人员有 4 位（2 位在手术中被针刺伤的实习医生及 2 位护士手指有伤口未戴手套在压迫止血过程中被患者的血液污染），2 位在手术中被针刺伤的实习医生按基本用药程序预防服药 4 周。4 位 HIV 职业暴露的医务人员经 1 年随访均没有被 HIV 感染。

【分析】

　　通过本案例的调查可见由于对患者病史询问不够详细，护士与实习生操作不规范致使在不知情的情况下成为 HIV 职业暴露者。国外文献报道对 94 例明确通过职业暴露而感染 HIV 的医务人员的调查发现，护士最易被 HIV 感染，占 49 例（52.1%）；其次为临床实验室工作者，占 17 例（18%）；第三位为非外科医师，占 9 例（9.6%），其感染的途径主要发生于注射或采血时及操作处理注射器过程中被针刺伤引起。

【质量管理环节】

　　医院应加强生物安全宣讲与培训，临床护理人员及实验室人员等应加强自我防护意识，规范操作，减少职业暴露的发生。

八、生物安全培训和监督

　　实验室或者实验室的设立单位应当每年定期对工作人员进行培训，保证其掌握实验室技术规范、操作规范、生物安全防护知识和实际操作技能，并进行考核。工作人员，特别是实验室新入人员，经考核合格的，方可上岗。对实验室相关人员，包括实验室操作人员、进入实验室并参加实验活动的外单位人员（包括进修、实习、工作等人员）和保洁人员等也要进行岗前培训和考核,持证上岗。同时要进行周期性(一般一年一次)生物安全知识的继续教育,并记入个人技术档案。

第二节 化学安全管理

化学危害是临床实验室主要危害源之一,化学危害源主要指在试验的操作过程中所使用的危险化学品引起的危害。

危险化学品,是指具有毒害、腐蚀、爆炸、燃烧、助燃等性质,对人体、设施、环境具有危害的剧毒化学品和其他化学品。人们可能通过吸入、接触、食入、针刺和通过破损皮肤等方式暴露于危险性化学品中。

实验室应对化学危害有足够可行的控制措施:要求所有人员按安全操作规程操作,包括使用安全的装备或装置,对实验室内所用化学制品的废弃和安全处置应有明确的书面程序,以保证完全符合要求。定期对这些措施进行监督以确保其有效可用,保存监督结果记录。

一、化学安全风险识别和评估

实验室人员工作时经常会使用化学试剂,因此加强实验室化学安全管理,每年对化学品安全进行识别和风险评估是至关重要的。

对危险化学品的风险评估应包括危险化学品的毒性作用、暴露途径、可能与操作和储存这些化学品有关的危害、个人防护以及发生溢出等危害时的相关处理程序。

通过化学安全风险的识别和评估,能有效预防、减少或者避免实验室工作人员化学危害的发生。

二、化学品的储存和使用

(一) MSDS

在实验室中,应有可方便查阅的物质安全数据表(materialsafety datasheets,MSDS),或者可以将其作为安全手册或操作手册的一部分。让操作者充分了解这些化学品的毒性作用、暴露途径以及可能与操作和储存这些化学品有关的危害。MSDS 可以从化学品生产商或供应商那里得到。

(二) 储存

1. 设置专门储存地点,标志清楚 实验室应该只保存满足日常使用量的危险化学品。危险化学品应储存在专门指定的房间或建筑物内,储存点严禁吸烟和使用明火。并设置明显的标志。标志应符合 GB190 的规定。

(1)爆炸品:一般在外界因素作用下(如受热、受压和撞击)能发生剧烈的化学反应,瞬时产生大量的气体和热量,使周围压力急剧上升、发生爆炸,见图 4-2。如轻微碰撞就可能造成叠氮化铜的猛烈爆炸,因此叠氮化物不应该与铜或铅(如污水管以及管道设施)接触。乙醚老化和干燥形成结晶后极不稳定,可能会爆炸。高氯酸如果在木制品、砌砖或纤维性物质上干燥时,一旦碰撞会发生爆炸并引起火灾。苦味酸和苦味酸盐在加热和撞击时会发生爆炸。

(2)压缩气体和液化气体:是指在一定温度下加压液化后充装在钢瓶里的气体,分为易燃气体、不燃气体和有毒气体等,如氨气、一氧化碳、氧气和氮气等,见图 4-3。关于压缩气体和液化气体储存注意事项见表 4-2。

(3)易燃液体:是指在常温下容易燃烧的液态物质,一般闪点在 45℃ 下的液态物质属于易燃液体,如乙醇、丙酮、苯和甲醇等,见图 4-4。

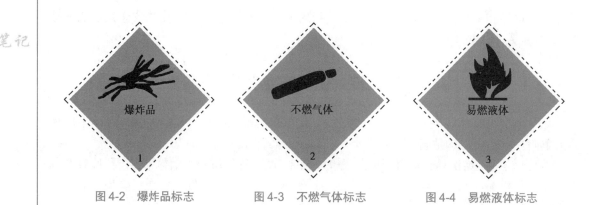

图 4-2　爆炸品标志　　　　图 4-3　不燃气体标志　　　　图 4-4　易燃液体标志

（4）氧化剂：是指处于高氧化态、具有强氧化性，易分解并放出氧和热量的物质，如氯酸铵、高锰酸钾等，见图 4-5。

（5）有毒品：能引起某些器官和系统暂时性或持久性的病理改变，甚至危及生命的物品。许多化学品都有不同的毒性作用，可能对呼吸系统、血液、肺、肝脏、肾脏和胃肠道系统以及其他器官和组织造成不良影响或严重损害，而有些化学品具有致癌性或致畸性，如联苯胺、乙醚、苯酚和甲醇等，见图 4-6。

（6）腐蚀品：是指能灼伤人体组织并对金属等物品造成损坏的固体或液体，酸性腐蚀品如硫酸、盐酸和硝酸等，碱性腐蚀品如氢氧化钠和氢氧化钾等，见图 4-7。

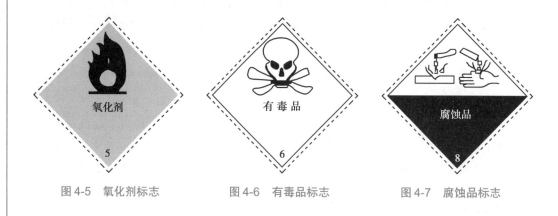

图 4-5　氧化剂标志　　　　图 4-6　有毒品标志　　　　图 4-7　腐蚀品标志

表 4-2　压缩气体和液化气的储存

容器	储存要求
压缩气体钢瓶和液化气容器	应该安全地固定（例如用铁链锁住）在墙上或坚固的实验台上，以确保钢瓶不会因为自然灾害而移动 运输时必须戴好盖帽，并用手推车运送 大储量钢瓶应存放在与实验室有一定距离的适当设施内。存放地点应上锁并适当标识 不应放置在散热器、明火或其他热源或会产生电火花的电器附近，也不应置于阳光直晒下
小型、单次使用的气体钢瓶	不得焚烧

注：摘自实验室安全手册（WHO 第三版）

2. 根据危险品性能分区储存　注意不应按字母顺序存放，应遵循不相容化学品储存的原则，表 4-3 中左边一栏的物质在贮存和操作中应避免接触相应的右边一栏里的物质，否则容易发生火灾和（或）爆炸。严禁氧化剂与易燃剂存放在一起。

表 4-3　关于不相容化学品的一般原则

化学物质类别	不相容化学品
碱金属,如钠、钾、铯以及锂	二氧化碳、氯代烃、水
卤素	氨、乙炔、烃
醋酸、硫化氢、苯胺、烃、硫酸	氧化剂,如铬酸、硝酸、过氧化物、高锰酸盐

注:摘自实验室安全手册(WHO 第三版)

3. 危险化学品应专人管理,并实行双人收发、双人保管制度。

(三) 使用

实验室应遵循危险化学品使用的相关法律、法规和国家标准的规定,并建立和健全使用危险化学品的安全管理规章制度和安全操作规程,从而保证危险化学品的安全使用。

操作时根据化学品特点做好个人防护,应有化学品泄露处理程序并配备下列物品(摘自《实验室安全手册(WHO 第三版)》):

1. 化学品溢出处理工具盒。

2. 防护服,例如耐用橡胶手套、套鞋或橡胶靴、防毒面具。

3. 铲子和簸箕。

4. 用于夹取碎玻璃的镊子。

5. 拖把、擦拭用的布和纸。

6. 桶。

7. 用于中和酸及腐蚀性化学品的碳酸钠(Na_2CO_3)或碳酸氢钠($NaHCO_3$)。

8. 沙子(用于覆盖碱性溢出物)。

9. 不可燃的清洁剂。

当发生大量化学品溢出时,应该采取下列措施:

1. 通知有关的安全负责人。

2. 疏散现场的闲杂人员。

3. 密切关注可能受到污染的人员。

4. 如果溢出物是易燃性的,则应熄灭所有明火,关闭该房间中以及相邻区域的煤气,可能时打开窗户,并关闭那些可能产生电火花的电器。

5. 避免吸入溢出物品所产生的蒸气。

6. 如果安全允许,启动排风设备。

7. 提供清理溢出物的必要物品。

(四) 失效及废弃化学药品的处理

对实验室内所用化学制品的废弃和安全处置应有明确的书面程序,以保证完全符合要求。对于失效的化学药品,应进行无害化处理,可交由环境保护主管部门组织其认定的专业单位进行处理,或者交由有关危险化学品生产企业进行处理,并有相关记录。

案例 4-3

酒精灯引起实验室火情的处理案例

【案例经过】

某医院检验科微生物实验室内,一名实习生在使用酒精灯时,不慎碰翻一只已点燃的酒精灯,该实习生胸前的隔离衣被引燃,同时火苗顺着酒精流动的方向蔓延。在这千钧一发时刻,实验室工作人员嘴里喊着不要慌、闭上眼,顺手就拿起工作台附近的干粉灭火器朝着实习生胸前喷射灭火;与此同时另外一位工作人员拿起另一瓶干粉灭火器向燃烧的工作台桌面喷射灭火。另外几个同事瞬间分别用湿抹布盖住酒精灯和将工作台上仪器的电源切断,最终火势被熄灭了。最后形成突发事件处理报告,经实验室消防安全组织进行总结并记录归档。

【分析】

看似危险的火情,全体工作人员在发生紧急情况下能够处乱不惊,并及时作出判断和协同应对,使得火情瞬间得到了有效控制。这中间凝聚了实验室工作人员历年接受完善消防安全教育和消防演习的成果,以及对消防设施的合理布局和规范管理的日常工作,保障了工作人员能够在第一时间从手边获取消防器材进行灭火。

【质量管理环节】

实验室拥有各种化学试剂、多种大型用电仪器等,是防火的重点单位,每一位工作人员都应时刻牢记"预防为主、防消结合"的消防方针,切实保障人身和公共财产的安全。

(五)培训和监督

应对新进人员进行化学品安全管理培训准入,以及定期对实验室成员进行危险化学品知识的相关培训,制订化学品泄露事故的相关应急预案,并进行化学品溢出事故演练,并保留相关记录。有专人负责定期监督,保证实验室的化学安全。

第三节　强电安全管理

强电这一概念是相对于弱电而言。强电与弱电是以电压分界的,工作电压在交流220V以上为强电,以下为弱电。实验室中使用的各种仪器设备及电脑打印机等属于强电电气设备,若使用不当,容易引起触电和火灾事故,造成生命和(或)财产损失。

一、强电的风险识别与评估

根据强电风险危害程度,将风险从小到大分为五级(稍有风险、一般风险、显著风险、高度风险、极高风险)。

1. 稍有风险　插座插头松动,接线板上有灰尘或周边有水迹,电灯闪烁。

风险评估:设备非正常断电,设备损坏。

处置措施:清除粉尘、干布擦拭水迹,报修。

2. 一般风险　电线部分裸露,接线板被腐蚀。

风险评估:触电及设备短路,设备损坏。

处置措施:部分断开电源,登记,报修。

3. 显著风险　用电设备短路,电线插头腐蚀严重,电线完全裸露,UPS电池过期,天花板渗水,线路超负荷。

风险评估:人员触电,设备损坏。

处置措施:部分断开电源,登记,报修。

4. 高度风险　重要设备线路短路或断电,配电设施内噪音刺耳,有明显焦烟气味或明火明烟,医院限电。

风险评估:设备损坏或烧毁,人员触电。

处置措施:立即关闭总电源,抢救试剂,必要时采取灭火措施,汇报,报修,不良事件登记。

5. 极高风险 UPS 电源故障,总电源停电,重要设备短路,天花板管道爆裂浇灌供电设施,总线路超负荷,明烟,明火。

风险评估:人员伤亡、设备损坏或烧毁。

处置措施:人员撤离,报警,通知总务部门关闭上级电源,不良事件登记。

二、强电风险防范

从个人防护及实验室配供电两方面防范强电风险。

(一)个人防护

1. 认识了解电源总开关,学会在紧急情况下关断总电源。

2. 不用手或导电物(如铁丝、钉子、别针等金属制品)去接触、探试电源插座内部。

3. 不用湿手触摸通电电器,不用湿布擦拭通电电器。

4. 设备使用完毕后应及时关闭电源;电线的绝缘皮剥落,要及时更换新线或者用绝缘胶布包好。

5. 发现有人触电要设法及时关断电源;或者用干燥的木棍等物将触电者与带电的电器分开,不要用手去直接救人。

6. 不随意拆卸、安装电源线路、插座、插头等。哪怕安装灯泡等简单的事情,也要先关断电源,并在专业人员的指导下进行。

(二)实验室供配电要求

1. 在配置科室进线总电源时,应根据科室设备负荷数量及分布情况,保持总进线三相平衡。总电源线避免过负荷使用,破旧老化的电源线应及时更换,以免发生意外。

2. 进线电源总保险与分户保险应配置合理,使之能起到对电器的保护作用。

3. **等电位联结** 为了减少场所内的电位差,应在该场所内实施局部等电位联结,将该场所内高度在 2.5m 以下的部分都纳入局部等电位联结范围:

(1)PE 线;

(2)装置外导电部分;

(3)防电场干扰的屏蔽层;

(4)隔离变压器一、二次绕组间的金属屏蔽层;

(5)地板下可能有的金属网格;

4. 不能停电的重要设备应配置不间断电源(UPS)。

5. 严禁私自从公用线路上接线。

6. 线路接头应确保接触良好,连接可靠。

7. 房间装修,隐藏在墙内的电源线要放在专用阻燃护套内,电源线的截面应满足负荷要求。

8. 使用电动工具如电钻等,须戴绝缘手套。

9. 遇有电器着火,应先切断电源再救火。

10. 电器接线必须确保正确,有疑问应及时询问专业人员。

11. 用电应装设带有过电压保护的调试合格的漏电保护器,以保证使用电器时的人身安全。

12. 电器在使用时,应有良好的外壳接地,室内要设有公用地线。

13. 湿手不能触摸带电的设备及家用电器,不能用湿布擦拭使用中的设备及家用电器,进行设备修理必须先停电源。

14. 电热设备、暖气设备一定要远离煤气罐、煤气管道,发现煤气漏气时先开窗通风,千万不能拉合电源,并及时请专业人员修理。采用的电气设备应符合现行国家标准的规定,并应有合格证件,设备应有铭牌。

三、培训和监督

为加强实验室员工的安全意识,普及用电安全知识,防止人员伤亡及火灾事故发生,实验室应定期对员工进行用电安全培训,新进员工的安全培训应作为后续技术培训的准入,可以邀请单位负责电力维护人员或供电公司安全用电专员做专题报告,就实验室安全用电原则、触电的原理、预防人身触电和触电救治等方面进行培训。实验室最好设兼职的用电安全监督员,配合专业电工,定期检查实验室安全用电情况,对新进员工进行安全用电培训。每1~2年参加或单独组织科室停电、消防应急演练,增加人员的应急能力和意识。

第四节　消防安全管理

实验室中大型电气设备繁多、耗电量大和火灾荷载高,易引发电气火灾;同时易燃易爆化学危险品也众多,如有操作和保管不当,极易引发火灾事故。所以实验室必须时刻保持消防安全意识。

实验室的消防安全管理工作开始于实验室设计和建造之前,随后贯穿于实验室日常工作的全过程。实验室的建设布局及消防设施布局应符合相关消防管理要求,这是做好消防安全管理的前提条件。然后必须通过严格的消防安全管理程序管理实验室安全。

一、消防安全组织

消防安全组织是指为了实现临床实验室消防安全环境而设立的机构或部门,根据消防法规定的"政府统一领导、部门依法监管、单位全面负责和公民积极参与"的原则,实验室消防安全组织由实验室消防安全工作领导小组、消防安全归口管理部门和其他部门组成,是实验室内部消防管理的组织形式,是负责本单位防火灭火的工作网络。

消防安全组织的职责是贯彻"预防为主、防消结合"的消防工作方针,贯彻执行国家消防法规和单位各项规章制度,推行逐级防火责任制和岗位防火责任制,制定科学合理的、行之有效的消防安全管理制度和措施,落实消防安全自我管理、自我检查、自我整改和自我负责的机制,做好火灾事故和风险的防范,确保本实验室的消防安全。

二、消防安全程序

为了预防和减少火灾事故的发生,保障人身、财产和设备的安全,根据实验室自身特点制定并严格执行标准化消防安全管理程序格外重要。消防安全程序一般是由相关制度和记录表格等组成的管理性程序,程序将指导消防安全管理工作的全部过程,应主要包含以下内容:

1. 明确全体成员的职责,明确突发火警的报警机制和流程。

2. 义务消防队的组织管理制度　成立实验室义务消防员队,并由专业人员对其进行培训,配合实验室消防安全管理工作的开展。

3. 消防安全自查机制的建立　主要包括防火巡查管理制度、消防设施和器材维护管理制度、用火和用电设备管理制度、易燃易爆物品管理制度、隐患整改制度等。

4. 消防安全宣传教育培训机制的建立　根据实验室自身需要制订消防安全手册,明确相关法律法规,了解各类火情特点及对应防范措施,熟练掌握报火警、扑救初起火灾及自救逃生的知识和技能等。由实验室义务消防员或专业消防人员定期对全体成员进行教育、培训和考核。对重点人员进行专门培训和做到持证上岗。对所组织培训的时间、内容和接受培训人员进行详细记录并存档。

5. 消防安全紧急预案和消防演习机制的制订 由实验室消防安全组织及相关消防安全专业人员定期组织全体成员进行消防演练,总结并记录形成档案专人管理。消防档案应当包括消防安全基本情况和消防安全管理情况。消防档案应当翔实,全面反映实验室消防工作的基本情况,并附有必要的图表如实记录,根据情况变化及时更新。

三、消防设施维护和使用

1. 由义务消防员等专门人员负责消防器材的分布管理、检查、保管维修和使用。

2. 定期对各类消防设施进行巡视,确保消防设施是否在位并完好有效,完整准确记录并存档。

3. 保障消防疏散指示图中的疏散路线、安全出口和人员所在位置等说明文字的准确性和清晰性。

4. 由义务消防员或专业人员进行培训,所有成员必须明确各类消防设施的组成和部署位置,并熟练掌握各类消防设施的使用特性和注意事项。

四、消防通道

1. 全体成员必须明确本实验室的消防通道的布局,一般有疏散楼梯和楼梯间、疏散走道和安全出口等,对超高层建筑还有避难层、直升飞机停机坪和消防电梯等;并人人有责任保持消防通道的畅通性。

2. 每天由专人负责巡视和保障消防通道的畅通。

五、消防演习

消防演习的意义在于增强实验室成员的消防意识,发生火情时最大限度地保障生命和财产安全。

1. 消防演习主要目的 在于提高消防安全知识宣传教育培训能力,检查和消除火灾隐患能力,扑救初期火灾能力,组织引导人员疏散逃生能力和检验各级安全管理人员对突发事故的应付能力和协调程度。

2. 消防演习主要内容 包括火警处置程序,应急疏散的组织程序和措施,扑救初起火灾的程序和措施,通信联络、安全防护和人员救护的组织与调度程序和保障措施。

3. 定期组织实验室全体成员参加消防演习,总结演习报告,逐步修改完善,并记录归档。

六、消防监督

消防监督检查是指公安消防机构依照《中华人民共和国消防法》和《消防监督检查规定》等法律规定,对机关、团体、企业和事业单位遵守消防法律、法规的情况进行的监督检查。除此之外实验室还需要接受行业系统组织的消防检查和单位内部消防检查等。实验室应严格遵守相关法律法规,开展消防安全管理工作,并接受相关部门的检查和监督。消防监督检查的目的:

1. 监督实验室切实执行消防法律法规,贯彻落实"预防为主、防消结合"的方针,落实消防安全责任制。

2. 及时发现和纠正违反消防法律法规的行为,发现和消除火灾隐患。

3. 调查研究和收集资料,为制定或修订消防法律法规、政策和政府决策提供基础资料。

本章小结

　　本章立足于实验室安全这一实验室管理的核心要素,从临床实验室生物安全、化学安全、强电安全以及消防安全等角度阐述了安全管理的组织,安全风险的识别与评估、防范以及生物安全培训和监督等内容,强调了合理组织、准确识别、有效评估、提前防范以及周期性演练培训和监督等在安全风险管理中的重要作用,介绍了安全相关的设施、制度、应急预案以及演练等具体内容,其目的在于让学生能够理解安全管理质量体系是如何建设和运行的,实际工作中应该如何面对医源性损伤、污染品处理、化学品储藏等实际问题,树立安全是质量的保障、安全重于一切的理念。

(潘世扬)

第五章
检验前的质量管理

> 通过本章学习，你将能回答下列问题：
>
> 1. 检验申请单应包含哪些基本要素？
> 2. 检验项目组合的原则是什么？
> 3. 检验结果一般受哪些检验前因素的影响？
> 4. 样本采集容器与添加剂应如何选择？
> 5. 常见的样本拒收标准包括哪些？

　　检验前过程包含检验申请、患者准备、样本采集、检测前处理等多个环节，存在众多影响检验质量的生物学和非生物学因素。本章对检验前过程各个环节进行详细剖析，结合临床实验室案例阐释检验前过程质量管理的原则。通过本章的学习，读者可以学习到检验申请的基本要素和科学组合方法，医生、护士、患者对检验样本采集应做哪些准备，样本采集的容器与顺序的选择，样本转运、核收与储存的质量管理等重要知识。经典的实验室案例将引导读者重视检验前过程的质量管理环节，思考如何做到检验质量的持续改进。

第一节　检　验　申　请

　　检验申请是检验活动的开始，正确的检验申请是检验前质量保证的第一步，本节主要阐述检验申请中的质量管理。

一、检验申请目的与原则

　　检验申请实质上是临床医生与实验室之间签订的服务协议，目的是使检验项目与结果满足疾病诊疗的需要。检验申请的基本原则是：及时申请、信息齐全。

二、申请信息的基本要求

　　无论何种形式的检验申请，信息齐全是其基本原则。申请信息包括患者信息、医生信息和原始样品信息三个方面，要求信息清晰、完整、齐全。

三、检验申请方式

　　检验申请有多种形式，如书面申请、电子申请、口头申请及床旁检验的申请等，其中书面申请和电子申请为主要方式。书面申请适用于实验室信息系统不发达的实验室；电子申请实现办公无纸化，且信息齐全、完整、可追溯全程。

　　口头申请是书面申请和电子申请的补充，无论何种情况，口头申请在条件允许时应尽快补充书面申请单或电子申请单，以完善检验程序。床旁口头申请是口头申请的一种，主要用于床旁检测（point-of-care testing，POCT）的申请，如床旁血气分析等，其特点是即时申请、即刻完成。

四、检验申请单

（一）检验申请单要素

检验申请单的要素主要包括患者信息、医生信息、原始样品信息和申请项目信息四个方面：

1. 患者信息　患者信息除了姓名、性别、年龄、唯一性标识等基本信息之外，使用时还应包含患者的临床诊断。患者信息是检验人员审核报告所需，例如：碱性磷酸酶的参考范围与患者的性别、年龄有关；多发性骨髓瘤患者总蛋白超过 100g/L 时不需复查即可签发报告。

2. 医生信息　至少应包括姓名、科室、申请时间（院外委托样本还需注明委托单位）。申请医生的信息主要用于出现检验结果与病情不相符或者出现危急值时能够快速联系到临床医生。申请时间是实验室用于计算结果回报时间（turn around time，TAT）的依据。

3. 原始样品信息　包括原始样品的类型及添加剂、采集部位、采集时间和采集人信息等。

4. 申请项目信息　申请项目信息是检验申请的核心内容，即申请检验的项目。检验申请单应准确描述申请项目信息。

（二）检验申请单示例

检验申请单包括书面和电子两种形式，书面申请单由于包含信息量少、不便全程跟踪，将会逐步淘汰；电子申请单的普及应用是未来的趋势，电子申请单的优势在于通过检验申请条码号可对检验业务进行跟踪，随时查阅该申请的状态。检验申请单应包含但不限于以下信息：检验申请条码号、患者唯一编号、姓名、性别、年龄、科室、临床诊断、样本类型、样本采集部位、检验目的、申请医生、申请时间。

图 5-1 为检验申请单示例。

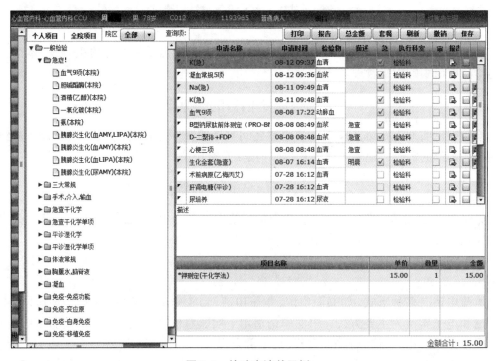

图 5-1　检验申请单示例

笔记

五、检验申请操作程序与质量保证

（一）检验申请操作程序

检验申请应遵循以下具体程序：

1. 确定检验指标 宜根据患者的病情，选择合适的检测指标或组合，以期对疾病的诊断、治疗或预后评估起辅助作用。

2. 确定样本类型 部分检测指标如肌酐、淀粉酶等既可以查血，也可以查尿，但是其临床意义和参考值有区别，检验申请者应根据需要选择样本类型。

3. 明确样本采集时间 宜根据检验指标的特点确定最佳样本采集时间，提高检测的灵敏度，减少检验前误差对检验结果的影响。

4. 明确样本采集前注意事项 根据检验指标的检验前影响因素，告知患者是否需要空腹、禁忌特殊食物等准备。

5. 填写检验申请单 填写申请单，完成检验申请程序。

（二）检验申请质量保证

检验申请是临床检验前阶段的第一步，通过检验申请单的形式反映出来。检验申请的质量保证主要包括：正确规范填写患者信息、检验项目名称、样本类型、临床诊断、申请人员信息、样本采集时间等要素信息。

案例 5-1

【案例经过】

患者李某，男，28岁，因腰部胀痛就医，门诊进行血常规检验和尿常规检验，在拿到化验单时发现性别为女，其家属遂电话咨询临床实验室性别是否录入错误，检验技师告知患者需核对原始申请单，便挂断电话。核对后发现申请单中标明的性别为女，因缺少申请医生信息，无法与申请医生联系。检验技师于是认为临床医生填写的患者性别有误，遂将"女性"改为"男性"，重发报告。

此案例中包含几处错误？哪些与检验申请有关？

【分析要点】

根据申请单要素，不难发现存在三处错误：医生填写了错误的患者性别信息；检验申请单上无申请医生的信息，这两处错误与检验申请相关。此外，技师未认真核实患者性别信息，凭推测修改患者性别信息，也是错误的。

【质量管理环节】

检验报告出现信息错误的直接来源是申请信息有误，应保证检验申请填写规范、正确、齐全。

第二节 检验项目的选择和组合

一、检验项目选择面临的问题

临床医生在选择检验项目时通常会考虑选择哪些合适的检验项目，选择这些项目有哪些禁忌。

1. 检验指标的选择 临床医生根据需要考虑检验指标，例如：疑似乙型病毒性肝炎的患者,为明确诊断应该选用 HBV-DNA 还是"乙肝两对半",是否需要检测肝功能等。

2. 检验前影响因素 临床医生应考虑患者的生理状态对检测结果的影响,例如:检查内生肌酐清除率需要患者素食三天,检查肝功能需要患者空腹 8 小时以上。

二、检验项目效能评价指标

了解检验项目的效能评价指标,需要把人群分为患者与健康人两类,诊断试验诊断为有病和无病两类,如表 5-1 所示。各项评价指标的概念和计算方法如下:

表 5-1　检验效能评价指标

诊断试验		金标准诊断		合计
		患者	健康人	
诊断试验	有病	真阳性(a)	假阳性(b)	a+b
	无病	假阴性(c)	真阴性(d)	c+d
合计		a+c	b+d	a+b+c+d

注:a:真阳性,是指该诊断为有病,且确实为患者的病例;

b:假阳性,是指该诊断为有病,但实际为健康人的病例;

c:假阴性,是指该诊断为无病,但实际为患者的病例;

d:真阴性,是指该诊断为无病,且确实为健康人的病例

(一) 敏感度(sensitivity, Sen)

敏感度又称真阳性率,是指真正患者中被诊断为有病的比例,是表示诊断试验辨别真正患病患者的能力的参数,其计算公式为:$Sen = \dfrac{a}{a+c}$。

(二) 特异度(specificity, Spe)

特异度又称真阴性率,是指真正健康人中被诊断为无病的比例,是表示诊断试验分辨真正健康人的能力的参数,其计算公式为:$Spe = \dfrac{d}{b+d}$。

(三) 阳性预测值(positive predictive value, PPV)

阳性预测值是指诊断为有病的病例中实际为患者的比例,是表示诊断为有病的病例患病可能性的参数,其计算公式为 $PPV = \dfrac{a}{a+b}$。

(四) 阴性预测值(negative predictive value, NPV)

阴性预测值是指诊断为无病的病例中实际为健康人的比例,是表示诊断为无病的病例不患病可能性的参数,其计算公式为 $NPV = \dfrac{d}{c+d}$。

(五) 似然比(likelihood ratio, LR)

似然比是反映诊断试验真实性的参数,全面反映筛检试验的诊断价值,稳定且不受患病率的影响。似然比包括阳性似然比(positive likelihood ratio, +LR)和阴性似然比(negative likelihood ratio, -LR)。其计算公式分别如下:

阳性似然比:$+LR = \dfrac{a}{a+c} \div \dfrac{b}{b+d} = \dfrac{Sen}{1-Spe}$

阴性似然比:$-LR = \dfrac{c}{a+c} \div \dfrac{d}{b+d} = \dfrac{1-Sen}{Spe}$

(六) 受试者工作特征曲线(receiver operating characteristic curve, ROC curve)

ROC 曲线是反映诊断试验敏感和特异度的综合指标。根据一系列不同的二分类方式(分界值或决定阈),以敏感度为纵坐标,1—特异度为横坐标绘制的曲线。ROC 曲线能直

观地反映诊断试验的优劣。其优点包括：

1. 通过ROC曲线可查任意界限值时诊断试验对疾病的识别能力。

2. 选择最佳的诊断界限值ROC曲线越靠近左上角，试验的准确性就越高。

3. 不同诊断试验对疾病识别能力的比较对同一种疾病使用两种或以上诊断方法进行比较时，可将各试验的ROC曲线绘制到同一坐标图中，靠近左上角的ROC曲线所代表的诊断方法更优。计算ROC曲线下面积（area under curve，AUC）进行比较，AUC大的试验诊断价值佳。

三、检验项目选择的原则

临床医生在了解检验项目的基本信息后，应结合患者病情选择合适的检验项目，遵循针对性、有效性、时效性和经济性四个原则。

（一）针对性

针对性是指选择的指标要符合临床医生的检验目的，例如：诊断糖尿病一定要采用空腹血糖的检测结果；日常监测血糖可采用手指血糖；糖尿病病因鉴别可测定糖耐量、血清C肽和胰岛素；了解血糖控制效果可选择糖化血红蛋白。某种疾病相关的检测指标众多时，要根据诊疗需要选择有价值的检验项目或组合。

（二）有效性

有效性是考虑检验项目对诊断疾病的敏感性和特异性。选择项目时需要考虑不同检查指标的效能指标，几乎没有一个检测项目的所有效能指标或性能指标都是100%，临床医生必须依据诊断试验的敏感性和特异性，根据筛查、诊断和监测的不同目的选择不同的检测项目。筛查和检测试验优先选择敏感度高的试验；诊断试验优先选择特异度高的试验。在筛查卵巢癌或卵巢癌术后监测可选用敏感性高的CA125，但在确诊时应该选用特异性强的病理学检查。

（三）时效性

时效性即检验结果回报时间尽可能短。对于危急重症患者，检查项目的时效性尤为重要。例如：怀疑细菌感染导致的发热，可以采用血液细菌内毒素检测或降钙素原（PCT）检测，快速给临床提供诊断依据；怀疑心肌梗死，采用POCT心肌标志物（CK-MB、cTnI、MYO）检测能对梗死时间及范围进行初步判断，检测仅需几分钟，临床应用价值大。

（四）经济性

检验申请也需要考虑患者成本，在遵守临床诊疗规范的前提下尽可能节省费用。例如：怀疑患者肝脏功能受损时，第一次检查宜选择肝功能全套，如检查发现仅部分功能受损，以后可按需监测部分指标。

粪便隐血试验的检测方法有化学法和单克隆抗体免疫胶体金法，后者敏感性和特异性更高，但检测成本也更高。若作为消化道出血的初筛试验，选用化学法即可。

四、检验项目组合

（一）检验项目组合的建议

检验项目的数量逐年增多，单一检验项目往往难以满足临床诊疗的需求；不同检验项目的敏感性、特异性及预测值存在差异。如何组合有价值的检测项目、获得有用的临床信息，是临床医师和检验医师共同面临的问题。常见的检验组合原则包括如下四类：

1. 根据疾病发生和演变特征的优化组合。

2. 根据疾病的筛检、监测过程的优化组合。

3. 根据检测方法学特点的优化组合。

4. 根据组织器官功能特点的优化组合。

临床实验室可根据常见疾病的诊疗特点和临床诊疗路径将一些常用项目组合在一起，推荐临床医生选用相应的组合，如肝功能、肾功能、脂类、糖类、电解质、心肌酶谱、甲状腺功能全套等。检验项目的优化组合是在长期实践中的经验积累和科学搭配，也是对检验申请进行规范化管理的举措。

检验项目的组合要从临床实际需要出发，以疾病诊断和治疗为首要目的，减轻患者经济负担，促进检验工作规范化。目前，检验项目的组合管理还不够规范，存在"大组合""大套餐"现象，损害了患者的利益，应加以规范。

（二）检验项目组合应用

1. 根据疾病发生和演变特征的优化组合　如：心肌标志物是 1979 年国际心脏病学会制定的心肌梗死的三个诊断标准之一，由 MYO、cTnI（或 cTnT）及 CK-MB 三个指标组合而成，不仅可以检测是否有急性心梗发生，还可以推测心肌梗死发生的时间。MYO、cTnI 及 CK-MB 三个指标在急性心肌梗死发生时和发生后血清中的浓度变化趋势如图 5-2 所示。

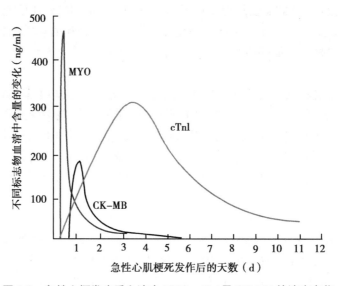

图 5-2　急性心梗发病后血液中 MYO、cTnI 及 CK-MB 的浓度变化

2. 根据疾病的筛检、监测过程的优化组合　如：糖尿病的治疗主要包括调整饮食习惯、定期监测血糖及控制并发症的发展，可以根据不同的目的采用不同的检验项目或项目组合，具体可参考表 5-2。

表 5-2　糖尿病相关检测指标优化组合

用途	项目或组合
糖尿病的诊断与监测	血糖（空腹血糖或手指血糖）、糖耐量
血糖控制程度的监测	糖化血红蛋白、糖化血浆蛋白
监测疾病的进展、糖尿病肾病的早期发现	尿微量白蛋白
糖尿病分型的依据	胰岛素、C 肽、自身抗体等

3. 根据检测方法学特点的优化组合　某些检测指标在不同检测方法中的灵敏度和特异度有显著差异，可采用不同的检测方法进行串联或并联。如：粪便隐血试验，化学法对上消化道出血敏感性较高，而由于血红蛋白经过消化道的破坏，免疫胶体金法对于上消化道出血的诊断的敏感性较低，可能会漏诊；对于下消化道出血免疫胶体金法特异性强的优势得到充分的体现，因此通过粪便隐血试验诊断消化道出血可采用化学法和免疫胶体金法组

合,综合分析结果,可提高检测结果的准确性。

4. 根据组织器官功能特点的优化组合　评价器官功能特点时需考虑器官的各种功能。如:肝脏是人体代谢的重要脏器,其功能包括物质代谢、胆汁生成和排泄、解毒、免疫、凝血因子合成等,单一指标难以全面反映肝脏功能。如果需要对肝脏功能进行全面的评价,可组合检测反映肝脏功能的不同指标,如表5-3所示。

表5-3　肝脏功能检测指标优化组合

用途	组合指标
肝细胞坏死和损伤	AST、ALT、ADA、CHE、LDH
肝脏排泌及解毒功能	T-BIL、D-BIL、TBA、NH3
肝脏蛋白质合成功能	Alb、ChE
凝血因子合成功能	PT
肿瘤初筛	AFP、AFU
再生及胆道通畅情况	ALP、5′-NT、γ-GT
肝纤维化指标	PCⅢ、Ⅳ-C、LN、HA

案例 5-2

【案例经过】

　　患者王某,男,35岁。慢性活动性乙型病毒性肝炎患者,间隔2个月常规复诊,医生开具检验申请单,检查项目"肝炎检查全套",患者门诊划价缴费,发现费用高达885元,觉得费用过高,于是回门诊咨询开单医生,医生回复其开具的申请是检验科根据疾病种类制订的电子申请组合,包含了HBV-DNA、乙肝血清标志物、肝功能和消化系肿瘤标志物,经过与患者沟通,医生将申请单改为HBV-DNA、ALT、AST、AFP等四项,费用为221元,患者觉得可以接受。

【分析要点】

　　本案例主要涉及检验项目的组合设置,原组合项目多、费用高,患者难以接受。针对本疾病其实可以设置较为灵活的组合,间隔2个月常规复诊的患者可以设置HBV-DNA、ALT、AST、AFP组合,间隔1年复诊患者可以设置HBV-DNA、ALT、AST、AFP再加上乙肝血清标志物、胆红素、总蛋白、白蛋白、岩藻糖苷酶、肝纤维化指标等项目,以便于临床医生全面了解患者血清病毒清除及肝脏功能。

【质量管理环节】

　　本案例涉及检验项目组合的管理问题,遵循针对性、有效性、时效性和经济性的基本原则,优化组合,尽量使临床医生能够全面掌握患者疾病的发展变化;同时还应注意患者成本,勿加重患者负担。

第三节　对样本采集人员的指导与质量管理

　　样本采集是检验前质量管理的重要环节,影响因素多,潜在变异大。临床实验室的样本采集大部分在实验室外完成,涉及医生、护士、患者等各类人员。了解和控制影响样本采集的各种因素,对采集人员进行培训指导,可显著改进检验前质量,为实验室提供新鲜合格的"原料"。

笔记

一、对医生的指导与质量管理

临床医生根据诊疗需要，开具正确合理的检验申请是检验分析的第一步。临床医生应遵照临床诊疗指南、行业规范或专家共识申请检验项目，并知晓样本采集要求。此外，临床医生还应了解影响检验结果的生物学因素，慎重对待检验样本采集。

（一）生物变异对检验结果的影响

1. 年龄和性别 某些血清生化指标浓度具有年龄相关性，例如女性碱性磷酸酶活性20岁之前变异较大，绝经后与绝经前差异较大；新生儿的白细胞总数可高于成人的3～4倍，2岁后逐渐接近成人；胆固醇和低密度脂蛋白-胆固醇含量与年龄呈正相关。男性与女性的性激素水平、红细胞计数、血红蛋白浓度等亦存在差异，临床应根据实际情况，对不同性别的指标分布制订参考区间供医生和患者参考。

2. 生理周期及妊娠 女性的性激素水平随月经周期不断发生变化；孕妇的激素检测结果呈独特的"妊娠参考区间"。临床医生在分析检验结果时，应充分考虑女性生理周期及妊娠的影响。

3. 昼夜节律 临床医生应了解昼夜节律对检验指标的影响，如皮质醇的分泌高峰在清晨6时左右，随后下降，午夜12时到达最低值；促甲状腺激素在深夜达最高峰，正午时分为最低值。若需检验这类项目，需要规定统一的样本采集时间或者根据诊疗需要选择采集时间。

（二）药物对检验结果的影响

临床医生应知晓常用药物的干扰作用，如甲基多巴胺干扰总儿茶酚胺的测定，维生素C对测定尿酸、葡萄糖、胆固醇和三酰甘油有显著的负干扰，茶碱因抑制碱性磷酸酶的活性而对其产生负干扰。在检验申请前考虑患者是否使用过相关药物，从而对检验时机做出合适的选择。

（三）医生采集样本对结果的影响

某些检测样本需要医生采集，如脑脊液。脑脊液一次采集往往需要留做不同的检验项目，一般分为多管采集，医生应了解并标注采集管的顺序再送检。

二、对护士的指导与质量管理

大部分样本采集工作由护士完成，护士掌握的检验医学专业知识有限，需进行合适的理论和操作培训，减少检验前误差。

（一）掌握标准采血程序

临床实验室应按照行业规范对护士采集样本进行理论和技术指导，通过培训、考核与评价使护士熟练掌握标准采血程序，最大限度减少采血操作带来的检验误差。例如，应指导护士在采血过程中避免溶血，需注意下列细节：静脉穿刺时需等待消毒乙醇干透、压脉带压迫时间不得超过1分钟、混匀时避免剧烈振摇等。

（二）采集容器与采集时机

采集样本需正确使用采集容器，临床实验室应编制并定期更新《样品采集手册》供护士参考。此外，还应通过培训使护士知晓合适的采血时机。例如：输注葡萄糖可引起体内糖升高、输注电解质可引起电解质浓度升高；不得在输液同侧血管采血，应在输液结束2小时后再进行采血。

（三）生物安全防护

护士在操作过程中需穿戴好个人防护设备，如手套、口罩、帽子等。若遇到针刺伤、体液溅入眼睛等意外事件，应及时采取有效措施加以补救解决。

三、对患者的指导与质量管理

患者是样本采集的被动接受者,对采集样本的目的和过程了解甚少。医生或护士在样本采集前应与患者进行充分沟通,消除紧张情绪,以保证检验结果的准确性。

(一)患者体位对检验结果的影响

人体分别处于站立位、坐位及卧位时,伴随着体内电解质及水分在血管及组织间隙之间的流动,一些不能通过血管的大分子物质浓度会发生变化,如蛋白质、酶类等,对于可以被滤过的小分子物质如葡萄糖则不受体位的影响。

检测血浆肾素和醛固酮时,卧位采集血液反映患者基础状态下的水平,给予呋塞米并在立位活动 2 小时后采集血液反映患者激发状态的水平。卧位时肾素活性仅为立位状态时的 50% 左右。

(二)运动对检验结果的影响

剧烈运动可使人体处于应激状态,可使白细胞、血红蛋白、肾上腺素、糖皮质激素、胰岛素浓度发生改变。为了减少运动对检验结果的影响,一般主张在清晨、平静状态下采血。但是,运动诱导的尿微量白蛋白检测需要患者踏车运动后留取一段时间尿(通常留 1 小时尿),测定尿白蛋白排泄率。

(三)饮食对检验结果的影响

正常饮食后,血液中的葡萄糖、血脂会随之升高,胰岛素由于高葡萄糖的刺激也会升高。一般是在清晨、空腹时(餐后 6~8 小时)采集患者血液,避免饮食对检验结果的影响。空腹超过 16 小时可使血液中多种检测指标发生改变,如葡萄糖、胆固醇、三酰甘油、载脂蛋白、尿素氮水平降低,肌酐、尿酸、胆红素、脂肪酸水平增高,应指导患者避免过度饥饿时采血。

案例 5-3

【案例经过】

周日晚上,检验科咨询服务台接到心血管内科张医生的投诉电话,张医生在电话中称,"我主治的患者王先生因心衰入院治疗,昨日下午抽血检查地高辛浓度,检验科报告结果是 0.5ng/ml(地高辛有效治疗浓度为 0.8~2.0ng/ml),我仅仅微调了用药剂量,今日下午复查,报告的结果是 3.0ng/ml,但是我的患者没有出现地高辛中毒症状!检验科的检查结果肯定有问题,忽高忽低不稳定!"

接到投诉电话后,咨询服务台工作人员迅速告知生化室检验技师,复查该患者的连续两次血样的地高辛浓度。复查结果分别为 0.4ng/ml,2.9ng/ml,与前次检测结果一致。检验技师致电张医生,"我们的复查结果与原结果一致,请您再核实患者当前的病情,另外问问患者的服药时间"。

10 分钟后,张医生回电话给检验科,"对不起,这事不是你们的错。我的患者前日是早上 9 点服药,今日因为做心脏彩超检查,下午 4 点才吃药,然后夜班护士 6 点上班就抽血送检了,这个间隔时间太短了。"

张医生为什么会给检验科道歉呢?此案例涉及样本采集中的哪些问题呢?

【分析要点】

药物浓度监测是临床医生调整用药的重要依据,其结果对临床诊疗影响大,若结果不准确可能带来重大临床差错事故。由于药物在人体的代谢有不同的时间过程,医生或护士应选择合理的时间进行采集血样。

本案例中,地高辛口服后 1 小时内血液浓度显著升高,2～3 小时可达峰值,而后逐渐下降,至 4～6 小时后血液与组织中的药物浓度达到平衡。因此,血液地高辛浓度的监测一般在患者服药后 6～8 小时进行。而患者第二天延迟了服药时间,护士采血时未多加询问,在服药后 2 小时即采血检查,导致地高辛浓度"假性"升高。这是临床样本采集环节出现偏差带来的检验结果与临床表现不相符,在详细询问沟通后可查明原因。

【质量管理环节】

通过此案例,我们需重视样本采集中涉及的医学基础知识。在采集样本前应弄清患者的状态,选择合适的采集时间,标注服用特殊药物的具体情况。临床实验室应针对这些临床常见问题定期培训样本采集人员。

第四节 样本采集的质量管理

根据检验申请,临床实验室需指导样本采集人员在患者体内采集不同类别的样本,并使用正确的采集容器,恰当运送,以保证样本检测结果真实、客观地反映患者的状态。

一、样本采集的类别选择

临床实验室中常用的样本类别有血液、尿液等,正确认识样本类别的特点及其对检测结果的影响、合理选择样本类别是样本采集质量管理的重要内容。

为了避免某些抗凝剂的干扰,部分检验项目选择血清作为分析样本,如生化检测、病原微生物抗体检测、肿瘤标志物检测等。但是,凝血与抗凝指标如凝血因子、凝血酶原时间,部分活化凝血酶时间、纤维蛋白原、抗凝血酶Ⅲ、D- 二聚体、纤维蛋白单体必须选用枸橼酸钠抗凝血浆进行检测。由于血浆更接近机体真实状态,一些经常使用血清的检测指标实际上可以用血浆来替代,但参考区间需要重新建立。测定血液中的细胞成分则必须使用抗凝全血样本,如红细胞计数、白细胞分类计数、血小板计数分析、血红蛋白、血沉等。

随机尿液样本、24 小时尿液样本可由病人自己留取,但需得到实验室工作人员的指导。粪便检查要选取粪便的脓、血、黏液等异常成分进行检查,表面无异常时应从粪便表面、深处及粪端多处取材。微生物样本的采集根据疾病诊断和治疗的需要采集不同部位的样本,通常为血液、痰液、脓液等。应避免正常菌群、寄生菌的污染,保证样本真实反映感染状况。

分子诊断检测对样本的要求高于常规检测样本,建议使用分子检测专用试管,并正确选择样本类型,如 HCV 游离 RNA 检测使用血浆样本;实体肿瘤个体化治疗靶基因检测选择石蜡样本。

二、样本采集容器与添加剂选择

(一)血液样本采集容器选择

临床实验室工作人员应充分掌握采集容器的使用范围,知晓添加剂的作用原理,保证采集容器的正确使用。常用的采集容器分为如下几种:

1. 血清管 血清管内含促凝剂或不含任何添加剂,适用于常规血清生化、血型血清学检验等项目。含有促凝剂的血清管可以加快血液凝固速度,缩短 TAT 时间。血清分离胶管内含促凝剂与分离胶,适用于血清生化、免疫、药物浓度检测。

2. 肝素管 肝素管含肝素锂(或肝素钠)添加剂,适用于生化、血液流变学、血氨等项目检测,但是不能用于检测血锂或血钠浓度。

3. EDTA 管 EDTA 对血液细胞成分具有保护作用,不影响白细胞计数,对红细胞形态影响最小,还能抑制血小板聚集,适用于一般血液学检验。

4. 枸橼酸管 血凝管内含枸橼酸钠抗凝剂。血凝试验要求抗凝剂与血液比例为 1:9;血沉试验要求枸橼酸抗凝剂与血液比例为 1:4。

5. 血糖管 血糖管含氟化钠弱抗凝剂,可保证室温条件下血糖值 24 小时内稳定。血糖管适用于血糖、糖化血红蛋白等项目的检测。

(二)促凝剂、抗凝剂与稳定剂的使用

1. 促凝剂 促凝剂包括凝血酶、硅藻土、无机硅颗粒或聚乙烯吡咯烷酮等。样本中的促凝剂微球有时会残留在血清层中,造成对检测结果的干扰。采血时应确保血样与促凝剂的比例,以减少促凝剂对检验结果的可能干扰。

2. 抗凝剂 含抗凝剂的真空采血管主要在需要获得血浆或全血时使用,由于在采血管中预先加入抗凝剂,因此采血后必须按规定进行混匀以达到理想的抗凝效果。正确选择抗凝剂的种类、掌握抗凝剂和样本的比例非常重要。

3. 稳定剂 稳定剂是通过抑制等方法使样本某些成分在一定时间段不发生变化或不变化减至最低的物质。氟化钠或碘乙酸钠作为糖酵解抑制剂,可使葡萄糖浓度至少可稳定 3 小时。

三、样本采集时间、部位与采集量选择

(一)样本采集时间

样本采集时间对激素类检验项目的影响较大,激素在不同时间点和生理周期的变化也是临床医生关注的重点,在样本采集时需给予高度重视。工作人员应在采集样本后标注采集时间。表 5-4 列出了部分检验项目日间变化的情况。

表 5-4 部分检验项目日间变化

项目	最大值出现时段	最小值出现时段	变化幅度(%)
促肾上腺皮质激素	6~10	0~4	150~200
皮质醇	5~8	21~24	180~200
睾酮	2~4	20~24	30~50
促甲状腺激素	20~24	7~13	5~15
游离总甲状腺激素	8~12	23~24	10~20
生长激素	21~23	1~21	300~400
催乳素	5~7	10~12	80~100
醛固酮	2~4	12~14	60~80
肾素	0~6	10~12	120~140

药物进入人体后有不同的代谢清除时间,还可通过诱发体内特定的生理效应或对体外分析方法的干扰,从而影响某些检验项目的结果。应选择合适的时间进行采样,如检测肾移植患者环孢素的血液浓度,需标明用药时间和采血时间,便于医生监测药物浓度以调整药量。

(二)样本采集部位

样本采集部位应有代表性,例如:成人血细胞分析采集静脉血;粪便常规检验应取有黏液、血液或脓液的部分;在许多有正常菌群出现的感染部位采样时应避免有寄生菌的污染。样本采集不合适时可要求临床重新采集样本。

(三)样本采集量

采集的样本应足够用于临床检测与复查,若一次采集多管血液样本,尽可能合并检测项目,减少患者采血多的痛苦。实验室宜定期评估样本采集量。

四、样本采集后标识

　　如今的临床实验室自动化程度高,样本检测量大,必须依赖实验室信息系统进行样本标识管理。实验室应制订相应程序定期检测标识系统的正确性,以免张冠李戴,酿成差错。

　　ISO15189实验室认可准则明确要求,样本标识的内容除了唯一性编码外,还应至少包括下列项目:患者姓名、性别、检验项目、送检科别、病床号、住院号,送检样本名称及量、采集时间、备注说明。

五、样本采集程序的质量保证

(一)标准采血程序

　　血液样本采集占临床实验室样本采集的大部分内容,临床实验室应按照CLSI推荐的指南和国内的行业规范建立实用的血液样本采集作业指导书,并以此为依据对临床护士及实验室样本采集人员进行培训。

(二)血液样本采血顺序

　　血液样本采集涉及的采血管众多,为了避免采集管中的添加剂对后续采集的血液和检验结果产生不良的影响,需按照一定的顺序进行血液样本采集。根据CLSI指南的推荐,血液样本采集顺序可按照如表5-5(见文末彩插)中的顺序进行采集。

表5-5　国际标准静脉采血顺序

序号	推荐色标	试管类型	添加剂	作用方式	适用范围
1		血培养瓶	肉汤混合剂	保持微生物活性	微生物学 - 需氧菌、厌氧菌、真菌
2		无添加剂的试管			
3	浅蓝色	凝血管	枸橼酸钠	形成钙盐以去除钙离子	血凝检测(促凝时间和凝血酶原时间),需要满管采集
4	黑色	血沉管	枸橼酸钠		血沉
5	红色	促凝管	血凝活化剂	血液凝集,离心分离血清	生化、免疫学和血清学、血库(交叉配血)
6	金色	血清分离管	分离胶和促凝剂	底部凝胶离心分离出血清	生化、免疫学和血清学
7	绿色	肝素管	肝素钠或肝素锂	使凝血酶和促凝血酶原激酶失活	测锂水平用肝素钠测氨水平都可以
8	浅绿色	血浆分离肝素管	分离胶和肝素锂	肝素锂抗凝,分离胶分离血浆	化学检测
9	浅紫色	乙二胺四乙酸EDTA管	乙二胺四乙酸EDTA	形成钙盐以去除钙离子	血液学、血库(交叉配型)需要满管采血
10	灰色	氟化钠/草酸钾或氟化钠/EDTA抗凝管	氟化钠/草酸钾或氟化钠/EDTA	氟化钠抑制糖酵解,草酸钾/EDTA抗凝	血糖

　　如果不按照合理采样管顺序进行采血,就可能导致真空采血管中的添加剂被人为地带入下一根采血管,影响检测结果。例如:促凝管或肝素管若放在凝血管之前,添加剂进入凝血管,直接影响血液凝集,导致PT、APTT的结果不准确。EDTA管若放在血清分离管前面,将使EDTA钠盐或钾盐进入血清分离管,影响钠、钾离子的检测。

（三）样本采集人员的培训

样本采集人员培训是实验室人员管理的关键内容，临床实验室应制订文件，定期对此类人员进行培训与考核，以不断减少样本采集对检验结果的不良影响。培训的内容至少应包括采血相关理论知识、操作技能和生物安全防护等。

案例 5-4

【案例经过】

临床实验室技师在当日检测结果中发现呼吸内科住院患者的电解质检测结果为 K^+ 8.65mmol/l。从 LIS 系统中发现前日电解质检测结果正常。复查血钾浓度，结果为 8.55mmol/l。该技师从自动生化分析仪上取出该患者的样本管，未发现溶血表现，于是赶紧标注为临床危急值，并给临床护士打电话告知情况。

呼吸内科年轻的值班护士接电话后，表示没有在患者输液同侧抽血，并请管床医生接听电话。医生告诉检验科技师，该患者状态良好，当日未输注钾盐，怀疑检验科结果检测有误。

技师觉得不好解释结果，又再次询问护士，"采血时是否有其他异常，患者是否配合采血？"值班护士说："这位患者有 72 岁，采血十分困难，先采集了血常规的血液，再采集用于生化检测的血液时明显血量不足，于是把血常规采血管盖子拧开，将一点血液至倒入用于生化分析的采集管中。"

检验技师觉得找到了问题所在，于是通知临床护士务必再次用正确的试管采血检测电解质浓度。经复查后，结果正常。

你知道第一次检测的问题在哪吗？此案例涉及样本采集质量管理的哪些环节呢？

【分析要点】

第一次检测结果血钾浓度异常高值，经查检验过程无异常则怀疑为临床危急值，按照程序向临床报告并详细沟通。沟通后发现检测结果与患者表现明显不相符，则将焦点锁定在样本采集的过程是否有错误导致检验质量缺陷。

护士的回答道出了症结所在，她把血常规分析的试管（EDTA-K_2）中的血液倒入了生化采集管中，那么抗凝剂的钾盐直接进入生化管，与血液混合在一起进入了检验中检测环节，使得 K^+ 假性增高，远高于生理水平。

【质量管理环节】

此案例由于样本采集人员的操作错误导致了检测结果的错误，若不及时发现问题加以纠正，可能造成严重后果。此案例涉及的样本采集方面的质量管理环节至少包括下列几个方面：

1. 对样本采集容器与添加剂的使用认识不清楚，对不同采集容器各自的适用范围不清楚或违背作业指导书。

2. 没有使用正确的样本采集顺序。例中应该先采集生化管血液，再采集血常规试管血液，护士采集时把顺序弄反了。

3. 违背了血液采集基本原则。根据 WHO 标准采血程序的要求，血液样本采集应在封闭的系统中完成，护士在采集结束后打开了试管盖，是严重违背样本采集原则和生物安全防护原则的行为。

4. 临床实验室对样本采集人员的培训尚需强化，尤其对新入职的年轻人员更应加强培训与考核。

第五节 样本转运的质量管理

临床样本从采集到检测需要经过多个流程(图5-3),从样本采集至到达临床实验室的过程为样本转运环节,该环节质量管理薄弱。在正确采集样本后,应尽可能减少运输和暂存时间,及时送检。

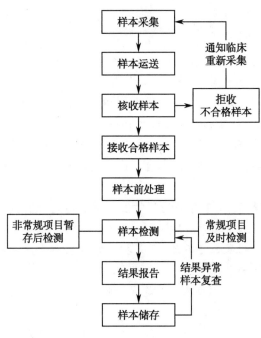

图 5-3 样本检验基本流程

为了保证样本的质量,实验室应制订相关程序文件监控样本的运送过程:确保原始样品按照正确的方式运送。

一、样本转运方式选择

(一)专人运输或气动传输

患者的原始样品应由经过专门培训的人员运送,或者由气动物流运输系统运输。送往外院或委托实验室的样本也应有专门人员进行运送和接收。样本运送人员必须接受过相应的培训,具备一定的专业知识,保证运输中样本质量不影响检测结果,及时运送至检测实验室。

样本在运输的过程中可能会发生丢失、污染、过度震荡、容器破损、唯一性标识丢失或混淆以及高温、低温或阳光直射等使样本变质等情况,为了避免样本在运送过程中出现以上情况,运送时宜使用专用的贮存箱。

(二)运输温度的选择

样本采集后应及时送至实验室,CLSI推荐当样本采集处温度超过22℃时,应尽快将样本进行转运,避免某些分析物遭到破坏。样本离体2小时内务必运送至实验室。有些检测项目不稳定应立即送检或采取特殊运送措施,例如血气分析,室温稳定时间小于15分钟,采集后应即刻送检,如不能在15分钟内送检,应置于冰上(4℃)运输。

二、样本转运过程的质量管理

(一)样本转运人员的培训

样本转运人员上岗前必须经过专业人员的相关知识培训,内容包括各种检验样本的来源、不同检验目的对样本传送的要求、样本采集合格与否的判断、送检样本的生物危险性及其防护等。送往外院或委托实验室的样本要求,如外院或委托实验室有专人接收或输送,人员也必须经过专业培训,确保检验样本及时、安全运送至实验室。

(二)样本转运时间的控制

一般性检验样本在采集后宜控制在 2 小时内送至检验科,原则上样本采集后不做检验也应及时送达检验科进行预处理或暂存。急诊检验项目如血糖、电解质、NT-proBNP、血气分析等,应在样本采集后立即送检,这样既保证了检测结果的真实性,也为急诊救治赢得了宝贵的时间。常见检验项目的最佳送检时间如表 5-6 所示。

表 5-6 常见检验项目的最佳送检时间

送检时间要求	检验项目
采集后立即送检	血氨、血沉、血气分析、酸性磷酸酶、乳酸以及各种细菌培养(特别是厌氧菌培养)
采样后 0.5 小时内送检	血糖、电解质、血液细胞学、体液细胞学,涂片找细菌、霉菌等
采样后 1~2 小时内送检	各种蛋白质类、色素类、激素类、脂类、酶类、抗原、抗体测定等

(三)样本转运过程中的安全问题

1. 样本安全 样本转运过程中应密闭、防震、防污染、防止样本及唯一性标识的丢失和混淆,要防止样本对环境的污染和水分的蒸发,还要注意特殊样本的防腐。转运的任何临床样本,包括拭子、皮屑、体液或组织块,已知或可能含有被分离的致病菌,都应视为潜在性生物危险材料。对于疑为高致病性病原微生物的样本,应按照《病原微生物实验室生物安全管理条例》和《生物安全管理条例》的相关要求进行传染性标识、运送和处理。

2. 人员安全 样本运送人员严格按照生物安全要求戴手套、穿工作服,若有可能发生血液或体液的飞溅或渗出时还需要戴上口罩或护目镜。所有样本应以防止污染工作人员、患者或环境的安全方式运送到实验室。

3. 样本转运记录 检验的传送过程应有记录,记录应从样本采集后立即送检开始,到样本被实验室接收的全过程,内容包括样本采集日期和时间(精确到"分")、样本送检人和接收人。

案例 5-5

【案例经过】

医生为呼吸内科 ICU 一位呼吸衰竭老年患者开具了血气分析的检验申请,护士迅速为患者采集动脉血样后,将样本送至检验科,途中血气样本的橡胶塞不小心掉了,护士怕没有橡胶塞检验科会拒收样本,因此,她返回科室,重新给该样本塞上橡皮塞,然后再将样本送至检验科。检验科收到样本后迅速进行了血气分析检测,结果显示各项指标均正常。医生看到检验结果后,觉得很疑惑,与患者临床表现不相符。

导致血气分析结果与患者临床表现不相符的原因是什么呢?

【分析要点】

血气分析样本在运送过程中必须隔绝空气。因为空气中的 pO_2 高于血液,pCO_2 低于血液,一旦血液与空气接触,大气中的 O_2 会从高压的空气中进入血液,造成血液 pO_2 升高的假象;CO_2 又会从高压的血液弥散到大气中,使血液 pCO_2 检测结果偏低。

【质量管理环节】

护士的失误导致检验科检测了不合格的血气样本。血气分析样本在采集后应立即塞上橡胶塞,并立刻送检。如果中途出现与空气接触的情况,只能重新采集样本。

第六节　样本核收和拒收的质量管理

由于患者准备、样本采集及运送等过程的影响,实验室接收样本时会遇到各种不符合检测要求的样本,为了保证检验质量,实验室应建立一套样本接收标准和不合格样本的拒收标准,并建立不合格样本的处理流程。

一、样本核收标准和实例分析

(一)样本状态与信息检查

样本送达至实验室时,应保持密封、无渗漏,并附有相应的检验申请单。对于已实现信息化的实验室,样本上应贴有唯一标识码。对于无法追溯的样本原则上应拒绝进行检验,但是对于特殊的样本,如脑脊液、关节腔滑液、骨髓等采集困难或者无法被取代的样本,实验室可选择优先处理样本,当检验申请者或样本采集者提供适当的补充信息后才可发布检验结果,且应在最终检验结果上注明。

(二)样本核收标准

1. 经查对样本的患者姓名、年龄、性别、住院号、床号与检验单信息相同。
2. 按检验项目要求病人进行了采血前准备工作。
3. 按检验项目要求使用了相应的真空采血管,采血量在规定范围。
4. 无溶血及无脂血血样本或不影响检测结果的轻度溶血及轻度脂血血样本。
5. 按要求进行了特殊处理或防腐处理的样本。
6. 按要求进行了无菌处理的各种培养样本。

二、样本拒收标准和实例分析

(一)样本拒收标准

样本的拒收标准至少应包含以下内容:

1. 无唯一性标识、标识错误、不清楚、脱落或丢失应拒收;
2. 样本类型错误应拒收;
3. 样本容器使用错误或破损导致样本遗漏可拒收;
4. 血液样本有明显的脂血、溶血、乳糜状、抗凝血中有凝块等均可拒收;
5. 样本量不足可以拒收;
6. 对于未按要求添加防腐剂的样本可拒收;
7. 抗凝剂使用错误对检测结果有影响的可拒收;
8. 样本采集到接收之间的时间间隔过长对检测结果有影响时应拒收;
9. 不应该与空气接触的样本在运送过程中是否与空气接触应拒收;
10. 抗凝剂与血液比例不当时应拒收。

样本接收与拒收都应有记录,记录的内容包括样本的唯一性标识、接收的日期和时间以及接收者信息。样本不合格应及时反馈给申请科室,并提出解决问题的建议。

除上述通用的检验样本拒收标准外,因检验项目的不同,样本采集要求不一样,对样本拒收还应另有规定,如见表5-7。

(二)样本拒收后处理

1. 对无标签、信息不全或信息不符等,应及时与送检部门相关人员联系,建议其重新核实或重新取样,实验室不应该接收或处理缺乏正确标识的样本。

表 5-7　特殊检验项目的拒收原因及处理方法

检验项目	拒收原因	处理方法
血气分析	血气分析样本发现有凝块、气泡或没有密封	应及时通知临床重新采集
24 小时尿蛋白及相关检验	样本留取不当，如 24 小时尿蛋白检测没有标明总尿量或未按要求留取	应及时通知临床或病人重新留取
尿液常规	如尿液样本被阴道分泌物、月经血或粪便污染	应及时通知临床或病人重新留取
微生物检验	送检样本未注明检体来源、身体部位及培养项目	应及时咨询临床
	干燥拭子	应及时通知临床重新采集
临床分析检验	样本量不足：羊水量小于 30ml、药物浓度检测量小于 1ml	应及时通知临床重新采集
	羊水样本未在 4 小时内送检	应及时通知临床重新采集

2. 对于验收不合要求的特殊样本，如临床上不可替代难得的样本（再次取样困难者，且患者在特殊病理状态下，急诊抢救情况下采集的样本）可与临床医生协商先处理样本或进行部分内容的检验，待申请医生或采集样本者承担识别和接收样本责任或提供适当的信息后再发结果，但必须在检验报告上注明样本不合格原因及"检验结果仅作参考"字样。

3. 对于溶血、脂血、送检容器不当等不符合要求的样本可不接收，联系送检者，阐明试验要求，指出不符合要求之处，重新采集符合要求的样本。

4. 对于样本采集离送检时间超过规定延误的样本，可不接收，提醒送检者重新采集，并在报告单上注明"送检延误"。

三、不合格样本的分析处理

不合格样本原则上应予以拒收，但在某些特殊情况下，例如关节腔滑液采集较困难，样本量一般不应少于 3～5ml，但是亦不得以量少为由拒收关节腔滑液样本；对于无法替代的样本，即便样本不合格，仍然不能拒绝检验，但应及时与临床医生针对标本情况进行沟通并在最终检验结果报告上注明提示申请医生考虑该因素对检测结果的影响。

案例 5-6

【案例经过】

近几天，天气变化无常，林女士 1 岁的小宝宝已经连续腹泻 4 天，到医院就诊。医生开具了粪便常规检验。不一会儿，小宝宝在尿不湿上排出了大便，于是林女士从婴儿尿不湿上刮下大便样本，放入大便采集盒中，送到检验科进行检验。

尿不湿上的粪便样本可以进行检验吗？应该接收还是拒收呢？

【分析要点】

尿不湿的吸水性很强，常常混杂着宝宝的尿液。采集宝宝大便样本时应注意，粪便样本要新鲜，不可混有尿液、污水。样本应放置于清洁干燥带盖的容器内，以免粪便中红细胞、脓细胞、病原菌破坏而造成假阴性。一般选取粪便时应尽量挑取黏液脓血部分或水液在内的样本化验检查，这样可以提高阳性率。采取样本最好在 1 小时内完成检验。

【质量管理环节】

尿不湿上的大便样本是无效样本，应该拒收。如遇到患者为婴儿的大便常规检验申请单，在接收样本时，一定要先弄清楚两个问题：一是粪便样本是否从尿不湿上获得，二是留取大便的时间是否超过 2 小时。

第七节 样本检测前处理的质量管理

检验前质量保证是临床检验质量的前提,正确采集、运送、接受、前处理是检验结果可靠性的重要保证。本节主要从样本检测前处理,包括离心、分杯和保存等方面介绍质量管理的重点。

一、样本离心的质量控制

离心是检验样本接收后的一个重要环节,大多数检验样本在上机检测前均需进行离心处理。选择正确的离心方式是获得高质量检验样本的重要环节。

(一)样本离心前放置时间

全血样本应尽快送检,必须注意是否存在血凝块。血凝块将影响全血细胞计数和凝血试验结果。若使用血清(浆)样本,一般应在采血后 2 小时内分离出血清或血浆,以防止血细胞内外多种成分发生变化。血清样本离心前一般要等待自行凝集 30 分钟。血浆样本的最大优点在于可及时检测,而不需要等到血液凝固后检测。

(二)样本离心速度和时间

不同的样本类型以及检测项目对于标本离心的条件有不同的要求,因此,应该按照仪器、项目的相关要求分别设置离心条件,并对离心结果进行验证。下面列举一些较为常用的离心条件设置:

1. 血清样本的处理方法 离心分离血清应选择相对离心力为 1000~1200g,离心时间为 5 分钟。

2. 血浆样本的处理方法 离心全血应选择相对离心力为 2000g,离心时间为 15 分钟。相同时间增加相对离心力或增加离心时间,有可能引起溶血。

3. 尿液样本的处理方法 离心机内温度应尽可能保持<25℃,离心机相对离心力应在 400g 左右,离心时间为 3~5 分钟。

4. 脑脊液及其他浆膜腔积液样本的处理方法 离心分离血清应选择相对离心力为 1000~1200g,离心时间为 15 分钟。

5. 离心时的注意事项 离心时样本应注意配平;使用的容器(如采血管和尿管)材质应坚硬,能耐受住高速离心。

6. 离心完成后应立即检查离心效果,无溶血、无纤维蛋白析出。

二、样本暂存与储存的质量控制

ISO15189 要求临床实验室应有相关程序保证患者样品在检测前的处理及保存过程中的安全、不变质、不丢失、不被损坏。血液样本是临床检验中最常见的样本,检测指标众多,不同指标的稳定性各异,应以不同的方式进行处理和保存。

(一)样本暂存

对当天未能及时检测的样本进行的短时间保存称为样本暂存。样本暂存应最大限度地维持样本的真实状态,保持样本内待检指标的活性和浓度,从而保证检验结果的可靠性。对于不能及时处理的样本,处理后应放适当的温度条件下保存,见表5-8所示。

(二)样本保存条件和保存时间及质量控制

1. 检验后样本储存 检验后样本储存主要目的是留待复查,储存时间视工作需要和分析物稳定性而定。临床生化、临床免疫检测项目保存在 2~8℃冰箱至少 3 天;脑脊液、浆膜腔积液样本室温保存 24 小时；尿液样本保存 12 小时；血细胞分析样本、凝血样本保存在 2～8℃冰箱 72 小时。保存的样本应按时间分别保存，并有明显的标志，到保存期后即行处理。

表 5-8 常见样本暂存的温度条件及暂存时间

样本类型	检验目的	暂存温度	暂存时间（不超过）
血清	电解质、蛋白	4～8℃	12 小时
血清	酶类	4～8℃	6 小时
血浆	凝血	不能暂存	
尿液	常规	4～8℃	12 小时
尿液	生化	4～8℃	6 小时
脑脊液	生化	4～8℃	6 小时
脑脊液	微生物	常温	6 小时
脑脊液	病毒	4～8℃	12 小时
痰液、血液、浆膜腔积液	微生物	常温	6 小时

2. 样本管理　所有的样本不得无故流出实验室。特殊情况下，如用于实验教学、科研、委托外部实验室检验等，样本需要流出实验室的，必须经科室生物安全负责人同意批准，并登记填写记录后方可带出实验室。

3. 样本储存环境管理　样本保存的环境条件应得到保障，以保证样本性能稳定、不变质。对保存样本的冰箱必须设置温度监控及记录。

案例 5-7

【案例经过】

　　临床医生为一疑似肝性脑病的患者开具了血氨的检验申请，护士采集了肝素抗凝的静脉血后，样本运送员立即将样本运送至检验科。检验科内实习生进行样本前处理工作，在处理血氨样本时，实习生将肝素抗凝样本去盖后离心，然后实习生将样本忘记在离心机内长达 2 小时。

　　该样本还能继续进行血氨检测吗？

【分析要点】

　　血氨测定的干扰来自两个方面，一是外在因素的干扰，如含氨的抗凝剂、未去氨材质做的试管、分析过程中受到氨的污染等；二是内在因素的干扰，如样本放置中氨的逸出。血样离体后血浆中谷氨酰胺和多肽易水解释放出氨；而红细胞比血浆中氨含量高 2.8 倍，长时间放置中红细胞会释放出氨，故导致血氨浓度升高。因此，该样本不能再进行血氨检测，应通知临床重新采集样本。

【质量管理环节】

　　实验室接收样本后，应按照样本检验前处理流程进行离心等前处理，特殊类型样本应有专门说明，以免导致样本前处理错误。

本章小结

　　本章讲述了检验前过程中的质量管理原则与方法，结合临床实验室常见的案例阐释了检验前过程质量管理的重要性，指出了该过程中各个环节容易出现的质量缺陷。通过本章的学习，读者应重点掌握检验项目如何正确选择与科学组合，检验样本采集前对采集人员和患者进行必要的准备，掌握样本采集容器的合理选用，并根据正确的顺序采集血液样本。此外，读者应了解样本采集后转运、核收与实验室储存的基本原则，正确处理样本以保证检验结果的准确性。

李　艳（武汉）

第六章
检验中检测系统的性能控制

通过本章学习,你将能回答下列问题:

1. 临床实验室仪器的选购和指标原则是什么?
2. 临床实验室仪器验收、安装与调试有哪些注意事项?
3. 仪器设备检定与校准的区别是什么?
4. 仪器设备使用、维修和保养怎样进行?
5. 如何对新检测方法进行选择、确认和验证?
6. 怎样评价检验方法的正确度和精密度?
7. 什么是生物参考区间?
8. 什么是临床决定值?
9. 如何建立生物参考区间?
10. 如何验证生物参考区间?
11. 如何为患者解答"我的检验结果正常吗"的疑问?

随着医学、生理学、免疫学、分子生物学、材料学、计算机技术等科学技术的飞速发展,临床检验新技术、新方法层出不穷,检验项目不断增加,常规检验工作量快速增长,高通量、多功能全自动检验设备成为临床实验室完成检验任务的主要工具。近年,很多学者认为检验过程质量控制中分析前误差严重影响结果质量,但仔细分析不难发现,检验前过程中某些因素临床实验室很难掌控,必须通过与相关部位、科室共同完成,而检验中质量控制是在临床实验室完成的,临床实验室内管理和技术人员责无旁贷。由于目前常规检验工作对自动化设备的依赖,检验中质量控制中对检测系统的控制是保证质量的重要内容。检验中检测系统控制主要包括检验设备的管理、检验方法的性能验证和确认,本章主要围绕这两部分内容进行讨论。

第一节 临床实验室检测系统设备管理

目前,各种自动化检验仪器在我国各级医疗机构的临床实验室被广泛应用,在为临床提供了快速、准确、可靠的检验结果的同时,在如何对其进行科学的管理不仅仅是包括实验室管理人员和检验技术人员都必须考虑和解决的问题,而且检测系统的有效管理可以为实验室节约资源,提高其使用效率和延长使用寿命,保证其在正常性能下运转,从而达到检验结果准确可靠的目的。实验室检测系统管理主要包括设备采购、安装、建档、校准、使用、维护及保养等内容(图6-1)。

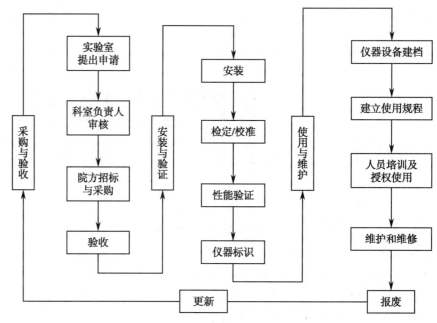

图 6-1 仪器设备管理流程图

一、仪器设备配置与采购

实验室仪器设备配置与采购包括仪器设备的配备标准、购置计划、购置论证、采购和验收等管理。

(一)仪器设备配备

临床实验室应根据所属医院的规模、性质、任务、学科等方面的需求,由临床实验室及相应的行政单位制订仪器设备的配置方案。经院、处级领导同意,由主管部门会同有关业务部门全面了解、审核论证、会审平衡,列入所属医院年度采购计划,提请医院领导批准后执行。临床实验室负责人根据"仪器设备计划申请表"的要求认真、详细填写仪器名称、规格、型号、生产厂家、数量、用途及购置理由。必要时须提出可行性报告,其内容应包括效益预测、型号论证、安装及使用条件等。制订计划时应考虑实际需要和财力的可能,精打细算,慎重考虑,尽量避免因计划不周而造成积压浪费。

(二)仪器选购原则

目前临床实验室仪器设备种类繁多,品牌多样,档次不一,因此选购仪器设备前需对采购仪器设备进行评价,使之符合质量管理的要求。选购仪器设备应遵循以下原则:

1. 可行性 根据医院的规模、特色、任务、财力及开展检验项目、工作量,选购仪器品牌和档次。

2. 合法性 购置仪器设备时要查验各种证件和批文。进口仪器应具备国家食品药品监督管理局颁发的医疗器械注册证、生产厂家给经销商的授权书、经销商营业执照、医疗器械经营许可证及海关报关单等。国产仪器要具备除海关报关单外的其他证件。

3. 适用性 服从和服务于所属医院总体医疗服务的特点和状况,事先进行充分的论证,选择仪器品牌和档次,既不能超越现实,盲目追求高精尖设备,造成浪费,同时又要有一定的前瞻性。

4. 效用性和可靠性 选购仪器的关键是仪器的质量性能,必须详细了解仪器的性能特点。选择的仪器应具备精度和分辨率等级高、应用范围宽、稳定性和重复性好、灵敏度高、误差和噪声小、响应时间短、检测速度快、结果准确可靠和操作简便快捷等特点。

5. 售后服务 质量是产品的管理生命,服务是质量的保证。设备的售后服务很重要,要求销售公司的资质、信誉、技术力量等售后维修服务好。

6. 经济性 选购仪器的可维修性和仪器的保存性能好,如仪器装配合理、材料先进、用标准件及同类产品通用零部件的程度高,有国内生产的配套试剂盒供应。

7. 场地和环境 设备安装的场地和环境直接影响仪器是否能尽快投入使用,购置仪器前应对场地设施和环境(房间、水、电等)是否满足设备安装要求进行评价。

(三)招标与采购

我国现有的医疗卫生机构绝大多数属于国有公共卫生事业单位,医疗设备和器材的购买应符合《中华人民共和国招标投标法》。

1. 招标原则 招标时应遵循公开、公平、公正和诚实信用的原则。

2. 招标方式 仪器设备、试剂及器材的采购,采用公开招标或邀请招标的方式:

(1)公开招标:也称无限竞争性招标。招标人以公告方式邀请不特定法人或者其他组织投标。公开招标可为所有投标人提供一个平等竞争的机会,招标人有较大选择余地,有利于开展真正意义竞争,充分体现公开、公平、公正竞争原则,防止和克服垄断。

(2)邀请招标:又称有限竞争性选择招标,招标人以投标邀请书方式,邀请特定法人或其他组织投标。邀请招标一般不使用公开广告形式,只有收到邀请书单位才是合格的投标人,缩短了投标有效期,能降低投标风险和价格。

3. 招标程序 一般来说,招标需经过招标、投标、开标、评标与定标等程序。

(1)公开招标:医院应通过公开或邀请招标方式进行。招标人一般应向3家以上有兴趣投标或通过资格预审的法人、其他组织发出投标邀请信息。

(2)资格预审:招标人根据招标信息要求投标人提供有关资质证明文件进行资格预审。一般应有3家以上投标人。

(3)投标:投标人通过资格预审后,在规定截止日期和地点向招标人递交招标文件。

(4)开标:也称揭标,是招标单位在规定时间和地点,投标人出席情况下,以公开方式进行开启法定流程。开标时间与投标截止时间为同一时间。

(5)评标:是按规定的评标标准和方法,对各投标人投标文件进行评论、比较和分析,从中选出最佳投标人过程。由评标委员会负责评标,成员名单在中标结果确定前保密,确保评审结论科学性、合理性和公平性。

(6)中标:评标委员会应按招标文件规定对所有投标文件进行评审和比较,确定中标人。

(7)签订合同:自中标通知书发出之日起三十日内,招标人与中标人按招标文件规定和中标结果,就招标人和中标人间的权利和义务,签订招标采购合同。

二、仪器设备验收、安装与调试

新仪器设备到货后,验收、安装与调试是保证仪器设备质量和正常运转的关键。

(一)仪器设备验收

到货验收是指仪器设备安装前验收,工作重点是以所签订合同为依据,核对实物与标书、订货同清单(装箱单)是否相符。仪器设备的验收分为开箱验收和质量验收。开箱验收内容主要包括:设备配置与附件是否齐全、外观正常与否;质量验收内容主要包括:开机功能是否正常、性能指标是否满足要求,如有涉及量值的仪器设备应计量。验收过程应力求到位、全面。在验收时,对仪器设备应具备的所有功能需进行测试和检查,并在该仪器设备满负荷、全量程严格条件下进行。

(二)安装调试与技术验收

1. 安装调试 按合同规定供应方派合格技术人员进行安装调试,参加安装调试人员由使用部门有经验的高级职称工程技术人员与实验技术人员及操作管理人员组成。要先熟悉设备安装、使用说明书，了解仪器设备性能，掌握安装调试的基本要求。在安装调试过程中，应按说明书对设备的各项技术功能（包括软件功能）逐一调试，必要时应做实际操作。使用和维修人员应尽快熟悉和掌握仪器设备操作使用的关键技术。安装调试完成后，仪器设备应连续开机以验证设备可靠性。有关人员要做好安装调试记录，同时制订使用操作规程及管理制度。操作规程及管理制度应包括以下内容：使用人员应具备的技术条件、开机前注意事项及程序、安全措施、操作步骤、日志文档、设备发生意外时的处理措施、维修保养记录、更换人员交接手续等。

2. 技术验收 是对仪器设备的功能配置验收与技术性能指标检测。功能配置验收应根据招标文件和合同技术配置单中提供的各项功能（包括软件版本），逐项核对并进行操作演示，检查是否缺少与合同不符的内容，设备是否能正常工作，并作记录。这项工作也可与设备调试同时进行。技术性能指标检测应根据招标文件或合同技术配置各项可测技术性能指标。按厂方提供的测试条件，对设备逐项进行测试。对检验结果应作出合格与不合格结论，并做好记录。检验验收报告应由参加检验各方共同签字。

对不合格检测项目应由生产厂商负责重新调试或更换新部件，直至测试合格。对功能配置不符或技术性能指标达不到出厂技术要求，又无法调整复原者，应向供应商提出更换或技术索赔。进口设备索赔工作应通过商检部门鉴定、签发鉴定证书，由外贸代理机构协助进行，并报海关备案。技术验收合格后要及时提交验收报告，由临床实验室与设备管理部门进行归档保存，设备即可投入正常使用。

案例 6-1

【案例经过】

某二甲医院检验科主任在国外进修期间，学习了用质谱技术开展药物浓度、激素等检测。该主任回国后经院长同意，花了 250 万向某公司购买了一台科研用质谱仪并在安装调试后立即投入使用。

【讨论】

对照实验室仪器管理要求，该主任的行为存在较多的问题：

1. 违反了仪器选购原则，该仪器为科研用，不具备合法性。

2. 违反了仪器采购原则，未进行招标就直接购买，程序违法。

3. 在安装调试后在投入临床使用前未进行技术验收、性能评估的工作，不能保证该仪器能够产生正确的、有效的临床检测结果。

三、仪器设备检定/校准

仪器设备检定/校准是保证检验结果准确的前提，临床实验室仪器设备，如天平、光度计、生化分析仪等计量器具测定设备，要定期按要求进行检定和校准。《中华人民共和国计量法》对计量器具检定要求分为强制检定和非强制检定，列入国家强检目录设备应定期进行检定，非强检但影响检测结果设备应定期进行校准。

（一）仪器设备检定/校准的概念

1. 检定（verification） 是查明和确认计量器具是否符合法定要求程序，包括检查、加标记和（或）出具检定证书。检定有法制性，其对象是法制管理范围内计量器具。

检定具有法制性，对象是《中华人民共和国依法管理的计量器具目录》中计量器具，包括计量标准器具和工作计量器具,可以是实物量具、测量仪器和测量系统。检定目的是查明和确认计量器具是否符合有关法定要求。

2. 校准(calibration) 是指在规定条件下,为确定测量设备或系统所指示量值,或实物量具或参考物质所代表量值,与对应由测量标准所复现量值间关系的一组操作。

校准对象是测量仪器或测量系统,实物量具或参考物质。校准方法依据计量校准规范、经确认权威技术组织、已出版科学书籍、期刊公布、设备制造商指定的及临床实验室自编的校准方法。校准目的是确定被校准对象的示值与对应的由计量标准所复现的量值之间关系,以实现量值溯源性。

仪器设备检定与校准的区别见表6-1。

表6-1 仪器设备的检定与校准区别

比较项目	检定	校准
目的	对测量装置进行强制性全面评定,属自上而下的量值传递	对照计量标准,评定测量装置的示值误差,确保量值准确,属自下而上的量值溯源
对象	计量法规定的强制检定的测量装置	强制性检定之外的测量装置
性质	具有强制性,属法制计量管理范畴的执法行为	不具有强制性,属于组织自愿的溯源行为
依据	国家计量检定规程(JJG)	国家计量技术规范(JJF)
方式	计量检定部门或法定授权的单位	自校、外校或自校加外校结合
周期	按国家法律规定的强制检定周期	由组织根据需要自行确定
内容	测量装置的全面评定	评定测量装置的示值误差
结论	依据《检定规程》规定的量值误差范围,给出测量装置合格与不合格的判定,发给检定合格证书	不要求给出合格或不合格的判定,只评定示值误差,发出标准证书或校准报告
法律效力	具有法律效力的技术文件	不具备法律效力的技术文件

(二)测量仪器设备的检定和校准实施

为减少医疗检测设备的超差风险和稳定性漂移,使检测设备始终处于良好检测状态并达到量值溯源,临床实验室应开展测量仪器设备检定和校准活动,确保医疗器械检验结果的真实可靠。

1. 检定/校准计划 测量仪器设备检定/校准计划应按国家强制检定性质、校准周期进行制订,确保仪器设备能很好满足测量要求。计划表常含以下内容:每种计量器具(测量仪器)名称、编号、测量范围、反映准确度技术指标(如准确度等级、最大允许误差或测量不确定度)、检定周期或校准间隔、上次检定或校准年月日、下次检定或校准年月日、承担检定/校准单位、使用部门和负责人等。

(1)确定检定或校准对象:哪些仪器设备需进行检定或校准,由临床实验室根据实际情况具体考虑,凡对检测、校准准确性有影响的测量设备,即使是辅助设备,均需列入计划。测量设备是实施检定,还是校准,则看它是否列入国家依法管理的计量器具目录,如已列入,则实施检定,反之则实施校准。

(2)确定检定或校准周期:对实施检定测量仪器设备,检定周期在对应计量检定规程中有明确规定。确定测量仪器设备校准周期时,如该仪器设备技术标准中有规定,则执行标准要求。如相关标准中没有规定,可由临床实验室从设备技术特性、使用频次等方面来考虑。

(3)提出技术指标要求:对实施检定的测量仪器设备,其检定项目、检定方法在对应计量检定规程中有明确规定,临床实验室只需提出执行计量检定规程的要求即可。对实施校准的测量仪器设备，临床实验室要根据检测、校准工作需求确定技术指标，包括量程、准确度等级等。

（4）选择检定/校准服务机构：临床实验室制订的检定/校准计划应考虑到不同测量仪器设备可有不同检定/校准方式，可内部或外部校准。

2. 检定/校准方法　校准方法应优先采用标准方法，首选国家或部门计量检定规程（JJG）或国家校准规范（JJF），可选择性执行，其次可选用国家标准或行业标准中相应检验和校准规范，当没有实施校准的标准方法时，可使用知名的技术组织、有关科学书籍和期刊公布的方法、自编方法、测量设备制造商推荐方法等非标准方法。

（1）外部检定/校准：外部检定/校准是仪器设备量值溯源首选。临床实验室选择外部检定/校准服务机构，需满足以下条件，一是有资格；二是计量授权范围、认可校准能力或建标范围可保证其测量不确定度能满足测量设备使用要求。

（2）内部校准：内部校准活动作为临床实验室测量设备进行量值溯源的重要方式之一。实施内部校准应满足 CNAS-CL31《内部校准要求》要求。具备下列条件：①在临床实验室质量管理体系文件中，要明确实施内部校准程序和要求，要根据实际检测工作需求编制校准操作规程，编制的内部校准规程要组织专家论证，经技术负责人审核批准；②选择合适参考标准和（或）标准物质（计量标准）以及辅助设备，其量值溯源应满足 CNAS-CL01《检测和校准实验室能力认可准则》第5.6条"测量溯源性"的要求和 CNAS-CL06《量值溯源要求》的要求；③要保证实施内部校准和仪器设备使用环境达到要求，保证检测环境不受电磁、温/湿度影响；④实施内部校准的人员，应经相关计量知识、校准技能等必要培训、考核合格并持证或经授权；⑤设备管理部门要建立完善设备内部校准档案，包括内部校准记录、数据处理、内部校准报告、内部校准证书及内部校准标识等，对内部校准结果通过测量不确定度进行评价。

3. 检定/校准结果的确认及处理　对实施检定测量仪器设备，检定证书中有合格与否的结论，如满足使用要求则无须确认，临床实验室可直接利用。对实施校准的测量仪器设备，应对校准数据进行分析，确认其是否满足临床实验室使用要求。只确认合格的仪器设备才能投入使用。如测量仪器设备检定或校准时产生修正因子，应确保在该设备使用过程中加以考虑。临床实验室可对校准数据进行分析，如发现测量仪器技术参数将要偏离时，需引起足够的关注。

案例6-2

【案例经过】

　　某医院在 ISO 15189 评审过程中，每年1次由计量站对 XE-2100 血细胞分析仪进行检定/校准时只采用两个标准血红蛋白浓度进行测定，认为仪器检定/校准合格。

【讨论】

　　1. 本次检定/校准未按标准执行　对于血细胞分析仪的检定应由计量站每年检定一次，并按《血细胞分析仪检定规程》JJG 714-2012 执行；标准可由实验室每半年至少一次，并按中华人民共和国医药行业标准《血液分析仪》（YY/T 0653-2008）和《血细胞分析仪的校准指南》（WS/T 347-2011）执行。

　　2. 检定/标准的内容不全　检定应对加样系统、检测系统及温控系统进行全面评价，校准不仅对血红蛋白进行检定校准，还应对红细胞、白细胞、血小板及相关参数进行检定校准。

四、仪器设备使用、维修和保养

仪器设备是临床实验室检测工作基本和必需工具,通过科学管理才能保证检测结果准确可靠。

(一)仪器设备档案

仪器设备档案是各种仪器设备正常使用、维护及进行技术性能验证不可缺少的资料,是医院重要技术储备。仪器设备档案的管理具有以下特点:①系统性:仪器设备档案应进行科学系统地管理、分类、编目、建账等;②完整性:仪器设备档案齐全,包括仪器信息、购置资料、技术资料、操作说明书及使用资料;③及时性:仪器设备一旦到货,及时归档,仪器设备使用过程中,运行、维修等记录及时更新。

临床实验室应建立仪器设备资料库,所存放资料,由专人负责保管。仪器资料、档案应包括:

1. 仪器信息　仪器信息表包括仪器名称、型号、产地、价格、编号、购置日期、用途、主要性能、保修期,供货方维修等相关承诺、责任人、试剂价格及厂方、经销商和工程师联系方式等。

2. 购置资料　包括可行性方案论证报告、购买仪器设备的申请报告、审批文件、协议、合同等。

3. 技术资料　有使用说明书、出厂合格证书、技术手册、使用维护手册、安装手册、参数手册、备用件明细表,计算机软件、硬件部分的文件材料、培训材料等。

4. 操作说明书　进口仪器主要以英文操作说明书为主,同时配中文操作说明书。

5. 验收调试报告　验收调试报告包括精度检查记录、安装验收单、调试报告、验收报告。

6. 使用资料　使用资料包括设备仪器的正常运行记录、保养记录、校准记录、故障和维护记录及检定记录等。各种记录应有日期、执行人、保养方法、校准方法及所用校准物、故障原因、排除方法、更换零件名称及型号、维修工程师姓名、维修效果等。

(二)仪器设备的使用

仪器设备使用人员必须经过严格、系统培训,培训合格获取授权后方可进行操作。

1. 作业指导书　临床实验室应指定专人建立作业指导书,也可采纳制造商提供的相关仪器设备手册和使用指南。作业指导书也是一种受控管理的技术文件,需经过审核、批准等。

仪器类作业指导书的基本内容应包括:操作规程名称、目的、适用范围、职责、仪器的技术特性(主要技术参数、使用环境要求)、操作方法(操作前的准备、开机程序、质控程序、测定方法、关机程序)、运行检查程序(检测项目、技术要求、校准方法、检测内容及方法、结果的处理及判定方法)、运行检查周期、仪器维护保养内容及方法、使用注意事项等。

2. 培训　精密贵重仪器和大型仪器,必须配备业务能力和责任心强的技术人员担任仪器设备使用、维修保养、管理工作。

使用新购仪器操作人员或新进人员应进行严格、系统的培训。内容包括应用、维修及安全预防知识培训。培训工作常由制造商或经销商负责对操作人员进行培训,内容包括仪器工作原理、日常操作程序、质控或校准实施、保养方法、常见故障排除、检测结果分析、仪器临床应用等。考核合格后才能使用仪器。

3. 仪器设备使用权限　使用权限主要包括:①日常使用权限;②校准或参数设置权限;③特殊保养和简单故障排除权限;④维护权限。

案例6-3

【案例经过】

在某次百姓满意医院检查中,检查专家发现某检验科急诊化验室设备失控频次高,在追原因时发现急诊化验室人员轮换频繁,仪器设备无固定人员负责,夜间值班人员更是全科大排班,而有些新增或更新换代设备没有对所有使用人员进行系统培训,甚至出现过仪器试剂用完后工作人员让实习生更换,结果导致学生误将另一仪器换下的废液当成试剂使用,造成仪器性能无法恢复正常的现象。

【讨论】

1．新型设备安装、调试后厂家技术支持或工程师应对所有使用人员进行培训;

2．实验室负责人对经过培训、考核且可以熟练使用设备人员发放使用授权书;

3．检测设备应有固定人员负责日常使用、质控和维护保养等。

(三)仪器设备的维护保养

仪器设备维护保养是仪器设备管理的一项经常性工作,做好这项工作既能节省更新仪器设备所需资金,又能提高仪器设备寿命。仪器维护由专人负责,做到常态化、制度化和责任制。仪器维护及保养包括日常性和预防性维护保养。

1．日常性维护保养　细致的日常维护保养,对保障仪器设备正常运转至关重要。日常性维护保养需使用人员积极配合,包括:①每日:指每天仪器外部清洁、开机前检测和管道冲洗、工作结束后清洗、断开电源、清理废液等。②每周:对仪器管路清洗、接触样品部件擦洗、仪器机械部件运行情况检查等。③每月:对机械部件润滑、试剂残留物及灰尘擦洗、通风滤网清洗等。④每季:对检测结果起关键作用部件的特殊维护等。⑤必要时:指仪器在任何时候出现检验结果不准确或不能运行时,有必要对某一部件进行保养。

临床实验室应根据检测仪器的工作原理、机械构造及用途等制订相应的维护保养内容。每次维护保养(除每日外)都应有详尽的记录。

2．预防性维护保养　是周期性地对设备进行一系列科学的维护工作,以确保设备安全地处于最佳工作状态,减少故障次数,减少维修工作量,起到防患于未然之效。临床实验室应根据设备构造、故障特点及每天工作量等制订详细预防性维护保养内容,应包括:①外观检查:检查仪器各按钮、开关、接头插座、电源线、散热排风及管道连接等情况。②清洁保养:是对仪器内部电气部分、机械部分(包括滤网及管道)进行清洁,防止接触不良,对必要机械部件加油润滑。③更换易损件:对已达到使用寿命及性能下降,不符合要求的元器件或使用说明书中规定定期更换的配件及时更换,预防可能发生的故障扩大或造成整机故障,排除设备明显和潜在的各种故障。④功能检查:开机检查各指示灯、指示器是否正常。通过模拟测试,检查设备各项报警功能是否正常。

(四)仪器转移与报废

仪器转移与报废是指仪器设备的调拨借出、报废、毁损、丢失等内容,这些变动必须按仪器设备管理要求填写专项申报表,并经仪器设备管理部门办理登记审批手续后,方可进行处理。仪器设备报废、报损参照有关仪器设备使用期限规定,对使用期满,确已丧失效能的,按报废处理。因人为或自然灾害等原因造成毁损的,按报损处理。报废、损毁仪器设备应经仪器设备管理部门会同有关单位及技术人员进行认真技术鉴定,确实无法修复或无修复价值,才可办理报废手续。

第二节 性能验证和方法确认

实验方法性能的确认和验证是临床检验质量控制的重要基础工作。为确保临床实验室开展检验项目，所用检测系统的分析性能满足检测及临床要求，保证患者样本检测结果准确可靠，临床实验室在开展新检验项目前，应判断所用检测方法为标准方法还是非标准方法。如是标准方法，用于临床常规检测前需对其所标示性能进行验证，如为非标准方法，必须对其性能进行评价，确认其满足临床常规检验工作的要求。

一、检验方法选择

（一）实验方法分级

实验方法是保证分析结果准确性的关键因素之一。国际临床化学协会（IFCC）根据分析方法的正确度和精密度不同，将实验方法分为决定性方法（definitive method）、参考方法（reference method）和常规方法（routine method）。从决定性方法、参考方法到常规方法，三者正确度和精密度依次降低，而应用范围则依次增加。

1. 决定性方法（definitive method） 是正确度最高、系统误差最小、经研究证明尚未发现其不正确度或不精密度的方法，其测定结果与"真值"最为接近，具有权威性。主要方法有重量分析法、中子活化法、同位素稀释 - 质谱分析法（ID-MS）等。因决定性方法技术要求过高，费用过于昂贵，此方法主要用于评价参考方法和对一级标准品进行定值，而不直接用于验证常规方法。

2. 参考方法（reference method） 是正确度与精密度已经充分证实，干扰因素少，系统误差与重复测定随机误差相比可忽略不计，有适当灵敏度、特异度及较宽分析范围。一个标准的参考方法必须有确切的试验条件和试验过程，最好能直接与决定性方法做比较，证明其结果的可靠性。参考方法可在生产厂家和临床实验室使用，由经过专业培训的技术人员操作，条件许可的临床实验室也可用参考方法进行常规分析。参考方法主要用于鉴定常规方法，评价其误差大小、干扰因素，并决定其是否可接受，也用于二级参考物和质控血清定值，或用于商品试剂盒的质量评价等。由于其应用范围较宽，有人又把参考方法分为三级：A 级：已经用决定性方法和一级参考物验证的参考方法；B 级：分析原理和试验条件满足参考方法要求，但未完全经决定性方法和一级标准品验证；C 级：满足参考方法分析原理和条件，但因分析物自身成分复杂，没有相应决定性方法能做比对验证。

3. 常规方法（routine method） 指性能指标符合临床需要，有足够正确度、准确度、特异性和适当分析范围，经济实用的临床常规检验方法。常规方法经有关学术组织认可后可作为推荐方法（recommended method）。

随着生物化学技术的不断进步，常规方法发生较大的变化，有更多准确度好、精密度高的酶法用于常规检验，使检验方法性能有较大提高。临床生化检验部分项目的决定性方法、参考方法和常规方法见表 6-2。

表 6-2 临床生化检验部分项目的决定性、参考和常规方法

项目	决定性方法	参考方法	常规方法
钾	ID-MS，中子活化法	火焰光度法	离子选择电极法，火焰光度法
钠	中子活化法	火焰光度法	离子选择电极法，火焰光度法
氯	ID-MS，中子活化法	电流滴定法	硫氰酸汞法，选择性电极法
镁	ID-MS	原子吸收分光光度法	MTB 法

续表

项目	决定性方法	参考方法	常规方法
钙	ID-MS	原子吸收分光光度法	邻甲酚酞络合酮法,MTB法
总蛋白	-	凯氏定氮法	双缩脲法
白蛋白	-	免疫化学法	溴甲酚绿法
尿素	ID-MS	尿素酶法	二乙酰一肟法,酶法
肌酐	ID-MS	离子交换层析法	苦味酸比色法,酶法
尿酸	ID-MS	尿素酶法(紫外)	磷钨酸比色法,酶法
葡萄糖	ID-MS	己糖激酶法	葡萄糖氧化酶法
胆红素	-	重氮反应法	J-G法,钒酸盐氧化法
胆固醇	ID-MS	Abell-Kendall法	酶法
三酰甘油	ID-MS	变色酸显色法	酶法

（二）参考物分级

参考物也称标准品或标准物质,国际标准化委员会将其暂定义为:是一种或几种物理或化学成分已充分确定,可用于校准仪器、评价测定方法或给其他物质定值的物质。附有"参考物证书"的参考物称为有证参考物(certified reference material,CRM),其定值由建立了溯源性的测量程序确定,每个参考物都附有置信水平不确定度,即标准值±总不确定度。

1. 一级参考物(primary reference material)　又称为原级参考物,是含量确定的稳定而均一的物质,其数值由决定性方法或由高度准确的若干方法确定。可用于校准决定性方法、评价及校准参考方法以及为"二级参考物"定值,一级参考物均有证书。

2. 二级参考物(secondary reference material)　可以是纯溶液(水或有机溶剂)或某特殊基质纯溶液。这类参考物可由临床实验室自制或为商品,其物质的量由参考方法定值或用一级参考物比较而确定,主要用于常规方法标化或为校准物和质控品定值。

3. 校准物(calibrator)　又称校准品,在临床检测中,为克服纯标准品和患者样品间基质差异,用具有与患者样品基质效应相似的校准物替代标准品,用于日常工作。校准物有冻干粉或溶液,可用一级或二级参考物以参考方法定值。需注意的是,由于校准物是由指定某公司型号仪器、试剂、方法和检测程序组成检测系统定值,因此,校准物只能为此检测系统服务,起校准作用,不能对其他检测系统作校准,否则会导致检测结果不可靠。

4. 质控品(control material)　又称控制品,具有与检测过程相应的特性,其成分及基质与患者样本相同或相似,且均匀、稳定。质控品用于常规质量控制,主要用于监控患者样本测量误差。在使用质控品时,要求质控品和患者样本同步检测,通过将质控品的测试结果与控制限比较,监控临床实验室内测量是否存在系统误差,并推定分析同批患者样本检测结果的可靠性。需注意将质控品与校准物区分开来,两者有着不同的含义和作用,质控品不能用于标定仪器或实验方法。

案例 6-4

【案例经过】

某医院检验科有三个品牌五台血细胞分析仪分别在急诊、门诊和病房实验室使用,检验人员在日常工作中发现某一进口品牌全血质控品在有效期内使用比较稳定,就用该质控品厂家定值作为校准品对所有五台仪器开展校准活动。

笔记

【讨论】

该检验科技术人员不了解常规检验工作中校准品和质控品的使用规则。

1. 质控品使用的稳定性原则

(1)质控品主要用于某一设备、方法在常规检验工作中状态的稳定性(不同批次检验结果的一致性——精密度,防止同一个样本在不同时间检测结果出现不一致现象);

(2)质控品必须稳定,不同瓶质控品同时检测差值应该很小;

(3)厂家给质控品上标定值只是参考值,检验科使用时必须根据不同时间检测结果(一般>20次)计算靶值和变异系数。

(4)商业质控品可以无参考值。因此,在日常工作中质控品不能作为校准品使用。

2. 校准品使用的专用性原则 某一校准品必须专用于某一检测系统(仪器 + 试剂 + 方法程序,即同一型号仪器应使用其配套试剂),而不能用之于其他检测系统的校准。

(三)实验方法选择原则

临床实验室选择实验方法时,需根据临床需要和检测要求特点,结合临床实验室自身条件和现有检测系统,选择最合适的方法。条件好的临床实验室可建立和选择参考方法,一般临床实验室主要选择常规分析方法和使用方便的参考方法。选择常规检测方法时,要结合临床实验室仪器设备、人员技术力量、试验成本等因素,尽量选用国内外通用方法或推荐方法,便于方法规范化和质量控制,同时重点考虑适用性和可靠性,并具有溯源性。

1. 实用性 一般应具备的是:①微量、快速、便于急诊、适合成套项目分析;②方法操作简便、试剂种类少、易于实现自动化、操作人员无须特殊培训;③安全可靠、试剂无毒、无须特殊防护措施;④试剂价格相对低廉,无须昂贵的仪器和设施。

2. 可靠性 具有较高的正确度和精密度,以及较大检测能力。正确度是指测量均值与"真值"的符合程度,用不正确度反映正确度的高低,一般偏倚应小于 5%。精密度常用变异系数(CV)表示,一般应小于 5%。检测能力一般用检测限度或检出限衡量,检出限是指能与适当的"空白"读数相区别的,检测系统以检出待测物的最小量。

(四)试验方法选择基本步骤

1. 提出问题 根据临床疾病诊断需要,结合临床实验室现有设备条件和人员技术水平等情况,提出开展某项新检测方法;或为提高试验诊断正确度和灵敏度,对临床实验室的方法性能进行改进提出检测方法要求的设想。

2. 收集资料 在临床实验室工作基础上,查阅相关文献,向同行专家进行咨询,在专业性会议上获取信息及资料,还可要求相关试剂、仪器生产公司提供技术资料,充分了解各种方法特点的科学依据和真实使用价值,特别应着重了解方法实用性和可靠性性能特征。

3. 选定候选方法 对获取资料进行认真研究和分析,重点关注检测方法原理、所需仪器和试剂、样本采集运输要求、详细操作步骤、结果计算和分析、生物参考区间及注意事项等方面,同时考虑所选检测系统特异性、正确度、精密度、线性范围、费用、临床价值及其他注意事项与安全防护措施等,并结合临床实验室具体条件选择何种方法。初步选定的方法称为候选方法。

4. 候选方法初步评价 ①对文献报道的最适条件作必要的验证,确定候选方法的最适条件,如需改变条件,须通过试验证明改变条件比原来条件更合适。②确定测量方法的细则,用临床样本及质控血清测试,以便熟悉操作过程及掌握一定技巧,通过重复测量初步考查方法的准确度。③分析浓度不同的样本,与公认参考方法的测量值对比,以初步考查方法的准确度。④仪器与实际符合国家有关规定的证明等。初步评价目的是使技术人员熟悉有关技术,掌握分析步骤的特性,了解操作是否可改进或简化,发现未曾预料的困难或误差来源等,决定是否有必要作进一步研究。在进行此项工作时,可参阅临床和实验室标准化研究所(CLSI)的相关文件。

5. 候选方法的方法学评价 方法学评价主要是通过检测系统性能评价来实现,检测系统常见方法学性能评价指标有正确度、精密度、灵敏度、可报告范围和生物参考区间等。常按如下顺序进行:①按先后次序做批内重复性试验、重复性试验、回收试验及干扰试验;②上述试验达到可接受标准后,按先后次序做日间重复性试验、方法比较试验;③进行临床相关研究,做灵敏度、可报告范围和参考范围及特殊患者样本的测量。

二、方 法 验 证

方法验证(verification)是通过提供客观证据对规定要求是否得到满足的认定,也就是对方法性能进行验证,一般包括以下内容。

(一)精密度的评价

1. 定义和概念 精密度(precision)是指测量程序在相同条件下,对同一样本进行连续多次测量所得结果之间一致性,表示测定结果中随机误差大小程度的指标。精密度常用标准差(standard deviation, S)或变异系数(coefficient of variation, CV)来描述不精密度,从而度量精密度大小。标准差或变异系数越小,精密度越好,反之则差。变异系数是样本标准差与样本均数百分比值,即 $CV(\%)=\dfrac{S}{X}\times100$,CV 值用于比较各组数据间变异情况,不受单位影响。重复性试验是评价方法精密度常用方法,分为重复、中间和复现精密度。

(1)重复精密度(repeatability precision):又称批内精密度,指在重复测量条件下(相同测量系统、相同操作条件和相同地点,对同一被测量对象)的精密度。

(2)中间精密度(intermediateprecision):又称批间精密度,指在期间精密度条件下(在一个长时间内,相同测量系统、相同地点,对同一被测量对象)的精密度。

(3)复现精密度:又称实验室间精密度,指在复现性测量条件下(同一检测方法不同测量系统、不同地点、不同操作者,对同一被测量对象)的精密度。

2. 基本方法

(1)重复精密度:使用同一仪器和试剂,由同一人员,对同一检测项目用同一份检测样品在尽可能短时间内进行重复 20~30 次测定,计算其均值($\bar{x}$)、标准差(s)和变异系数(CV)。

(2)中间精密度:使用同一仪器和试剂,将同一份检测样品每天一次插入常规样本中连续 20~30 日测定,计算其均值($\bar{x}$)、标准差(s)和变异系数(CV)。

(3)复现精密度:应根据临床实验室同一检测方法由多台相同的仪器来决定。

案例 6-5

【案例经过】

在对某医院开展 ISO15189 监督评审中,评审专家发现血液实验室三台血细胞分析仪日常工作中室内质控失控率很高。进一步了解发现,该实验室考虑全血质控品效期短,采用一次连续检测 20 次,根据检测结果计算靶值和标准差来设置室内质控的允许范围。

【讨论】

1．该实验室错误理解了重复精密度与中间精密度的概念。

2．临床实验室室内质控应该用中间精密度检测结果计算靶值和标准差。

3．该实验室为了延长全血质控品使用周期，用重复精密度替代中间精密度计算靶值和标准差可使标准差变小，从而导致实验室室内质控的假失控。

4．考虑全血质控品效期短的问题，可采用在每天不同时段（如早、中、晚）检测，检测周期和频次不少于3天、10次。

3．注意事项

（1）试验样本的选择：进行精密度验证样本必须具有很好的稳定性和唯一性。校准液、质控品、患者样本或混合血清均可用于精密度评价，视其用途而定。①校准液简便易得，可制成不同浓度、干扰因素少、可作为评价随机误差的最佳样品。②冻干质控品稳定、使用方便，适用于进行中间精密度试验，但应注意质控品与患者样本不一样，加入的稳定剂、防腐剂可干扰某些成分测定，反复冻融亦会对试验结果有影响。③患者样本或混合血清常用于短时间内完成的试验，如重复精密度试验，使用时应详细记录样本的特性，如混浊、溶血等。

（2）分析物浓度的选择：进行精密度验证的被测物浓度宜选择医学决定意义的浓度水平，通常选择2～3个不同水平。如低水平、高水平及靠近决定水平，3个水平显示一致的精密度，那么3个水平的浓度就足够；如结果不同或者在3个水平精密度评价存在差异，则需检测更多个水平来描述方法的性能。

（3）试验样本数量：在试验周期内至少做20个样本的检测。增加样本量有利于更好地评价随机误差，但同时会增加成本和试验时间。最佳方案是在成本和试验周期允许的范围内尽可能多地增加样本量。

4．结果判断

（1）与厂家声明的精密度进行比较：如根据试验数据得到的精密度小于厂家声明精密度，则表明厂家声明的精密度得到验证；如根据试验数据得到的精密度大于厂家声明精密度，说明厂家声明的精密度有问题，此时应进行显著性比较，在EP5-A2和EP15-A2中有详细介绍。

（2）与权威机构规定的总允许误差进行比较：将计算精密度与权威机构规定的总允许误差（TEa）进行比较，判断其精密度是否可接受。一般情况下，重复精密度≤1/4TEa、中间精密度≤1/3TEa和复现精密度≤1/2TEa为可接受。

（二）正确度与准确度的评价

1．定义和概念

（1）正确度（trueness）：是指无限多次测量所得结果均值与被测量真值间的一致程度。正确度不是一个量，是抽象概念，不能用具体数值表示，在实际工作中对同一被测对象不可能无穷次测量。正确度与系统误差有关，与随机误差无关。只可说正确度"好"或"差"，可用偏倚来衡量，而偏倚可用数量表示。正确度不等同于准确度。

（2）准确度（accuracy）：是指单次测定值与真值接近程度，用绝对偏差和相对偏差表示。准确度同正确度和精密度一样，也是抽象概念，不能用具体数值表示，只能将准确度描述为"高"或"低"，当测量提供较小测量误差时说明该测量是较准确的。准确度涵盖了正确度和精密度，既正确又精密的结果才是准确的。

正确度常用评价方法有已赋值的参考物质验证、回收试验、干扰试验和方法比较试验等。

2. 已赋值的参考物质验证 正确度评估方法是准确度试验的重要组成部分,广泛应用于新检验方法、非标准方法确认(验证)工作中,是保证临床实验室检验结果准确可靠的基础。

(1)参考物来源:选择参考物应来源于权威机构参考物。这些物质的基质为人血清,不存在基质效应。如参考物质基质和(或)添加物不来自人类,可能存在基质效应,影响其互通性,使用前应验证其互通性。

(2)赋值不确定度:参考物除提供赋值外,还必须提供赋值不确定度。最理想厂家提供赋值"标准不确定度"或"合成标准不确定度"。如厂家提供扩展不确定度,应注意其覆盖因子。

(3)操作方法:选择适合的验证方法且覆盖整个测量区间的多个参考物(至少2个浓度,其中1个为医学判断值附近的浓度)。按说明书要求准备参考物,使用前充分混匀,但不要强力振荡产生气泡。每个参考物浓度每天测定2次,连续测定5天。

(4)结果处理:首先检查10次测定结果离群值,如有则重新验证。按下列公式计算:

$$\overline{X} = \frac{\sum_{1}^{N} Xi}{n}$$

$$S_x^2 = \frac{\sum_{i=1}^{N} (Xi - \overline{X})^2}{n-1}$$

$$验证区间 = \overline{X} \pm t_{临界值} \times \frac{S}{\sqrt{n}}$$

(5)结果判断:验证区间在厂家给出范围内,说明试验数据能证实厂家声明正确度;如未落入此范围,则认为实验室数据未达到厂家声明的正确度。

3. 回收试验 回收试验用于评估试验方法正确测定在常规样本中加入纯分析物(质量、浓度、活性)的能力,结果用回收率表示。进行回收试验应满足以下要求:①使用常规大样品基质,如血清或血浆;如加入被测物为液体,应尽可能减少其在样品中的体积比,一般控制在10%以内;②保证样品基质的一致性,原始样品中应加入不含被测物的相同溶液,作为基础样品;③加入物质能实现准确定量,如称重、使用标准物质或标准液;④应选择有临床意义的浓度加入基础样品,一般加入浓度应有3个或以上浓度水平,并保证对试验样本最终测定结果在检测方法线性范围内。

(1)制备样品:在常规检测样本中分别加入一定量待测物标准物和同样量无被测物的溶剂,制作回收样本和基础样本(在医学决定水平附近)。

(2)计算加入待测物标准物浓度

$$加入浓度 = 标准液浓度 \times \frac{标准液体积}{基础样本体积 + 标准液体积}$$

(3)计算回收浓度:一般用回收率表示,计算公式如下(以加入被测物为标准液为例):

$$回收率\% = \frac{回收浓度}{加入浓度} \times 100\%$$

回收浓度 = 样本最终测定浓度 - 基础样本浓度

(4)临床可接受性能判断:一般测量方法要求回收率在95%~105%,最理想回收率应是100%。将比例系统误差大小与CLIA'88规定的TEa标准进行比较,若小于TEa标准即表明方法的正确度可接受。

4. 干扰试验 在临床实验室测量过程中,干扰物质可以是测量误差的重要来源。通常,临床实验室测量精密度可通过室内质控进行监测,正确度和准确度可通过回收试验,或与参考物质或方法比较进行验证。但在临床实验室中,对干扰物引起误差的判断却非易事。任何一个测量程序都可能存在干扰物,对以患者样本为分析对象的临床实验室来说,干扰物质来源通常有:①病理条件下代谢物,如糖尿病、多发性骨髓瘤;②患者本身原因，如饮酒、药物、饮食等；③样本因素，如溶血、脂血、黄疸等；④样本处理因素，如抗凝剂、添加剂等。因此，干扰试验是通过定量检测样本中物质所引起试验方法的系统误差，以评价方法的准确度。干扰物质引起的误差通常是恒定系统误差，与分析物浓度无关。

（1）基本原理：将阳性干扰物加入临床样本混合液（干扰测定样本）中，与不加干扰物同一混合液组（干扰对照样本）比较有无偏倚，称为"配对差异"试验。混合液干扰物浓度应具有临床决定性水平，根据分析物情况做几个临床决定性水平的试验。最有效方法是在较高浓度下对系列可能干扰物做初步筛选。如不具有显著临床意义，则该物质不是干扰物，没有必要进一步做试验。反之，具有显著临床意义，应进一步做评价以确定干扰物浓度与干扰程度间关系。

（2）试验步骤：①制备样本：将可能引起干扰物质配成一定浓度溶液，加到患者样本中成为干扰分析样本；原患者样本加入相同量无干扰物质溶剂作为基础样本。②检测：对此两种样本同时测定，两者之差即表示该干扰物质产生的干扰所引起的误差，即干扰值。③计算：干扰值＝干扰样本测得值－基础样本测得值。

（3）注意事项：①试验样本：标准溶液或患者样本均可作为干扰试验样本。因患者样本来源方便，基质成分相同于实际样本，常选择患者样本作为试验样本。②吸量精确：吸量精度要尽可能高，以保证干扰样本和基础样本体积一致。③加入干扰物浓度、体积：加入干扰物浓度尽可能达到病理样本最高浓度值，加入干扰物体积尽可能小，以减少稀释。④干扰物选择：可根据方法反应原理、厂家建议和文献提示选择可能干扰物。常采用加入胆红素标准品来制备黄疸样本，机械溶血来制备溶血样本，加入脂肪来制备脂血样本或对高脂样本超速离心前后对比等进行干扰试验。⑤测定次数：每个样本通常要重复测定 2～3 次。

（4）可接受性判断：将干扰物引起系统误差大小与 CLIA'88 规定总允许误差标准进行比较，若小于总允许误差即可接受。

5. 方法比对试验　方法比对试验（comparison of methods experiment）是指试验方法（待评价或待验证方法）与比对方法（参考方法或准确度已知方法）进行比较，从测定结果间差异了解待评价方法检测结果偏倚。CLSI EP9-A2《用患者样本进行方法比较试验及偏移评估》和 EP15-A2《精密度和正确度性能核实试验 - 批准指南》介绍了方法比较试验进行正确度评价，主要差别是，前者实验次数较多，每天测 8 个样本，5 天完成，共测 40 份样本；后者测 20 份样本，可在 1 天内完成。前者对数据进行严格统计处理，而后者计算较为简便。因此，EP9-A2 更适于方法正确度确认，EP15-A2 仅适于方法学验证。

（1）基本方法：按临床和实验室标准化研究所（CLSI）出版 EP9-A2 文件，即"用患者样本进行方法比较试验及偏移评估"进行，用试验方法和比对方法同时测定一组患者新鲜样本，分析 2 个检测系统测定结果差异，得到恒定或比例系统误差数据。

（2）试验过程：①比较方法选择：若选择准确度高参考方法作为比较方法，可将方法间任何分析误差归于试验方法。原则上，比较方法应具有良好精密度、无已知干扰物、分析范围至少与实验方法相同。②样本要求：应选择常规检测新鲜样本为试验样本，无明显干扰物。样本量至少 40 例，增加样本量可提高比较结果可信性。其浓度要尽可能覆盖整个可报告范围，尽可能使试验样本分析物含量在参考区间外、可报告范围内。每份样本应有足够的量，以便使实验方法和比较方法都能做双份测定。③样本测定：不同检测系统开始检测时间应相近，应在 2 小时内检测完毕。每天 8 个样本在不同分析批次测定，将样本按 1、2、3、4、5、6、7、8 顺序先测一遍，然后将顺序倒过来做第 2 次测定。连续测定 5 天，共测定 40 个样本。比对试验完成后，按表 6-3 收集试验数据，实验方法的结果记为 Y，对比方法的结果记为 X。

表6-3　方法学比对试验原始结果记录表

样本号	实验方法（Y）			对比方法（X）			Eij
（i）	Yi1	Yi2	Dyi	Xi1	Xi2	Dxi	（Dyi–Dxi）
1							
2							
3							
4							
...							
...							
37							
38							
39							
40							
平均值		$\overline{DY}$			$\overline{DX}$		$\overline{E}$

（3）结果分析

1）作图分析：作图法是方法学比较最基本技术，可直观地初步判断数据的分布特点。依据比对试验的结果可绘制散点图和偏差图。绘制散点图时，可使用 Y 两次重复测定均值对 X 两次重复测定均值作图；也可用 Y 所有测定值对 X 两次重复测定均值作图。绘制偏差图时可使用 Y 两次重复测定均值与 X 两次重复测定均值的差对 X 两次重复测定均值作图，也可用 Y 测定值与相对应 X 测定值的差对 X 两次重复测定均值作图。作图可初步了解线性关系、有无明显离群点、是否呈恒定变异等情况。

2）离群点检查：按表6-3试验结果计算以下参数，以判断实验方法和对比方法在重复测定样本时是否产生了离群点。

计算每个样品双份测定结果差值均值：

$$DX=\mid Xi1-Xi2\mid , DY=\mid Yi1-Yi2\mid$$

计算实验方法和对比方法样品双份测定结果差值绝对值均值：

$$\overline{DX}=\frac{\sum DX}{N}, \overline{DY}=\frac{\sum DY}{N}$$

计算实验方法与对比方法结果间绝对偏差和绝对偏差的均值：

Eij=｜Yij–Xij｜（Eij 为绝对偏差值，i 为样品号，j 为重复测定次数）

$$\overline{E}=\frac{1}{2N}\sum_i^N\sum_j^2 Eij$$

观察图中有无明显离群点，如有，可对试验数据进行检查，若实验方法重复结果差值 DYi 或对比方法重复结果差值 DXi 或两个方法结果间绝对偏差值 Eij 超出界限 $4\times\overline{DY}$、$4\times\overline{DX}$ 或 $4\times\overline{E}$，则该数据点视为离群点。若仅有一个离群点，可剔除另做试验补上。若有 1 个以上离群点，则检查原因，判断是否保留或删除数据。

3）统计分析检验：计算线性回归方程 y=bx+a 及相关系数 r。

$$r=\frac{\sum_i^N\sum_j^2(Xij-\overline{X})(Yij-\overline{Y})}{\sqrt{\sum_i^N\sum_j^2(Xij-\overline{X})^2}\times\sqrt{\sum_i^N\sum_j^2(Yij-\overline{Y})^2}}$$

$$b=\frac{\sum_i^N\sum_j^2(Xij-\overline{X})(Yij-\overline{Y})}{\sqrt{\sum_i^N\sum_j^2(Xij-\overline{X})^2}}$$

$$a = \frac{\sum_i^N \sum_j^2 Y_{ij}}{2n} - b \frac{\sum_i^N \sum_j^2 X_{ij}}{2N} = \overline{Y} - b\overline{X}$$

通常,若 $r \geq 0.975$(或 $r^2 \geq 0.95$),认为取值范围是适当的;如 $r < 0.975$(或 $r^2 < 0.95$),就应增加测定样品数,以扩大有效数据范围。

4)计算系统误差:按临床使用要求,可在各临床决定值浓度 Xc 处,了解 Y 方法引入后相对于 X 方法系统误差(SE),SE= │(b-1)Xc+a│。其中,a 表示恒定系统误差,b 表示比例系统误差。当 a=0 时,表示无恒定系统误差。b=1 时,表示无比例系统误差。

(4)临床可接受性能判断:与临床实验室修正法规(CLIA'88)性能要求比较,以允许误差 1/2 作为评价标准,即 SE≤总允许误差(TEa),认为系统稳定状态的系统误差属可接受水平。

(5)方法比较试验注意事项

1)样本选择:一般选 40~100 例,其中,25% 样本浓度低于参考范围下限,50% 样本浓度在参考范围内,25% 样本浓度高于参考范围上限,且所有样本浓度应均匀分布于测量整个线性范围。选择合适样品分析范围比增加样品数更重要。

2)比较方法:比较方法选择十分重要,一般应选参考方法或决定性方法,方法间任何分析误差可归于被评价候选方法。

3)在进行方法比较试验时,及时绘制散点图,发现异常值立即复做,及时纠正,可减少离群值出现机会。

4)相关系数 r 表示两个变量间相互关系程度,并不能指明有无恒定系统误差和(或)比例系统误差。做直线回归统计时,若试验点过于密集,尽管离散度不大,但 r 值也会偏小。另外,试验点对应分析物含量分布宽度也会影响 r 值大小,r 值随患者样本浓度范围增大而增大。因此,可用 r 值大小检验 X 取值是否合适。一般要求 $r \geq 0.975$ 或 $r^2 \geq 0.95$,否则必须增加样本数量扩大浓度范围。如扩大浓度范围后 r 值仍偏小,则认为两种方法相关性程度不好。因此,依据 r 值大小来判断两个分析方法分析结果符合程度时应持谨慎态度。

(三)检测限的评价

检测限(limit of detection)是指检测系统可检出最低分析物浓度,又称为分析灵敏度。此浓度限值对于要求准确定量体液中某些低浓度物质,如毒物、肿瘤标志物等检测特别重要。分析灵敏度分为具有定性含义检测低限(lower limit of detection,LLD)和具有定量含义生物检测限(biologic limit of detection,BLD)及功能灵敏度(functional sensitivity,FS)。检测低限是基于零浓度基础上,用于区分从无到有分析能力,即用于评价一个检测系统测定原本体内不存在物质的分析能力,如病毒、药物等,常用于定性检测系统的性能评价;生物检测限和功能灵敏度是基于低浓度基础,用于区分从有到无分析能力,用于评价对人体内含量很低物质进行检测分析系统能力,如肿瘤标志物、某些特定蛋白等。

检测限试验用于评价检测系统可检测出的最低分析物浓度。试验要求及方法如下:

1. 试验样品 一般制备两种不同类型的样品。

(1)空白样品:不含有待分析物的样品,常使用系列校准品中的"零标准"作为空白,理想的空白样品应和所检测的患者样本具有相同的基质。

(2)检测限样品:在空白样品中加入一定量的分析物配制成检测限样品,使其浓度达预期或厂家推荐的检测限浓度,通常要在预期检测限度附近制备几份不同浓度的检测限样品。

2. 测定次数 重复检测样本次数一般无具体规定,通常测定 10~20 次。

3. 试验时间 如果从空白样品的重复性了解检测低限,常常做批内重复性或短期试验;如果从检测限样品的重复性了解检测低限,推荐做较长时间的重复性试验来评价日间的检测性能,一般做 10 天检测。

4. 结果计算

（1）检测低限：试验结果中，空白样本测定均值加 2（或 3）倍标准差（空白样本），即：

95% 可能性 $LLD = \bar{x}_{空白} + 2s_{空白}$

99.7% 可能性 $LLD = \bar{x}_{空白} + 3s_{空白}$

检测低限计算时，直接读出浓度的检测系统对低于零的检测将报告为零，其分布不是正态分布，因此计算的标准差不能如实表达检测低限的真实情况。如果检测响应以初始值表示，如吸光度、荧光等，此时计算的标准差有效。所以应使用初始响应值来计算均值和标准差，然后再转换成浓度单位。如测定结果小于或等于检测低限，报告为"无某待测物检出"。检测低限反映了方法对空白样本测定的不确定度。

（2）生物检测限：检测低限加 2（或 3）倍标准差（检测限样本），即：

95% 可能性 $BLD = LLD + 2s_{检测限样本}$

99.7% 可能性 $BLD = LLD + 3s_{检测限样本}$

生物检测限更真实地反映实际检测限浓度水平样本测定的不确定度。

（3）功能灵敏度：重复测定变异系数 CV 为 20% 的检测限样本浓度，即在预期检测限附近几份不同浓度的样本重复性试验测定结果中，变异系数 CV 为 20% 的检测限样本浓度或最先出现的（均值 $-3s$）大于空白样品的（均值 $+3s$）作为功能灵敏度，功能灵敏度反映了方法能可靠测定的最低浓度。

（四）可报告范围的评价

可报告范围（reportable range）指测量方法可以报告的所有结果范围，即在这个检测范围内，由测量方法得到的结果是可靠的，可报告范围是测量方法的重要分析性能，它反映整个系统的输出特性，包括分析测量范围和临床可报告范围。

分析测量范围（analytical measurement range，AMR）指患者样本没有进行任何预处理（稀释或浓缩等），检测方法能够直接测定出待测物的范围，也就是系统最终的输出值（活性或浓度）与被测物的活性或浓度呈线性比例的范围，它反映整个系统的输出特性。符合方法学性能，测量总误差满足方法规定的性能指标。

临床可报告范围（clinical reportable range，CRR）是指对临床诊断、治疗有意义的待测物浓度范围。此范围如果超出了 AMR，可将样本通过稀释、浓缩等预处理使待测物浓度处于分析测量范围内，最后结果乘以稀释或浓缩倍数，CRR 是扩展的 AMR。

线性（linearity）是分析方法的一个特征，是描述分析方法的浓度或活性反应曲线接近直线的程度的量，不同于正确度和精密度，是分析（在给定范围内）得到与样品中被测物浓度呈比例关系结果的能力。

线性范围（linear range）是指系统最终的输出值（浓度或活性）与被分析物的浓度成正比的范围，此时的非线性误差应低于允许误差。

线性试验是指用试验方法对一系列浓度样本进行分析，对检测结果进行直线回归，评价该分析方法能准确报告的最低浓度、最高浓度或能检测到的范围。

线性评价的目的就是要了解某一测量方法的测定结果在允许误差范围内是否线性良好，其线性范围是多少，如不呈线性可与何种曲线方程拟合。线性评价方法主要分为两大类。一类是传统的线性评价方法，其又可分为两种：①根据不同浓度样本的吸光度值（或其他相应的仪器输出信号），绘制成标准曲线，通过对标准曲线的直观目测或经二元一次直线回归判断。如果在标准曲线图上不同浓度的点均分布在一条直线上，表明线性良好。②某高浓度样本被系列稀释后，对预期值和实测值进行二元一次回归分析，理论上截距应等于 0 或接近 0，斜率应当等于 1 或接近 1，如果斜率超出 1±3%，可认为测量程序偏离线性。另一类为多项式线性评价方法，有代表性的为 CLSI EP6-A 推荐的方法，我国卫生部颁布的《定量测量方法的线性评价》是在 EP6-A 基础上进行适当改良的方法。多项式线性评价方法是采用高低两个极端浓度样本进行相互稀释，直接测量不同浓度分析物量，对测量结果直接分析，不需要原始仪器的测量信号（如分光度计的吸光度值），此类方法更适用于大多数应用自动化仪器的实验室。EP6-A 同时采用二元一次直线回归、二元二次及二元三次曲线回归进行线性评价，这些计算如果依靠手工几乎是不可能完成的，需由计算机完成。

（1）基本步骤

1）样本类型：常用的样本有如下几种：①混合患者血清，该样本基质与真实样本相同，对于可获得病理高值样本的测定，选择混合患者血清是最方便的。②在混合患者血清中加入一定量的待测物，这种方法可得到高浓度的线性试验样本，并有适当的样本基质。③经过特殊处理的混合人血清，可通过透析、热处理、层析等方法制备低值的试验样本。④标准品、商品化质控品或能力验证材料，此类样本使用方便，但由于不是正常的生理样本，基质效应的影响可能会与实际线性结果有偏倚。

2）样本数量：实验室欲建立一种定量测定方法的线性范围时，需在预期测定范围内选择从低到高的 9～11 份浓度水平。如实验室欲对已知线性范围进行验证，只需在已知线性范围内选择 4～6 个浓度水平。可将低浓度和高浓度样品按比例混合，即按 4∶0、3∶1、2∶2、1∶3、0∶4 的比例混合，可得到 5 份线性试验样品；若按 5∶0、4∶1、3∶2、2∶3、1∶4、0∶5 的比例混合，则可以得到 6 份线性试验样品。

3）样本测定：全部试验在同一工作日内完成，检测序列应为随机排列，有显著携带污染时，应用空白隔开样本。每份样本测定 3～4 次，计算其平均值。

（2）统计学处理

1）离群点检查：观察结果有无明显的数据错误，若有明显异常时，应判断是否为离群点。全部数据中的离群点如果有 2 点或以上，则应放弃全部数据或重新进行试验。

2）以分析物浓度（已知）为 Y 轴，测定均值为 X 轴，绘制 X-Y 线性图，目测分析测量范围。

3）若所有试验点在坐标纸上呈明显直线趋势，用直线回归统计方法对数据进行处理，得直线回归方程 $Y=bX+a$。

（3）临床可接受性能判断

1）理想状态下，预期值和实测值间呈通过原点、斜率为 1 的回归线，即 b 为 1，a 为 0。

2）若 b 在 0.97～1.03 范围内，a 接近于 0，则可直接判断测定方法可报告范围在试验所涉及浓度。

3）若 b 不在 0.97～1.03 的范围内，a 较大，试着舍去某组数据，另作回归统计，若缩小分析范围后，回归式有明显改善。若 b 接近于 1，a 趋于 0，此时，缩小的分析范围可作为真实的可报告范围。

（五）定性试验方法学评价

定性试验（qualitative test）仅给出阳性或阴性（是或非）试验结果，特点是使用简便、成本低、操作过程规范或能满足用户特殊要求。在临床应用中，定性试验同样需要进行方法学评价，以确认方法能否满足临床需要。定性检测性能评价主要通过下面两种研究来进行：重复性研究和方法学比较。

1. 评价前的准备　在使用新检测试剂或检测系统，或更换检测试剂或系统前，应进行方法学性能验证，这些能力证明不仅包括与另一种方法进行比较，还包括对技术人员的培训，使其熟悉待评价试剂或系统、掌握样本和试剂处理和存储过程、质控文件说明等。在质控品的使用上，如使用生产商提供的质控品时，应按厂商的要求来进行，使用其他商业质控品必须注意可能存在的基质效应问题。并且在整个方法学评价期间，尽可能使用相同的质控品。对大多数定性试验,每日只需进行阴性和阳性质控品测定即可(如报告弱阳性结果,需有弱阳性质控品)。

2. 重复性研究 定性试验方法重复性研究的目的是确立被评价方法的临界值,并进一步确立临界值 ±20% 的样本浓度范围是否在该方法临界值的 95% 区间内。重复性研究试验应提供样本浓度接近临界值时的精密度结果,而用远低于或高于临界值浓度的样本进行定性试验的重复性研究是不合适的。在临界值 95% 区间(在样本浓度高于临界值并重复试验产生 95% 阳性结果和浓度低于临界值并产生 95% 阴性结果之间的样本浓度范围)之外,定性方法给出相同测定结果的能力(阴性或阳性)是评价其方法性能的重要指标。具体步骤如下:

(1)确立方法的临界值:同样一份样本,在多次重复试验中各有 50% 的概率获得阳性或阴性结果时该分析物的浓度。

(2)在临界值基础上准备 ±20% 的浓度的样本。

(3)对以上样本分别测定 20 次,记录阴性及阳性结果数。

(4)当试验结果表明"临界值"样本的阴性结果和阳性结果不是各占 50% 时,原因可能是:被评估的临界值浓度不准确、结果数据不充分、方法学剂量反应曲线在临界值处是非线性的。

(5)当试验结果表明 +20% 浓度的样本产生阳性结果数≥95%,同时,-20% 浓度的样本产生阴性结果数≥95%,说明临界值 ±20% 浓度范围等于或超出临界值的 95% 区间,对于被测物浓度在临界值 ±20% 浓度范围以外的样本,实验方法将给出稳定的结果。当阳性和(或)阴性结果数<95% 时,应另外准备不同浓度的试验样本,重新进行评价。

3. 方法学比较 定性试验方法学比较时作为对比的方法可以是另一种定性方法(如目前正在使用的方法)、"金标准"方法、定量方法或临床诊断。采用同一组样本,经 2 种或 2 种以上方法同时测定,并对测定结果进行比较。

(1)样本种类和数量:进行方法学比较时的样本最好使用常规患者的新鲜样本,样本量应保证评价实验方法和对比方法测定的需要,样本中被测物应稳定,应尽可能用评价实验方法和对比方法同时完成测定。作为最低要求,用对比方法测定的阴性和阳性样本,应分别在 50 例以上。常规检测时,为保证阳性样本达到 50 例,阴性样本可能已大大超过 50 例,为了保证正确评价阳性样本中可能出现的假阴性问题,必须保证有足够的样本量。

(2)试验过程:使用临床样本进行方法学比较研究应在 10~20 天内完成,一方面保证足够的样本量,另一方面也确保对试验方法的评价在常规实验条件下进行。全部试验样本都应妥善保存,以备再次检测用。

每次试验应立即记录所有原始检测数据并复核,以早期发现分析系统及人为误差的来源,一旦发现某些结果是由可解释的误差引起的,则应将其记录下来,同时,这些结果不能用于数据分析。

当两种方法间产生差异时,如果对比方法不是 100% 准确,可以用"金标准""参考方法"来检测在实验方法和对比方法间产生差异的样本。

(3)数据分析性能指标:定性试验性能的评价指标通常有敏感度、特异性、阳性预测值、阴性预测值和符合率等,表 6-4 列举了两种方法间比较的结果计算。

表 6-4 已知样本临床诊断结果判断定性试验性能指标

实验方法	比对方法(明确诊断)		
	阳性	阴性	总数
阳性	A	B	A+B
阴性	C	D	C+D
总数	A+C	B+D	N(A+B+C+D)

各项性能指标如下：

灵敏度 $=[A/(A+C)]\times100\%$

特异性 $=[D/(B+D)]\times100\%$

阳性预测值 $=[A/(A+B)]\times100\%$

阴性预测值 $=[D/(C+D)]\times100\%$

对于定性试验方法进行评价时，许多情况下样本的临床诊断是未知的，实验方法只能与比对方法进行比较。由于比对方法的准确度并非100%，此情况下不能简单使用敏感度和特异性来描述方法学性能，应使用"符合率"对实验方法结果与比对方法结果的一致性进行描述，表6-5举例说明了实验方法与比对方法间比较的符合率结果计算。

表6-5　实验方法与比对方法间比较的结果计算

实验方法	比对方法		
	阳性	阴性	总数
阳性	57	2	59
阴性	4	39	43
总数	61	41	102

符合率的性能指标如下：

阳性符合率 $=[A/(A+C)]\times100\%=93.4\%$

阴性符合率 $=[D/(B+D)]\times100\%=95.1\%$

总符合率 $=[(A+D)/N]\times100\%=94.1\%$

三、非标准方法确认要求

检测方法分为标准方法和非标准方法，标准方法包括国际、国家、行业、地方标准规定的检验方法，国际标准方法包括国际标准化委员会（ISO）、国际电工委员会（IEC）等组织发布的标准及方法。标准方法是指国家计量检定规程、部门和地方计量检定规程、国家计量技术规范（含国家计量校准规范、定量包装商品净含量检验规则）、国家统一形式评价大纲、国际标准、国家标准、行业标准规定的方法。非标准方法包括知名的技术组织或有关科技文献或杂志上公布的非标准方法；制造商指定的方法；实验室制订及设计的方法；超过其预定范围使用的标准方法；经扩充或更改的标准方法；实验室采用的其他非标准方法。

对于非标准的方法都必须经过确认后才能使用。所谓确认，就是通过核查并提供客观证据，以证实某一特定预期用途的特殊要求得到满足。确认应尽可能全面，以满足预期用途或应用领域的需要。ISO/IEC17025：2005《检测和校准实验室能力的通用要求》标准5.4条款"检测和校准方法及方法的确认"对非标准方法确认进行总体规定，实验室应对非标准方法进行确认，以证实该方法适合于预期的用途。

1. 非标准方法文件化　对非标准方法的使用必须建立文件化的控制程序，并将新的检测方法制订成程序，程序中应包含以下信息：①适当的标识。②范围。③被检测或校准物品类型的描述。④被测定的参数或量和范围。⑤仪器和设备，包括技术性能要求。⑥所需的参考标准和标准物质（参考物质）。⑦要求的环境条件和所需的稳定周期。⑧程序的描述，包括：物品的附加识别标志、处置、运输、存储和准备；工作开始前所进行的检查；检查设备工作是否正常，需要时，在每次使用之前对设备进行校准和调整；观察和结果的记录方法；需遵循的安全措施。⑨接受（或拒绝）的准则和（或）要求。⑩需记录的数据以及分析和表达的方法。⑪不确定度或评定不确定度的程序。

2. 非标准方法确认的要求　为证实非标准方法适用于预期用途，ISO/IEC17025：2005《检测和校准实验室能力的通用要求》提供下列情况之一或是其组合进行确认：①使用参考标准或标准物质（参考物质）进行校准；②与其他方法所得到的结果进行比较；③实验室间比对；④对影响结果的因素作系统性评审；⑤根据对方法的理论原理和实践经验的科学理解，对所得结果不确定度进行的评定。

非标准方法在使用前，必须具备两个条件：一是征得顾客同意，二是对方法进行确认。确认有多种办法，根据对方法的理论原理和实践经验的科学理解，对所得结果的不确定度进行评定。方法的确认工作可以分为以下三个阶段：①确认顾客的需求，说明实际的检测问题，制订相应要求；②选择确认的方法，并记录和分析该方法的特性；③评估方法的特性是否满足检测要求。由于确认是在成本、风险及技术可行性间的一种平衡，所以实验室可以进行复杂完整的确认，也可以只作部分特性的确认。只要能够在兼顾三者的情况下，找到符合顾客需求的方法即可，因此方法的确认是实验室根据顾客的需要、技术的要求与资源的限制而进行的一项综合性工作。

案例6-6

【案例经过】

某医院随着新建病房楼的启用后床位增加和查体中心成立并投入运行，检验工作量大幅增长。为此，医院紧急启动设备购置程序。经过招标、采购、安装、调试、校准、质控品检测结果在控后立即投入使用，缓解了检验科样本量大、设备不足的矛盾。

【讨论】

本案例最大的问题在于没有对设备进行性能验证即投入临床使用，ISO15189 2012版第5.5.1.2条款规定，检验设备在应用前应由实验室对未加修改而使用的已确认的检验程序进行独立验证并对不同设备的验证内容也作了明确规定。如：临床生化、血液分析仪的性能验证内容至少应包括精密度、正确度、可报告范围等；尿液干化学分析仪性能验证的内容至少应包括阴性和阳性符合率；尿液有形成分分析仪性能验证的内容至少应包括精密度、携带污染率和可报告范围；临床免疫学分析仪的性能验证内容至少应包括：检出限、符合率（采用国家标准血清盘或临床诊断明确的阴、阳性样品各20份或与其他分析方法比对），如为定量方法应验证精密度（包括重复性和中间精密度）等。

四、各临床专业领域性能验证分析特点

（一）血液学领域性能验证

临床血液学检验领域包括血细胞分析、血细胞形态学检查、血液寄生虫检查及出凝血检验等。

血液学领域检验方法性能验证要求：①性能验证和确认除正确度、精密度、线性、参考区间外，还应对携带污染率进行验证，参考WS/T 406-2012《临床血液学检验常规项目分析质量要求》。②临床实验室应制订血细胞分析的显微镜复检程序，在检测结果出现异常计数、警示标志、异常图形等情况时对结果进行确认，复检程序的确认应包括：建立或验证显微镜复检程序的方法和数据；验证结果假阴性率应≤5%。③出凝血检验项目，更换新批号试剂时，如试剂敏感度差异明显，应重新验证生物参考区间。

（二）体液学领域的方法选择和验证

体液学检验领域包括尿液、脑脊液、胸腹水等各种体液及粪便的常规检验及形态学检

验等。

体液学检验领域检验方法性能验证要求：①定量试验同血液学检验领域；②定性试验主要验证分析特异度、分析敏感度、阳性符合率和阴性符合率；③如尿液常规检查，使用自动化仪器做有形成分筛检，临床实验室应制订尿液有形成分分析的显微镜复检程序，并进行确认，其假阴性率应≤5%。

（三）生物化学领域的方法选择和验证

生物化学领域检验方法性能验证要求：①标准方法至少应包括正确度、精密度和可报告范围。②如使用内部程序，如自建检测系统，应有程序评估并确认正确度、精密度、可报告范围、生物参考区间等分析性能符合预期用途。③性能指标应不低于国家标准、行业标准或地方法规要求，如中华人民共和国卫生行业标准WS/T 403-2012《临床生物化学检验常规项目分析质量指标》。

（四）免疫学领域的方法选择和验证

临床免疫学领域检验方法和程序包括定量免疫学检验和定性免疫学检验，定性免疫学检验包括：①任何利用抗体与某物质作用而检测该物质的临床实验室方法。②绑定试验：利用特异性抗原或抗体能绑定到分析物配体。定性检验指只提供两种反应结果的检测方法（即阳性/阴性或是/否）。阳性结果只说明分析信号超过了分析阈值（检出限）或临界值（临界值设定给出简要的敏感性和特异性组合）。

临床免疫学领域检验方法性能验证要求：①定量免疫学性能验证同生物化学领域；②定性免疫学试验性能验证内容应参考试剂盒说明书上明确标示的性能参数进行验证，至少应包括：检出限、精密度（包括重复性和中间精密度）、符合率（采用国家标准血清盘或临床诊断明确的阴阳性样品各20份或与其他分析方法比对）。

（五）微生物领域的方法选择和验证

临床微生物学检验领域包括微生物培养和鉴定检验、血清学检验和寄生虫检验等。

在新的鉴定系统使用前，应查阅已发表的完整的、科学的系统评估文献作为性能验证的初级证据，再按优先顺序依次选择标准菌株、质控菌株或其他已知菌株对商品化鉴定系统（包括自动、半自动、手工）每种板（条/卡/管）的鉴定/药敏结果符合性进行验证，其选择原则：①选择有鉴定价值试验：要对两种细菌进行鉴定，须选择一项两种菌呈现决然不同结果的试验，即一种菌呈阳性（阳性反应菌株阳性率须大于90%），另一种菌为阴性（阴性反应的菌株阳性率应小于10%），这项试验才有鉴定价值。否则，就没有鉴定价值。②选择简易、快速、方便的试验：鉴定一种细菌可能有多种特异的方法，没有必要逐一进行试验，只选择其中一或两种达到目的即可，多选无意义。③综合考虑试验的敏感性和特异性：敏感性＝所有阳性结果数/所有感染患者数，试验敏感性越高，假阴性结果就越少。特异性＝阴性结果总数/未感染患者数，特异性越高，假阳性结果越少。试验的敏感性和特异性是相互联系的，试验的敏感性增加，会使特异性下降，反之亦然。

临床微生物学领域性能验证内容宜包括精密度、线性、准确度、分析灵敏度、分析特异度、生物参考区间等。通常培养方法的性能特征不包括精密度和线性，其要求试剂和耗材（新批号及每一货次）应通过直接分析参考物质如标准菌株、质控菌株及阴性和阳性质控品，新旧批号平行试验或常规质控等方法进行验证，使其达到预期用途。

（六）输血学领域的方法选择和验证

临床输血学检验是医学领域中由多个学科交叉发展起来的一门新兴学科，包括医疗机构和采供血机构的血液检验和输血医学。

临床输血学检验方法选择同血液学检验领域，其性能验证参见血液学、生物化学及免疫学领域要求，输血相容性检测应对符合性进行验证。

（七）分子诊断领域的方法选择和验证

分子诊断领域包括病原体核酸和人体基因等领域涉及的核酸扩增试验、杂交试验（包括解剖病理中的原位杂交试验）、核酸电泳分析等。

分子诊断领域的方法选择最基本的原则：首先要有高度特异性，其次要考虑检测方法难易性和灵敏性，其性能要求：①应不低于国家标准、行业标准、地方法规要求，定量检测方法和程序的分析性能验证内容至少应包括精密度、正确度、线性、测量和（或）可报告范围、抗干扰能力等。定性检测项目验证内容至少应包括测定下限、特异性、准确度（方法学比较或与金标准比较）、抗干扰能力等。②自建检测系统精密度要求：以能力验证／室间质评评价界限（靶值±0.4 对数值）作为允许总误差（TEa），重复性精密度<3/5TEa；中间精密度<4/5TEa。③设备故障修复后，分析系统比对 5 份样品，覆盖测量区间，至少 4 份样品测量结果偏倚<±7.5%。④临床实验室内分析系统定期比对：样品数 $n \geqslant 20$，浓度应覆盖测量区间，计算回归方程，系统误差应<±7.5%。⑤留样再测判断标准：按照项目稳定性要求选取最长期限样品，5 个样品，覆盖测量区间，至少 4 个样品测量结果偏倚<±7.5%。⑥试剂批间差异、耗材的抑制物的验收判断标准：选取 5 个旧批号检测过的样品，覆盖测量区间（包括阴性、临界值、低值、中值和高值），至少 4 个样品测量结果偏倚<±7.5%，其中阴性和临界值样品必须符合预期。

五、性能中断（仪器故障）后的处理

各检测分析仪是医院临床检验精密仪器，一旦出现故障，性能指标可能会出现变动，因此，当仪器设备故障后必须进行以下处理：①停止使用：当发现设备故障时，应停止使用并清晰标识，操作人员应及时报告主管领导。②设备维修：修理工作不能随意进行，应由熟练维修工程师进行维修。③修复后验证：设备故障修复后，应首先分析故障原因，如设备故障影响了方法学性能，可通过以下合适方式进行相关的检测、验证：可校准的项目实施校准验证，必要时，实施校准；质控品检测结果在允许范围内；与其他仪器的检测结果比较；使用留样再测结果进行判断。

第三节　生物参考区间

在进行临床诊断、确定治疗方案或其他生理评估时，需要将个体的检验结果与生物参考区间进行比较，因此，生物参考区间是使用最为广泛的医学决策工具，是判断个体是否健康的标准。当没有更好的方法将健康与疾患状态区分时，通常以生物参考区间作为判断依据。对于每个定量检验结果来说，应与适当的生物参考区间相一致，而所确定的生物参考区间还应能区分亚组的信息，如性别、年龄、种族、习惯等。

按 ISO 15189《医学实验室质量和能力要求》2012 年第 3 版标准的要求，临床实验室应规定生物参考区间，将规定的依据文件化，并通知用户；若特定生物参考区不再适用所服务人群时，应进行适宜的改变，并通知用户；若变更检验程序或检验前程序时，应重新评审生物参考区间。

在国际上，国际临床化学和检验医学联合会（IFCC）和国际血液学标准化委员会（ICSH）是最早提出参考值的制订理论的 2 个国际组织，提出了确定参考值的合理方法和可靠依据，批准了参考值的定义，参考个体的筛选，参考个体的准备和样本采集，在建立、转换、应用参考值时分析变异的控制，参考限的统计学处理，以及检验结果和参考值之间的关系等 6 个主要文件。临床实验室和标准化研究所（CLSI）在《临床实验室如何制订参考区间》的 C28-A3 文件中指出参考区间建立的重要性，包括对参考个体的选择、检验前和检验程序

的注意、计算方法、评估参考区间有效性的方法以及参考区间转移等内容。

2012年我国颁布了卫生行业标准 WS/T 402《临床实验室检验项目参考区间的制定》，规定了临床实验室检验项目参考区间制订的技术要求和操作过程，有助于制订检验项目的参考区间。

上述这些国内外文件是生物参考区间评审的主要依据，在临床实验室内应按照这些文件来描述参考群体和参考区间，当变更参考区间时，应随时更新相关文件，详细记录参考区间变化的原因，包括参考群体的数量、统计学分析、健康标准的评估、参考样本的排除和区分标准后分析使用的检测方法等。

大多数制造商和临床实验室应按 IFCC 或 CLSI 的指南来建立参考区间，但临床实验室也可使用制造商的定义值，此时应考虑采用合适的方法来验证和转移参考区间。但在参考区间应用中还有许多尚待解决的问题，如采用非参数法进行参考限计算时，哪些是需要通过检测来获取参考区间的？如何评估离群值？如何为住院患者设置参考限等。

案例6-7

【案例经过】

某院临床医师检测了9名患者的血清脂肪酶，结果均高于该院参考区间上限240IU，但根据临床症状、体征和临床表现，提示这些患者并不患有胰腺疾病的可能，故临床医师认为临床实验室在检测过程中出现了错误，要求提供正确的证据。该临床实验室将样本外送至另一家使用相同测量系统的临床实验室进行检测，9名患者的检测结果类似。进一步调查发现，外院实验室使用的参考区间上限是335IU，而制造商产品说明书的参考区间上限是286IU，该院临床医师认为脂肪酶的参考区间上限应设置为300IU。

【讨论】

本案例引起了临床医师、检验人员对参考区间规定和检验结果解释的思考。首先，该临床实验室设定的参考区间上限既非商品说明书所提供的参考区间，也非与临床医师共同商量制订的参考区间，该实验室在规定参考区间时，应找到恰当的依据，可源自于商品说明书、参考文献、行业标准和临床指南等。其次，该临床实验室在获得相关参考区间时，应进行验证，证实所获参考区间是否符合本院就医人群的实际情况。最后，在证实参考区间适用于本院患者人群后，应告知所服务的临床医护人员。

一、生物参考区间相关术语和定义

Solberg 认为参考区间是为临床医师根据所得检验结果提供判断标准，以更好地解释这些数据的临床应用。CLSI 提出了生物参考区间的术语和各相关术语之间的关系（图6-2）。

1. 生物参考区间（biological reference interval） 简称参考区间，是指两参考限之间（包括两参考限）的区间，是从参考下限到参考上限的区间，通常是中间95%区间。在某些情况下，只有一个参考限具有临床意义，通常是参考上限，这时的参考区间是0到参考上限。"正常范围""正常值"和"临床范围"等术语意义不清，不建议使用。

2. 参考个体（reference individual） 按明确标准选择的用作检验对象的个体。通常健康人的标准是难以制订的，但可以制订不健康因素的排除标准。

3. 参考人群（reference population） 由所有参考个体组成的群体。通常参考人群中的数量未知,可以只有一个成员(为自身或其他人做参考),因此参考人群只是一个假设实体。

4. 参考样本组(reference sample group)　从参考人群中选择的用以代表参考人群的足够数量的个体。统计意义上,一定数量的参考个体时参考人群中的一个抽样组。参考区间的建立过程是对参考样本组的具体研究。

5. 参考值(reference value)　通过对参考个体某一特定量进行观察或者测量而得到的值(检验结果)。参考值从参考样本组中获得。对一个参考个体进行某项目检测得到的值为该个体的参考值,从参考样本组可以得到一组参考值。参考值反映在健康状态下,人的解剖、生理和生化等功能指标数据的波动状态。

6. 参考分布(reference distribution)　参考值的分布。参考人群的分布和分布参数可用参考样本组的分布和适宜的统计方法估计。

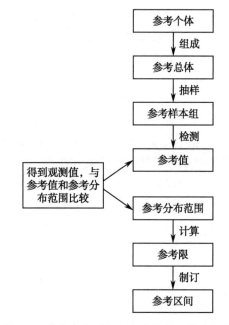

图 6-2　生物参考区间各定义间关系的流程图

7. 参考限(reference limit)　源自参考分布用于分类目的的值。参考限使用规定部分的参考值分别小于等于或大于等于的下侧或上侧限值,如≤上限、≥下限。参考限将参考值分类,如将参考值由小到大排列,对大多数分析物来说,以参考值分布的 2.5% 为低限,以 97.5% 为高限。当只有单侧参考限具有临床意义时,以确定 5% 或 95% 为参考限。参考限可能与其他各种类型的医学决定限不同。

8. 观测值(observed value)　即患者检验结果,是特定类型的数值,是检测对象(如患者)的观测值或检验结果,需与参考值、参考分布、参考极值或参考区间进行比较。

二、生物参考区间的建立

临床实验室从制造商购买测量系统后若欲将厂商说明书上的参考区间用于临床实践,就应考虑确认厂商研究参考区间时所用的参考人群是否与临床实验室的人群一致。厂商应能提供制订参考区间的人群详细情况的说明。若厂商和临床实验室的人群截然不同,那么临床实验室就必须评审相应的参考区间。对于新检验项目或检验方法,与已检测过的检验项目来说,采用不同的方法来评审参考区间,前者需按参考区间制订的流程实施,后者可按参考区间转换的方法实施。

(一)新的检验项目或检验方法

应根据明确的方案,制订与健康相关的特定检验项目的参考值,并进行参考区间的评估。当为新的检验项目或新的检验方法制订参考值时,应使用下列步骤和流程。

1. 根据医学科学文献,建立相应的生物变异和分析干扰物质目录。

2. 制订选择(或排除)和分组标准,制订相应的调查问卷,以便潜在的参考个体能使用这些标准。

3. 参加参考区间研究的个体,需签署书面的知情同意书,参考个体需完成调查问卷。

4. 根据调查问卷和其他相应的健康评估的结果,对潜在参考个体进行分类。

5. 根据排除标准或其他表明缺乏良好健康状况的评估情况,将相应的个体排除出参考样品组。

6. 根据期望的参考极值,确定相应的参考个体数量。

7. 选择相应的个体进行样本采集,以便按常规患者样本操作方式对指定分析物进行检测。

8. 按患者样本常规的操作方式,正确地采集和处理患者生物样本。

9. 在明确的条件下,通过常规患者样本操作方式,使用相应分析方法对样本进行分析,并获取参考值。

10. 对参考值进行审核,制备直方图,评估数据的分布情况。

11. 确定可能的数据误差和(或)离群值。

12. 分析参考值,即选择一种评估方法,评估参考极值和参考区间(包括可能情况下,取得各亚组各自的参考区间)。

13. 记录前述所有步骤和流程。

上述的操作流程与选择参考个体、确定参考值的先验性方法相一致。在实际工作中,如检测组中潜在的参考个体预期健康时,常可同时完成样本采集和调查问卷工作。如发现需要排除在外的个体时,可取消分析的检测结果。

在某些情况下,可使用或应使用后验性方法,该法适用于医学检查或其他分组人群中获得的大量检测值。对后验性方法而言,在制订参考值时,同样需要考虑特定的个体和各自的检测值,只是这些工作在检测后才进行。

(二)已检测过的检验项目

在适当情况下,可将临床实验室或制造商参考值研究中建立的有效参考区间进行转换,获得相应的参考区间,而无须进行全新的研究。只有测试对象人群、所用全部方法(从测试个体准备到检验项目检测)完全相同或具有适当可比性时,才能进行转换。也可按 CLSI-EP9 文件《使用患者样本进行方法比较和偏移估计》中所述方法,对测量系统进行可比性验证,通过替代方法(新建方法)和比较方法(经典方法)之间的比较,证实两方法之间的数学关系,作为调整、纠正或规定参考区间的依据。

为了验证转换后参考区间,可通过检查与初始参考值研究相关的因素,对转换的可接受性进行主观评估;或通过检测临床实验室所在患者人群中少量参考个体,将这些参考值与大型初始参考值进行比较,从而验证参考区间的适用性。

(三)参考区间制订方法

1. 参考个体的选择

(1)参考个体的筛选标准:筛选参考个体时,应尽可能排除对结果有影响的因素,并设计详尽的调查表,以排除不符合要求的个体,针对不同的检验项目筛选标准不尽相同,主要考虑的因素有:饮酒情况(如酗酒);长期或近期献血;血压异常;近期与既往疾病;妊娠、哺乳期;药物,如药物滥用、处方药、非处方药及避孕药等;肥胖;吸毒;特殊职业;环境因素;饮食情况(如素食、节食等);近期外科手术;吸烟;遗传因素;输血史;滥用维生素;运动。参考个体调查表举例见表6-6。

以上因素可用于筛选健康相关的参考个体,但需注意:

1)这些因素并不全面;

2)不同的检验项目在筛选参考个体时,不一定要将上述指标全部纳入,筛选标准的增加或减少,要视其性质而定。

(2)参考个体的分组:根据所筛选参考个体的特征进行分组。最常用方式是按性别、年龄进行分组,常用可考虑的分组因素有:年龄;性别;血型;种族;昼夜节律;取样时的状态及时间;月经周期;妊娠时期;锻炼(运动);饮食;吸烟;职业;其他。

(3)参考个体选择:应保证研究对象的同质性,如调查季节、时间或空腹与否等。除按上述要求筛选和分组外,应按随机抽样方案选择参考个体。用于参考值检测的个体应尽可能涵盖各年龄组内不同年龄,不应集中在某一年龄段,应尽可能地接近使用该项目的临床患者的分布组成,男女个体数量相当,而且在地理区域选择上应具有代表性。除非是设计需要,否则不要选择住院或门诊患者。

表6-6 参考个体调查表举例

姓名　　　　　　　　　　性别　　　　　　　　　　年龄　　　　岁
体重　　　kg　　　身高　　　　cm　　　出生地　　　省
现住址

项目		结果
医生填写问诊内容	1. 现在是否健康	□否　□是　如果否,请描述:
	2. 现在是否就医治疗	□否　□是　如果是,请描述:
	3. 现在是否服药	□否　□是　如果是,请描述:
医生填写问诊内容	4. 是否特殊饮食	□否　□是　如果是,请描述:
	5. 是否有高血压	□否　□是　如果是,请描述:
	6. 是否定期运动	□否　□是　如果是,请描述:
	7. 是否吸烟	□否　□是　□20支以下/日　□20支以上/日
	8. 是否饮酒	□否　□是　□啤酒　□老酒　□白酒　ml/d
	9. 请选择家庭生活饮用的主要饮用水	□自来水　□纯净水　□天然矿泉水　□其他
	10 请选择家庭饮食使用的主要水来源	□自来水　□纯净水　□天然矿泉水　□其他
	11. 请选择家庭饮食含油量高的食物摄取频度	□每日　□约3日/周　□1日/周　□其他
	12. 请选择饮食常用的油类	□动物油　□植物油　□两者皆有
	13. 请选择饮食常用的植物油的种类	□调和油　□豆油　□菜油　□其他
	14. 只限女性回答 是否处于妊娠期 是否处于月经期	□否　□是 □否　□是
医生填写判断	是否符合参考个体	□否　□是
采血人员填写	采血情况	□采血顺利　□采血困难　□止血困难　□其他

2. 参考样本检验前的准备　影响参考样本试验结果的因素有很多,包括检验前、中、后3个阶段。各种类型自动化分析仪的引进大大提高了临床分析的精密度,同时方法学的改进和校准品质量的提高,使得分析的准确度得到了很大提高。但检验前影响因素常被临床医生和检验人员所忽视。因此,应注意参考样本检验前的准备,主要有参考个体的状态,样本的数量、采集、处理与储存等几个方面。

(1)参考个体的状态:是指对临床决策具有影响的状态。样本采集前是否空腹会对多种检验项目有直接或间接的影响,而长期节食也会造成许多指标的改变。另外,咖啡因、酒精、香烟、维生素C等也会影响许多分析物的性质,如改变一些酶类的活性。因此,应按表6-7中列举的各因素进行参考个体的准备。保证各种状态良好方可进行样本的检测。

表6-7 检验前应考虑的因素

个体准备	样本采集	样本处理
先前的饮食	采集时的环境情况	运送方式
禁食或非禁食	时间	样本状态
药物禁忌	身体姿势	血清血浆的分离（离心转速）
生理节奏和取样时间	采集地点	储存
身体活动	采集准备	试剂
采集前的休息时期	血流	检测系统
压力或情绪	仪器或技术	

（2）样本数量：以非参数方法估计样本的参考区间，至少需要120例，若需要分组则每组至少120人。若有离群值，则在剔除离群值后应补足。样本量最少量120例是为了保证能正确估计参考限的90%置信区间，若按99%置信区间估计，则最少需198例。

对于新生儿、幼儿、老年人等样本难以获得的人群，样本量可少于120例，但无论样本量多少，均应采用非参数方法进行统计，并报告相应的百分位数。此外，还可以选用稳健法计算，该方法所需的最小样本量为20例。

样本的分组应在考虑临床应用性和是否符合生理要求的情况下，按性别、年龄或其他因素进行。

样本采集：临床实验室应对样本的采集、处理和储存制订操作手册，有助于临床医生解读患者检测结果。如检测样本选择了血液，则应区分样本是动脉血、静脉血还是毛细管血，如需使用抗凝剂，应告知使用哪种抗凝剂等。

静脉血样本采集应严格按皮肤穿刺采集诊断血液样本的程序，应符合WS/T 225《临床化学检验血液标本的收集与处理》文件的规定。若为其他体液样本，如尿液、脑脊液或唾液等，也应规定相应的样本采集、加工和处理程序。

样本处理与储存：应严格按WS/T 225《临床化学检验血液标本的收集与处理》文件的规定进行。

3. 参考值数据的检测、要求和分析

（1）测量系统的要求：包括参加室间质评，成绩合格；实施室内质控，变异系数（CV）在允许的范围内；条件允许时，应对使用的检测系统进行精密度、正确度验证；配套系统应要求厂家提供校准品溯源性证明材料；非配套系统应与配套系统进行比对试验，偏移在允许的范围内；仪器操作步骤应严格按照生产厂商的要求或作业指导书进行，并准确无误地记录检测所得出的参考值数据。

（2）参考值检测数据离群值的判断：在检测数据中，如有疑似离群的数据，应将疑似离群值的检测结果和其相邻值的差D和数据全距R相除，若$D/R \geq 1/3$考虑为离群值。若有两个以上疑似离群值，可将最小的疑似离群值作如上处理，若都大于1/3，则需要将所有点都剔除，若都小于1/3，则保留所有数据。剔除离群值后若样本量不足120例，则需补足。

上述离群值检测方法是基于Dixon检验，有赖于数据呈正态分布。若将方法应用于偏态分布数据，很可能因剔除离群值导致参考区间呈极不合理的狭窄，也可能因存在几个离群值而掩盖了数据分布异常的特征，致使离群值未被剔除导致参考区间不合理，此时，就需要权衡决定采用哪种方法解决上述两种情况。

（3）绘制分布图：目的是了解所测得的数据的分布特性，判断资料是否正态分布，如果是，则可采用$\bar{x} \pm 1.96s$确定参考区间。

4. 参考值的分析 根据检验与临床的专业知识确定，参考区间有单侧参考限和双侧参考限。采用非参数方法计算参考区间上下限各自的90%置信区间。

5. 参考区间的确定

（1）参考区间统计方法：①正态分布资料：若检测数据呈正态分布，或经转换（如 Box-Cox 转换）后数据呈正态分布，可按 $\bar{x} \pm 1.96s$ 表示95%数据分布范围，或 $\bar{x} \pm 2.58s$ 表示99%分布范围。如常先按统计学原理计算出 $\bar{x}$ 及标准差 s，并按95%置信区间，确定参考区间为 $\bar{x} \pm 1.96s$。②偏态分布资料：若检测数据呈偏态分布，可采用非参数法处理。将 n 个参考个体的观察者按从小到大的顺序排列，编上秩次：x1≤x2···≤xn，x1 和 xn 分别为观察值的最小值和最大值。把这 n 个秩次分为100等份，与 r% 秩次相对应的数称为第 r 百分位数，以符号 Pr 表示。那么参考下限和参考上限的秩次可以分别用 $P_{2.5}$ 和 $P_{97.5}$ 表示，用 $r=0.025(n+1)$ 和 $r0.975(n+1)$ 计算，若计算值不是整数，可将他们四舍五入后取整。

（2）参考区间的分组：参考区间是否需要分组主要根据不同检验项目的临床意义。若需要则应作 Z 检验，以确定分组后的均值间有无统计上的显著性差异。

如将120个参考数据按分组要求分成两组（如男、女或年龄两组），两组的参考数据的个数较为接近，Z 值计算公式如下：

$$Z = \frac{|\bar{x_1} - \bar{x_2}|}{\sqrt{\dfrac{S_1^2}{n_1} + \dfrac{S_2^2}{n_2}}} \times 100$$

式中：$\bar{x_1}$ 为第一组的均值；$\bar{x_2}$ 为第二组的均值；s1 为第一组的标准差；s2 为第二组的标准差；n1 为第一组的个数；n2 为第二组的个数。

Z 判断限值（Z*）计算公式如下：

$$Z^* = 3 \cdot \sqrt{\frac{n}{120}} = 3 \cdot \sqrt{\frac{n_1 + n_2}{240}}$$

另外，如 $s_2 > 1.5s_1$，或 $s_2/(s_2-s_1) < 3$，可考虑分组，若 Z 值超过 Z*，也可考虑分组。

参考区间计算方法的举例如下：利用某医学院学生来研究人体血清钙的参考区间，年龄 20～30 岁，按性别分为两组，每组各120例，血清钙测定结果原始数据频数分布见表6-8。由表可见，数据分布大致呈正态分布，测定结果男性高于女性。

表 6-8　240 名医学生按性别血清钙频数分布表

结果（mg/dl）	男性	女性	合计
8.8	0	1	1
8.9	0	2*	2
9.0	0	1	1
9.1	2	3	5*
9.2	1*	11	12
9.3	8	11	19
9.4	6	8	14
9.5	11	16	27
9.6	12	16	28
9.7	13	26	39
9.8	16	8	24
9.9	14	7	21
10.0	7	3	10
10.1	10	2	12

续表

结果（mg/dl）	男性	女性	合计
10.2	11	3**	14
10.3	7**	2	9**
10.4	1	0	1
10.5	0	0	0
10.6	1	0	1
合计	120	120	240

注：mg/dl×0.024 95换算成mmol/L；* 为 r_1 的值；** 为 r_2 的值

用 n 表示参考值，计算95%的参考区间。观察值按大小顺序排秩次，用 r 代表观察值的秩（最小的秩为 $r=1$，最大的秩为 $r=n$）。用非参数方法估计参考限的上限和下限。下限的秩用 r_1 表示（第2.5个百分位数），参考值的下限为 $r_1=0.025(n+1)$ 的观察值；上限的秩用 r_2 表示（第97.5个百分位数），参考值的上限为 $r_2=0.975(n+1)$ 的观察值。因 r_1 和 r_2 的值通常不是整数，常用 r_1 和 r_2 两侧秩相关的数据来计算参考限。当 $n=120$ 时，r_1 和 r_2 分别接近3[$r_1=0.025(120+1)=3.025\approx3$]和118[$r_2=0.975(120+1)=117.975\approx118$]。在 $n=240$ 时，r_1 和 r_2 分别接近6和235。

利用上述 r_1 和 r_2，通过参考值数据估计总体参考区间的上限和下限，得出血清钙的95%参考区间，本例男性 9.2～10.3mg/dl（2.30～2.57mmol/L），女性 8.9～10.2mg/dl（2.22～2.54mmol/L），总的参考区间为 9.1～10.3mg/dl（2.27～2.57mmol/L）。

血清钙男性高于女性，但是否需要分组，要进行 Z 检验，以验证血清钙同年龄组的男性和女性之间均值的差异有无统计学意义，统计结果见表6-9。

表6-9 240名医学生血清钙结果（mg/dl）

	男性	女性
均值	9.80	9.57
标准差	3.1	2.9

将上述表中数据代入下列公式，求 Z 值：

$$Z = \frac{|\overline{x_1} - \overline{x_2}|}{\sqrt{\dfrac{S_1^2}{n_1} + \dfrac{S_2^2}{n_2}}} = \frac{|9.80 - 9.57|}{\sqrt{\dfrac{3.1^2}{120} + \dfrac{2.9^2}{120}}} = 5.94$$

从上述结果来看，Z 值大于3，超过样本量为120例的标准 Z^* 值，需考虑性别分组建立不同的参考区间，但从临床和生理角度出发，建立不同性别参考区间的没有太大的临床重要性，因此，临床实验室可将 9.1～10.3mg/dl（2.27～2.57mmol/L）作为共同参考区间。

三、参考区间的验证

1. 参考区间的转换 因参考区间制订费时费力，且有时不切实际，难以实现，临床实验室期望有一种方法能通过某种确认程序将参考区间从一个实验室（或制造商说明书）传递到另一个实验室，这样既节约成本，又方便快捷。参考值的转换过程非常复杂，为保证适用性，需满足一些特定要求，不同情况下，转换要求也不尽相同。

如果参考值的初始研究已完成，参考区间的转换主要考虑两个问题：①测量系统的可比性；②检测人群的可比性。因此，在使用相同或不同测量系统（如仪器、试剂、耗材、校准品、质控品等）时，检验项目参考区间的转换应考虑：①实验室内部测量系统的可比性；②从一个实验室到另一个实验室转换时，除测量系统可比性外，还应考虑检测对象是否为相同地理环境和人口因素的人群。

（1）测量系统具有可比性时参考区间的转换：按 CLSI EP9 文件要求，在进行方法学比较时，除操作步骤、影响因素外，替代方法（新建方法）和比较方法之间若具有相似的不精密度和已知干扰物、使用相同或具有可比性的标准品或校准品、使用相同的报告单位、方法间差异绝对值具有可比性的话，比较方法的参考区间就可以向新建方法转换。如不能符合 EP9 文件的要求，就必须进行新参考值的研究。

（2）检测人群具有可比性时参考区间的转换：如临床实验室使用的测量系统与制造商 / 其他实验室相同或具有可比性的测量系统时，参考区间的转换就涉及参考人群的问题，应考虑参考个体的准备和样本采集和处理步骤，这也是当前临床实验室最常见的参考区间转换方法。

（3）通过方法学比较转移参考区间的方法：虽然 CLSI 没有正式发布的文件，但也认为 Koivula 提出的由临床实验室与参考实验室通过方法学比较来转移参考区间也是一种实用的方法，即临床实验室从能力验证结果中仔细选取 6 或 7 个结果，计算与参考实验室结果之间的回归方程，由此计算出临床实验室的参考区间。据此，Westgard 建议通过证明两种方法学之间的偏倚和数学关系，可用以调整、纠正或报告参考区间，然后由回归方程得到新建方法的参考区间，计算公式如下：

$$Y_{下限}=a+bX_{下限};\ Y_{上限}=a+bX_{上限}$$

其中，$Y_{下限}$ 是新建方法的参考下限，$Y_{上限}$ 是新建方法的参考上限，$X_{下限}$ 是比较方法的参考下限，$X_{上限}$ 是比较方法的参考上限。

在使用本方法时，需要注意的是：①临床实验室内部在使用新方法建立参考区间时，可通过新建方法和比较方法（原方法）的比较得到相关数据；②若怀疑转移参考区间的可靠性，建议分析 20 例参考个体的样本进行验证；③利用此计算方法转移参考区间时，要求比较方法的潜在误差最小。

2. 参考区间的验证　对于使用相同或具有可比性的测量系统来说，有 3 种方法可用于评估参考区间转换方法的可接受性。

（1）直接使用：根据制造商或其他临床实验室提供的参考区间的原始资料，包括检验前、中、后程序，参考区间的估计方法，以及参考人群地理分布和人口统计学资料等。若实验室判断自己的情况与这些资料一致，则参考区间可不经验证直接使用。

（2）小样本量验证：若实验室希望或需要对参考区间进行验证，则实验室可从本地参考人群中筛选少量参考个体（$n=20$），将其测得值与参考区间的原始参考值相比较。需注意的是，检验前和检验中因素应与参考区间提供实验室相一致。

操作时，按筛选标准从本地参考人群中募集参考个体 20 人，采样并测定，测定值剔除离群值后若不满 20 例需补足。将这 20 个测定值与需验证的参考区间比较，若落在参考限外的测定值不超过 2 个，则该参考区间可直接使用；若 3 个或 3 个以上测定值超出，则需重新筛选 20 人，重复上述操作，同样若不超过 2 个测定值超出该参考区间的则可以使用，若仍然有 3 个或 3 个以上测定值超出，则实验室应重新检查所用的分析程序，考虑是否有人群差异，考虑是否需要自己建立参考区间。

（3）大样本量验证：对于某些重要项目的参考区间验证，实验室可加大参考个体的样本量（$n=60$），将其测得值与参考区间的原始参考值相比较。同样，检验前和检验中因素应与提供参考区间的实验室一致。在统计学上，随着样本量的增加，利用统计原理发现实验室人群差异的能力会更强。

操作时，按筛选标准得到参考个体，测定参考值，将其与需验证的参考区间比较，判断它们之间的差异是否显著。若没有显著性差异存在，则可接受由制造商或其他实验室提供的参考区间；若有差异，一是实验室再增加参考个体的样本量达到 IFCC 制订参考区间最少样本量的要求,制订符合本地人群特征的参考区间;二是使用稳健法,直接利用这60名参考个体所提供的参考值计算参考区间。

不论是样本大小,若已知实验室所在地人群和参考区间原始人群之间在地理分布、人口统计学方面有差异,则没有必要验证,应考虑建立新的符合本地人群特征的参考区间。

四、生物参考区间的实际应用

(一)生物参考区间在我国的实际应用

2012年我国以卫生行业标准形式颁布了中国人群的血细胞分析、血清丙氨酸氨基转移酶、天门冬氨酸氨基转移酶、碱性磷酸酶、γ- 谷氨酰基转移酶、总蛋白、白蛋白、钾、钠、氯等27个检验项目的生物参考区间(表6-10)。

表6-10　中国成年人群的生物参考区间

项目	单位	参考区间 男	女
血清丙氨酸氨基转移酶(ALT)	U/L	9～50	7～40
血清丙氨酸氨基转移酶(ALT)*	U/L	9～60	7～45
血清天门冬氨酸氨基转移酶(AST)	U/L	15～40	13～35
血清天门冬氨酸氨基转移酶(AST)*	U/L	15～45	13～40
血清碱性磷酸酶(ALP)	U/L	45～125	20～49岁:35～100 50～79岁:50～135
血清γ- 谷氨酰基转移酶(GGT)	U/L	10～60	7～45
血清总蛋白(TP)	g/L	65～85	
血清白蛋白(ALB)	g/L	40～55	
血清球蛋白(GLB)	g/L	20～40	
白蛋白/球蛋白比值(A/G)		(1.2～2.4):1	
血清钾(K)	mmol/L	3.5～5.3	
血清钠(Na)	mmol/L	137～147	
血清氯(Cl)	mmol/L	99～110	
白细胞计数(WBC)	$\times 10^9$/L	3.5～9.5	
中性粒细胞绝对值(Neut#)	$\times 10^9$/L	1.8～6.3	
淋巴细胞绝对值(Lymph#)	$\times 10^9$/L	1.1～3.2	
嗜酸性粒细胞绝对值(Eos#)	$\times 10^9$/L	0.02～0.52	
嗜碱性粒细胞绝对值(Baso#)	$\times 10^9$/L	0～0.06	
单核细胞绝对值(Mono#)	$\times 10^9$/L	0.1～0.6	
中性粒细胞百分率(Nuet%)	%	40～75	
淋巴细胞百分数(Lymph%)	%	20～50	
嗜酸性粒细胞百分数(Eos%)	%	0.4～8.0	
嗜碱性粒细胞百分数(Baso%)	%	0～1	
单核细胞百分数(Mono%)	%	3～10	
红细胞计数(RBC)	$\times 10^{12}$/L	4.3～5.8	3.8～5.1
血红蛋白(Hb)	g/L	130～175	115～150
红细胞比容(Hct)	L/L	0.40～0.50	0.35～0.45
平均红细胞容积(MCV)	fL	82～100	
平均红细胞血红蛋白量(MCH)	pg	27～34	
平均红细胞血红蛋白浓度(MCHC)	g/L	316～354	
血小板计数(PLT)	$\times 10^9$/L	125～350	

注:* 为试剂内含有5'- 磷酸吡哆醛。血细胞分析生物参考区间适用于静脉血

1. 建立参考区间的步骤

（1）选择参考个体，组成参考样本组：参考样本组选自中国东北、华北、西北、华东、华南和西南等 6 个地区城乡居民，每个地区入选参考个体总计约 720 人，每 10 岁年龄段的参考个体数至少 120 人，男女比为 1∶1，年龄范围为 20～79 岁。

参考个体通过问卷调查、体格检查、实验室检查、影像学检查筛选参考个体。如血细胞分析项目的参考个体需满足：①自觉健康。②无血液系统疾病，如贫血、白血病、血小板异常疾病等；无变态反应性疾病，如荨麻疹、支气管哮喘、过敏性皮炎等；无呼吸系统疾病，如急性呼吸道感染、肺结核、慢性阻塞性肺疾病等；无泌尿系统疾病，如尿路感染、肾小球肾炎、肾病综合征等；无消化系统疾病，如肠炎、病毒性肝炎、肝硬化、慢性腹泻、消化性溃疡、黄疸等；无风湿性疾病，如类风湿关节炎、系统性红斑狼疮等；无甲状腺疾病，如甲状腺功能亢进症、甲状腺功能减退症等；无寄生虫感染、恶性肿瘤、遗传性疾病、高血压[收缩压≥140mmHg 和（或）舒张压≥90mmHg]。③近期未曾手术或服用药物、未曾献血或大量失血。④无消瘦（BMI<18.5kg/m²）、营养不良。⑤无酗酒（长期饮酒或 2 周内大量饮酒）、嗜烟（吸烟量>20 支 / 日）。⑥近期无剧烈运动或重体力劳动。⑦无慢性理化损伤（如长期暴露于电离辐射环境）或长期接触化学物质（如苯、铅等）。⑧女性无月经量过多、未处于妊娠或哺乳期。

（2）采集处理血液样品：血液样品采集与处理的主要原则是：①参考个体准备：采血前 3 天保持正常生活习惯，不做剧烈运动和重体力劳动。生化项目样品采血前一天晚餐后至第二天上午应禁食，禁食时间 8～14 小时。②采血：受检者取坐位，采用真空采血方式自肘前静脉采血。③血液样品处理：生化项目样品在采集后 2 小时内及时处理。血细胞分析项目需排除不合格样品的影响，如采血量不足、肉眼观察有血凝块、溶血、脂血、高胆红素、显微镜下有血小板聚集的样品。

（3）分析血液样品：使用目前我国常用的多种分析系统进行分析。分析系统性能评估应于参考个体样品检验前进行。按仪器和试剂说明书规定的操作程序运行分析系统。分析性能符合要求后进行参考样品的分析。并做好定期的室内质量控制和正确度评估。

（4）统计处理参考值，建立参考区间：按照 Dixon 方法剔除离群值。按 Ichihara 等方法，对性别、年龄、地区各组参考值进行检验，判断是否需分组，将不需分组的参考值合并，确定实际参考样品组。采用中间 95% 区间做参考区间。用非参数方法计算各实际参考样本组参考值的 2.5% 和 97.5% 百分位数，并计算其 90% 置信区间，根据临床意见对参考限进行适当取整形成参考区间。

2. 参考区间的应用

（1）一般原则：①每个临床实验室应首选上述参考区间。因为参考区间建立研究工作量和成本巨大，实验室引用参考区间比自己建立参考区间更为现实、合理，且该参考区间是基于中国成年人群多中心研究的结果，多数项目的检验结果可溯源至国际公认参考方法。②使用前应进行必要的验证或评估。外部参考区间的适用性取决于临床实验室检验结果和服务人群与建立参考区间时的检验结果和参考人群的可比性。只有存在恒定的系统偏移才影响参考区间的适用性，过大的实验室内变异是实验室分析质量问题，不是参考区间适用性问题。

（2）使用前的必要评估、验证和使用：对临床实验室的分析质量和服务人群进行评估，若有理由认为与参考区间研究的分析质量和参考人群有足够可比性，可直接使用上述参考区间。

若对分析质量和人群可比性不确定或实验室要求对引用的参考区间进行验证时，可按下列步骤进行参考区间验证：①筛选合格参考个体不少于 20 名。②按临床实验室操作程序采集、处理、分析样品。③按适当方法检查并剔除离群值，若有，则另选参考个体补足。④如选择 20 个合格的参考个体，将 20 个检验结果与参考区间比较，若超出参考区间的数据不超过 2 个，则验证通过；若超过 2 个，则另选 20 个合格参考个体重新按上述要求进行验证。若参考个体多于 20 个，超出参考区间的数据不超过 10% 则验证通过；若有 10% 的数据超出参考区间，则另选至少 20 个合格参考个体，重新按上述要求进行验证。验证结果若符合要求，可直接使用参考区间，否则应查找原因。

（3）参考区间未通过验证时的处理程序

1）因分析质量问题的解决方法：对未通过验证的情况，应首先评价分析质量，尤其是正确度，若证实是分析质量的问题，应改进或更换分析系统。分析质量评价可采用下列方式：①分析可互通的经过认证的标准物质或其他适宜的参考物质；②参加适宜的正确度验证计划或标准化计划；③与性能可靠的其他系统或方法进行比较。

2）其他问题的解决方法：排除分析质量问题，因下列原因未通过验证时，实验室应建立参考区间或引用适宜参考区间。常见原因包括：①新生儿及儿童：如白细胞和红细胞计数结果随年龄增长有明显变化；②高海拔地区：如高海拔地区人群血红蛋白和红细胞计数等参数的结果明显高于其他地区；③如以末梢血方式采集时；④由于民族、生活习惯、地区差异等因素造成血细胞分析结果明显变化。

（二）生物参考区间在国际的实际应用

国外也有很多国家级的参考区间研究计划，比较著名的计划有：

1. Nordic 参考区间计划（NORIP）　采用"先验"法选择参考群体，严格地控制检验前和检验过程。

2. Sonic 参考区间计划（SONIC）　采用数据采集技术从已知实验室数据库中采集约 300 万患者的结果，并基于正常操作控制和检验前、检验过程控制。

3. 新西兰南岛质量保证组（SIQAG）　采用参加实验室之间比较，并采集方法学信息和专业判断。

4. 英国病理学协调计划（UKPH）　基于运行的参加实验室的国家调查值。

将上述 4 个调查计划和我国调查给出常规 4 个分析项目的血清参考区间比较见表 6-11。由表可知，不同调查方法之间的结果基本相似，仅 NORIP 报告的血清钾上限低于其他颁布的数据，提示可能此计划中样本采集方案最佳，看上去也合理解释了检验前过程应严格定义的道理。

表 6-11　4 种参考区间调查计划的参考区间比较

计划	血清钠（mmol/L）	血清钾（mmol/L）	血清尿素（mmol/L）	血清氯（mmol/L）
NORIP	137～145	3.6～4.6	女性：18～49 岁：2.6～6.4 ≥50 岁：3.1～7.9 男性：18～49 岁：3.2～8.1 ≥50 岁：3.5～8.1	
SONIC	135～145	3.5～5.5	2.5～7.0	95～110
SIQAG	135～145	3.5～5.3	3.2～7.7	95～110
UKPH	133～146	3.5～5.3	2.8～7.8	95～108
我国	137～147	3.5～5.3	-	99～110

笔记

第四节 临床决定值

临床上，检验结果"正常"或"异常"的判断常通过结果比较而得到，因此，不少检验项目在不同浓度时的临床价值和意义并不一样，临床上最关心的是各种检验项目的结果是否超出了临床决定值。

如质量控制章节所述，在检验结果质量的保证中，首要关心的是测量系统在临床决定值附近的质量，通常只做 1 个浓度水平的质控品，只能反映整个可报告范围中某一点的质量，难以反映分析物在较高或较低浓度水平的检验结果是否符合要求。因此，在选择质控品时常建议多选几个浓度，最好在临床决定值附近选 1 个质控品，此外再选可报告范围上、下限值的质控品。

一、临床决定值的定义

国际上，临床决定值（clinical decision limits）或医学决定水平（medical decision level）尚无统一的定义。按 IFCC 的参考区间和决定值委员会（committee on reference intervals and decision limits）的定义，临床决定值是指基于特定风险水平或某些疾病发病概率的临床判定的限值。Murphy 等的定义为"正常和疾病之间的最佳鉴别限值，或需要 / 不需要进一步检查的限值"，而 Burnett 认为临床决定值是指临床决策所依据的值，高于或低于某个浓度可判断为疾病或非疾病。

与生物参考区间不同，前者与临床医师处理的病理情况有关，后者与人体的生理健康有关。参考区间是群体的生物学特征，制订时需考虑性别、年龄等因素，是一个相对稳定的数值。而临床决定值与临床决策的类型有关，与新的、科学的信息使用有关，是与时俱进不断变化的，如按美国国家胆固醇教育计划（ATP）的文件，三酰甘油的临床决定值从第 1 版的 250mg/dl，经第 2 版的 200mg/dl，到第 3 版已经是 150mg/dl 了。也就是说，对同一个体某一项目的连续检测结果来说，同一测定值可有相同的参考区间，但可能会用不同的临床决定值，两者的区别汇总于表 6-12。

表 6-12 生物参考区间和临床决定值的区别

项目	生物参考区间	临床决定值
定义	是 2 个参考限之间的区间，源自参考群体的结果分布	是疾病和非疾病之间的最佳分界限，或需要 / 不需要进一步检查的限值
影响因素	群体类型、年龄组、性别组	临床问题、患者分类
信息收集	患者可以是参考群体的一部分	患者应符合某些临床操作（治疗）
统计分析	分布曲线的中央 95% 的数据	没有（公议值）、ROC 曲线、预测值
数据	2 个值（下限和上限），每个值有 90% 的可信区间	1 个值，没有可信区间。也可按不同临床状况或不同临床问题的似然比有几个值

二、临床决定值的制订方法

临床上有几种不同类型的临床决定值，按制订标准不同分为：

1. 基于 Bayesian 理论的方法 该方法于 1975 年由 Sunderman 提出了鉴别值（discrimination values），由 6 个基本制订步骤组成。

（1）定义需查找的疾病；

（2）划分疾病的病理生理阶段，由评估试验作出诊断的客观依据；

（3）了解诊断性试验的诊断灵敏度；

（4）了解诊断性试验的诊断特异度；

（5）了解疾病的流行率；

（6）了解阳性或阴性误诊的后果。

按上述步骤，临床决定值就是用于患者群体亚组鉴别诊断的诊断性试验结果，是基于下列假设得出的：①诊断试验的灵敏度；②诊断试验的特异度；③两组之间个体内相对分布；④误诊的临床价值。

这是最常用的、基于证据的临床决定值制订方法，可用于改善患者的诊疗，至今，此概念已提出近 40 年，但并非所有的决定值都符合上述标准，仅肌钙蛋白 I、ALT 和少数其他检验指标的临床决定值是按上述方法制订的。

2. 基于流行病学的方法　该方法是基于群体的调查研究，经典案例是脂肪（总胆固醇、低密度脂蛋白 - 胆固醇等）、血糖或糖化血红蛋白的测定，这些临床决定值多在共识性会议上达成一致或在指南中提出。

这些数值的选择精度是武断的，常出于便于记忆的目的，如美国标准中总胆固醇临床决定值为 200mg/dl（5.17mmol/L），欧洲标准为 5.00mmol/L，但其值是否合理，常基于对疾病最终后果的研究，证明当患者某项目浓度低于或高于决定值限值时，疾病的不同生存率或并发症的不同发生率。最好的例子是 Alehagen 等关于 BNP 和 NT-proBNP 的临床决定值的研究：Alehagen 在 2007 年 *Clinica Chimica Acta* 杂志中报道了针对老年人群 B 型钠尿肽（BNP）及其前体（NT-proBNP）的参考区间和临床决定值的研究，作者采用基于对疾病最终后果的长期疗效研究法，观察了有心力衰竭症状老人的 6 年后因心血管病的死亡率，得出了 BNP 和 NT-proBNP 的临床决定值，为了便于临床记忆和应用，将 BNP 的临床决定值约定为 50pmol/L（170ng/L），NT-proBNP 的临床决定值约定为 200pmol/L（1700ng/L）。

3. 基于病理生理学的方法　该方法实际是危急值（critical values）或报警值（panic values）的限值。检验结果达到危急值时，代表病理生理学状态已由正常变为危及患者生命了，必须采取恰当的治疗和某些纠正措施。危急值的概念较宽泛，还包含并非危及患者生命的警告值（alert values）。

这些限值的设定多数也是武断的，常基于临床经验，没有任何统计学的支持。

案例6-8

【案例经过】

由某院临床医师长期治疗的某位冠心病合并高血压患者，血清低密度脂蛋白 - 胆固醇（LDL-C）检测结果从数年前的 5.0mmol/L，经治疗后已逐步减低，最近一次检测结果为 2.6mmol/L，实验室所提供的参考区间上限为 3.1mmol/L，但临床医师说根据目前国内外指南，患者 LDL-C 水平仍"不正常"，需做进一步治疗，实验室所提供的参考区间没有参考价值，该院临床医师认为血清 LDL-C 项目应提供临床决定值，并将极高危患者的治疗目标值设置为 2.1mmol/L。

【讨论】

本例引起了临床医师、检验人员对临床决定值规定和检验结果解释的思考。根据目前我国成人血脂异常防治指南的推荐，如果是冠心病或早发缺血性心血管病家族史合并糖尿病，或高血压合并冠心病等极高危患者，无论其基线 LDL-C 值是多少，给予他汀类药物治疗后，LDL-C 目标值应<2.1mmol/L。上述案例表明某些临床疾病的检验项目，临床实验室不仅应提供参考区间，而且应按照相关临床指南的要求或建议提供临床决定值，作为该疾病治疗的目标值。

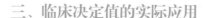

三、临床决定值的实际应用

（一）在临床疾病诊断、鉴别诊断治疗和疗效监测中应用

1. 血红蛋白量 如成人的血红蛋白参考区间和临床决定值见下表 6-13。第一步通常是将测定值与参考区间进行比较。若测定值在参考区间内，应与患者历史结果进行比较，以识别倾向问题。若低于参考区间下限，进一步与临床决定值比较，如低于 130g/L 为贫血，低于 70g/L 为输血指征。本例说明参考区间是一个筛选值，不能认为在医疗决策中具有重要作用。

表 6-13 血红蛋白的参考区间和临床决定值（单位：g/L）

	男性	女性
成人参考区间	140～175	123～153
贫血的临床决定值	130	120
输血的临床决定值	70	70

2. 空腹血糖 如成人的空腹血糖参考区间和临床决定值见下表 6-14。由表可见，成人空腹血糖的决定值（参考区间为 70～115mg/dl）与糖尿病诊断值重叠。若测定值位于灰区（100mg/dL）虽低于决定值下限，但在参考区间内；或高于决定值（诊断糖尿病），即超出参考区间。检验人员如何判断某患者空腹血糖 100、115 和 126mg/dl（5.5、6.4 和 7.0mmol/L）3 份结果报告呢？检验人员应考虑采用决定值（100mg/dl）的数据，表明患者可能出现了空腹血糖受损的情况。

表 6-14 葡萄糖的参考区间和临床决定值（单位：mmol/L）

	数值	备注
成人参考区间	3.9～6.4	
低糖血症	3.0～3.9	可能认知功能受损
危及生命低糖血症	2.2～3.0	神经症状
- 灰区	5.5～6.95	空腹血糖受损
- 糖尿病	≥7.0	

3. 血钙和血钾 如成人的血钙和血钾参考区间和临床决定值见下表 6-15。这两个指标临床常同时使用，对临界值没有反应，但对决定值或危急值会有措施。因此，是否需要用决定值替代参考区间？回答当然是肯定的，所有参数都应能提供决定值（如葡萄糖、胆固醇等），需要其为进一步决策提供证据。但是，参考区间在大多数检验结果解释中仍具有重要价值，并仍以此为对照，用于试验的诊断灵敏度和特异度计算。

表 6-15 血钙和血钾的参考区间和临床决定值（单位：mmol/L）

	数值	备注
	血钙	
成人参考区间	2.20～2.65	
轻度低钙血症	<2.0	伴惊厥风险
低钙血症危象	<1.50～1.75	伴原发性甲状旁腺功能亢进症
轻度高钙血症	<3.0	伴其他症状
高钙血症危象	≥3.0～3.5	最常见原因是甲状旁腺功能亢进症和肿瘤相关高钙血症

续表

	数值	备注
	血钾	
成人参考区间	3.6～4.8	
低钾血症	3.0～3.5	若心功能正常，常不引起任何心脏问题
危及生命低钾血症	<2.5～3.0	引起临床症状，可伴有心律失常
高钾血症	≥5.0	钾平衡机制打破，有心血管和神经肌肉症状
危及生命高钾血症	≥6.0～6.5	

4. 血脂　我国成人的血脂合适水平分层标准见下表 6-16，研究表明，随胆固醇水平的增加，缺血性心血管病发病危险增高，胆固醇水平与缺血性心血管病发病危险的关系是连续性的，并无明显的转折点；随 LDL-C 水平的增加，缺血性心血管病发病的相对危险级绝对危险上升的趋势及程度与胆固醇相似；随高密度脂蛋白 - 胆固醇水平的降低，缺血性心血管病发病危险增加；随三酰甘油上升，缺血性心血管病发病危险有所升高，但差异未达到统计学意义。

治疗血脂异常患者，我国根据患者冠心病和伴随危险因素情况设定了 TC 和 LCL-C 的治疗目标值（表 6-17）。

表 6-16　我国血脂水平分层标准

分层	胆固醇（TC）	低密度脂蛋白 - 胆固醇	高密度脂蛋白 - 胆固醇	三酰甘油
合适范围	<5.18mmol/L（200mg/dl）	<3.37mmol/L（130mg/dl）	≥1.04mmol/L（40mg/dl）	<1.70mmol/L（150mg/dl）
边缘升高	5.18～6.19mmol/L（200～239mg/dl）	3.37～4.12mmol/L（130～159mg/dl）		1.70～2.25mmol/L（150～199mg/dl）
升高	≥6.22mmol/L（240mg/dl）	≥4.14mmol/L（160mg/dl）	≥1.55mmol/L（60mg/dl）	≥2.26mmol/L（200mg/dl）
降低			<1.04mmol/L（40mg/dl）	

表 6-17　血脂异常患者开始调脂治疗的 TC 和 LDL-C 值及目标值

危险等级	治疗开始值	治疗目标值
低危（10 年危险度<5%）	TC≥6.99mmol/L，LDL-C≥4.92mmol/L	TC<6.22mmol/L，LDL-C<4.14mmol/L
中危（10 年危险度 5%～10%）	TC≥6.22mmol/L，LDL-C≥4.14mmol/L	TC<5.18mmol/L，LDL-C<3.37mmol/L
高危（冠心病或冠心病等危症或 10 年危险度 10%～15%）	TC≥4.14mmol/L，LDL-C≥2.59mmol/L	TC<4.14mmol/L，LDL-C<2.59mmol/L
极高危（急性冠脉综合征或缺血性心血管病合并糖尿病）	TC≥4.14mmol/L，LDL-C≥2.07mmol/L	TC<3.11mmol/L，LDL-C<2.07mmol/L

（二）在质控品浓度水平选择中应用

质控品浓度水平应选择在医学决定性浓度或关键方法性能上下限。Statland 提供了许多试验决定性水平的建议（表 6-18），可供临床实验室或厂商在选择质控品浓度水平时考虑。

表 6-18　Statland 建议的医学决定水平

项目	单位	参考区间	医学决定水平			
			1	2	3	4
丙氨酸氨基转移酶	U/L	5～40	20	60	300	
天门冬氨酸氨基转移酶	U/L	8～40	20	60	300	
碱性磷酸酶	U/L	35～120	50	150	400	
γ-谷氨酰转移酶	U/L	5～40	20	50	150	
肌酸激酶	U/L	10～180	100	240	1800	
乳酸脱氢酶	U/L	60～220	150	300	500	
淀粉酶	Somogyi U	60～180	50	120	200	
总蛋白	g/L	60～80	45	60	80	
白蛋白	g/L	35～50	20	35	52	
尿素	mmol/L	2.9～9.3	2.1	9.3	17.9	
肌酐	μmol/L	62～133	177	707	946	
尿酸	μmol/L	148～410	118	472	631	
三酰甘油	mmol/L	0.22～2.04	0.45	1.69	4.52	
胆固醇	mmol/L	3.9～4.5	2.3	6.2	6.7	9.0
葡萄糖	mmol/L	3.3～5.3	2.5	6.7	10.0	
胆红素	μmol/L	1.7～20.6	24.1	42.8	342	
钾	mmol/L	3.7～5.1	3.0	5.8	7.5	
钠	mmol/L	138～146	115	135	150	
氯	mmol/L	98～109	90	112		
钙	mmol/L	2.25～2.65	1.75	2.75	3.38	
镁	mmol/L	0.6～1.2	0.6	1.0	2.5	
无机磷	mmol/L	0.81～1.61	0.48	0.81	1.61	
铁	μmol/L	9.0～29.6	9.0	39.4	71.7	
二氧化碳	mmol/L	23～30	6.0	20	33	
癌胚抗原	μg/L	<25	25	100	200	

本章小结

　　本章以检验中检测系统性能如何控制展开叙述，涉及临床实验室检测系统的管理、检验方法的性能验证和（或）确认、生物参考区间和临床决定值等三方面内容。在临床实验室检测系统的配置与采购方面，应遵循可行性、合法性、适用性、效用性、可靠性和经济性等原则。当新检测系统到货后，应对系统进行验收、安装和调试，这是保证系统运行质量的前提条件。检测系统使用前和使用中应定期进行检定和（或）校准，并提出了内部和外部校准的原则，当检定和（或）校准符合相关标准后，才能将检测系统投入临床使用。只有经培训的、授权的人员才能使用、维护和维修检测系统，并按系统性、完整性、及时性的原则为每个检测系统建立相应档案。

　　检验方法按正确度和精密度不同，分为决定性方法、参考方法和常规方法，临床实验室在选用检验方法时应遵循实用性和可靠性的原则，并对候选方法进行性能评价，至少应包括正确度、精密度、可报告范围和生物参考区间等四项指标。

　　当临床实验室在使用未经修改的已确认的检验方法前,应对精密度(包括重复性和中间精密度)、正确度、检测限和可报告范围进行验证,以证明该方法能满足服务用户的需求。若临床实验室使用非标准的方法、自己设计或制订的方法、超出预期用途的方法和修改已确认过的方法,应对方法的精密度、正确度、分析灵敏度和特异性、检测限和定量限、测量区间、诊断灵敏度和特异性等性能指标进行确认。临床实验室可根据各专业技术的特点选择恰当的验证或确认方法,至少应证明检验方法的性能满足体外诊断试剂使用说明书中规定的要求。

　　当临床实验室在使用国家标准或国际标准、体外诊断试剂使用说明书、公认或权威教科书,以及参考文献所临床提供的生物参考区间前,可直接使用或经方法比较等手段对生物参考区间进行验证。当需要临床实验室自己建立生物参考区间时,应遵循选定参考个体、准备参考样本、统计和分析测得数据的原则,以确定相应检验项目的生物参考区间。而在临床对疾病作出诊断、鉴别诊断、疗效监测和预后判断等决策时,常还需要使用临床决定值,临床实验室应根据国、内外临床指南的要求提供临床决定值。

(王成彬　胡晓波)

第七章
检验中的质量保证

第一节　质　量　控　制

一、室内质量控制的概念

1. 定义　ISO9000：2005《质量管理体系基础和术语》中对质量的定义是：一组固有特性满足要求的程度。对于"商品"而言，其质量反映在满足用户需要的程度，即产品的"适用性"；而对于检验工作而言，最终的产品是通过各种相关工作产生的检验报告，其"适用性"体现在检验报告是否对临床的诊治起到有益的帮助。如果实验室的检测结果能够帮助临床医生正确地诊治患者，防治疾病，那么实验室的"产品"就是适用的，"质量"就是满足实验室预期要求的。反之，就是"质量"没有达到实验室预期的要求。而通过一系列的技术手段和活动来确保实验室的质量能够完全达到预期的要求就是质量控制的过程。通过这些技术手段和活动实验室能够监控检测分析的全程，并且能够在可能产生有误结果时向检测者提出警告。

实验室内部质量控制（Internal quality control，IQC）简称室内质控，是为了确保检测的质量完全达到要求在实验室内部进行的技术操作和活动。简单来说，室内质控是按照一定的策略对稳定样本进行测定，并对测定结果进行统计学分析，其结果反映了检测仪器或方法的检测性能，如精密度，并且能够对同批检测结果的可靠性进行评价。据此，实验室可以确定患者的检测报告能否正常发放，以及是否有必要对现有的检测系统进行校正。进行室内质控，关键在于能否获得"稳定"的样品（即质控品），以及选择合适的"策略"（即质控策略）对样本进行检测以及对检测结果进行分析和判断。这里的"策略"包含了选用何种质控品，选择几个浓度水平的质控品，质控品以什么频次进行检测，以什么质控规则对结果进行判断，如何确定质控允许范围等诸多内容，并且需要在开始室内质控的活动之前进行精心的设计，并在之后长期的室内质控活动中根据具体情况不断修改和完善。

2. 室内质控策略的制订原则　　首先确认质量要求，即实验室的"用户"对实验室"产品"的需求，也就是说确认此项检测的结果对于临床有多大的价值，如果试验的结果用于确诊某种致死性疾病，那么显而易见的临床对此项检测的质量要求就高，相应的就应该制订严格的高标准的质控策略，如选择更多的质控品水平、更频繁的质控品测定以及更严格的质控规则等。如果试验的结果仅用于某种常规疾病的辅助诊断或筛查，相对于前者而言，就可以选择较为节约人力以及物力的简单的质控策略。

其次，了解检测方法或者过程的稳定性，即是质量控制的难度，在试验本身不稳定，控制难度较高，如环境影响因素较多，对于温度湿度有较高的要求，试剂稳定性不佳，结果判读解释困难的试验，如止凝血检测，就需要制订较严格高标准的质控策略；反之，对于质量控制难度较低，如床旁试验，就可以制订较为简易的质控策略。

最后，通过综合质量的需求以及质量控制的难度，制订质量控制的目标，并且据此选择适当的质控策略。以美国 FDA 为例，针对商品化的体外检验试剂，根据对公共健康危险程度以及试验的复杂性，FDA 将试验分为三类对其质量进行要求和监控：豁免试验（waived-tests），中度复杂试验（moderate complexity tests）以及高度复杂试验（high complexity tests），其中对于豁免试验仅要求实验室参照制造商推荐的质控策略进行室内质控，如参照厂家说明书，就能够满足质控的要求，而对于高度复杂试验则有严格的质控策略要求，包括对质控品种类、检测方式、允许范围等都有远超豁免试验的标准。

二、质　控　品

在室内质量控制的过程中重复检测的稳定样本称为质控物或质控品（Control material）。检测的目的在于监控检测分析的全程，并且能够在可能产生有误结果时向检测者提出警告。基于这个目的，就要求实验室使用的质控品具备 2 个最关键的特性："稳定性"与"同源性"。注意，"溯源性"并非室内质控品的必要特性，因此质控品主要控制的是检测系统的精密度而非准确度，并且质控品不能作为校准品用于检测仪器的校准。

1. 稳定性　　整个室内质量控制的过程建立在对于质控品的重复检测上，而质控品的作用可以视为衡量系统运行正常与否的"标尺"，如果每次检测使用的"标尺"都在发生变化，那么整个系统的稳定性就无法评价。因此，"稳定性"是质控品最重要的性能指标之一。理想的质控品应该是其检测特性完全不随时间、环境、分装、冻融等主客观因素发生改变的样本。但是，这样的质控品在临床工作中是无法获得的，只能尽可能地选择稳定性佳的样本作为质控品。

影响质控品稳定性的因素很多，主要包括："效期"，即是在某种条件下标本能够保持稳定发挥质控品效用的期限。如保存效期，指在一定的环境条件下，如低温或冷冻条件下，未使用的质控品的保存期限；开瓶效期，指在开始使用后在一定条件下保存的质控品的使用期限；复溶效期，指在冻干质控品复溶使用后在一定条件下保存的期限。一般而言保存效期会明显长于开瓶以及复溶效期。如超出了任何一个效期，那么随着样本的变异性增大，该样本就失去了成为质控品的特性。"瓶间差"：质控品是在一个质控批次内反复检测的样本，因较长时间多次检测对标本量的需要，同时受限于与保存效期相比较短的开瓶效期，一个批次的质控品多为 n 瓶或 n 支构成。因此某批次的质控品经过检测，统计计算获得的检测变异系数其实是检测系统的变异以及批内不同质控品瓶间变异的总和，而实验室质控的目的是监控检测过程的变异，因此一个合格的质控品应该是瓶间足够稳定，瓶间变异远远小于检测系统变异的样本。"人为因素"，在商业化质控品的说明书中能够查阅到相关质控品的"效期""瓶间差"等指标，但是这些均是在理想条件下由生产商预期的结果，在实际工作中，伴随着质控品的运输、储存、复溶、分装、检测等人为操作，质控品的稳定性可能发生变化。因此只有严格按照厂家说明的要求对质控品进行保存和处理，减少标本运输和环境对质控品稳定性的影响，才能够保证质控品的稳定性达到预期的目标。

2. 同源性 室内质控的最终目的是保证检测结果能够正确地运用于临床诊治，从另一方面来说，是保证患者的标本能够被正确地检测和分析，因此，理想的质控标本应该是和患者标本完全一致，并且按照未知患者标本的检测模式进行检测和分析，这样才能够真实地反映患者标本在整个检测体系中可能出现的问题。但是在实际的临床工作中，在绝大多数的检测项目上患者标本的稳定性没有办法达到长期室内质控的要求，需要选择替代的样本或对患者标本进行处理，如冻干、添加生物成分或化学品、使用其他模拟成分等，经过这样的处理，样本的稳定性增加，但是其代表真实患者标本的能力会降低，也就是质控品的同源性下降。

同源性主要的影响因素包括"基质效应"。所谓"基质"（matrix），指样本中除了待测分析物以外的所有成分。在绝大多数的商业化质控品中，都会添加防腐剂等其他材料或者对样本进行冻干等处理来增加样本的稳定性，以满足运输、存储的需要，这些添加的或者是经过处理后发生物理或化学变化的与正常患者基质不同的物质对于质控品中分析物检测产生的影响称为"基质效应"。基质效应越高，质控品的同源性越差，质控的代表性就越低。

除基质效应外，测定过程同样是影响质控品同源性的重要因素，质控品测定的各种条件是否与患者标本一致，直接确定了质控品检测结果是否能够充分代表患者标本检测的情况，这里的测定条件包括：是否是由日常检测患者标本的检验人员对质控品进行检测；是否质控品按照患者标本的检测模式如开盖、闭盖模式，稀释模式，微量模式等进行检测；是否质控品的检测前处理与患者标本一致，如上样前的复温、混合、稀释、浓缩、预处理等等。理想的质控品测定应该是将其作为未知的患者样本进行检测。

理想的室内质控品应该是同时具备极佳的稳定性和同源性的样本，但是实验室在实际临床工作中使用的商业化质控品，虽然能够保证实验室在较长的时间内监控整个检测过程，但是由于基质效应和可能与患者标本不同的检测模式，同源性不佳，同时质控成本也较高。而如果实验室使用患者标本作为质控品，虽然能够保证同源性，也无额外的成本消耗，但是一般而言稳定性不佳，无法保证较长时间的质控进行。因此，如果不能保证一种质控品同时具备稳定性和同源性，那么可以选择两类质控品同时进行质控，结合二者的优点，在商业化质控品控制长程检测精密度的同时，使用患者标本质控进行补充不失为一种较好的模式。

三、质控品浓度水平的选择

（一）选择数量的原则

定量试验至少选择 2 个浓度的质控品；定性试验至少选择阴性、阳性 2 个质控对照。

（二）选择水平的原则

1. 选择覆盖临床决定值（clinical decision limits）**或称医学决定水平**（medicine decide level） 所谓临床决定值指在诊断及治疗工作时，对疾病诊断或治疗起关键作用的某一被测成分的浓度。临床工作中，常用作确定或排除某种疾病。通过观察测定值是否高于或低于这些限值，可在疾病诊断中起排除或确认的作用，或对某些疾病进行分级或分类，或对预后做出估计，以提示医师在临床上应采取何种处理方式，如进一步进行某一方面的检查，或决定采取某种治疗措施等等。一般一个项目常常可有不止一个临床决定值。质量控制的目的在于保证检验结果能够正确地用于临床患者的诊治。而当检测结果在临床决定值附近时可能对临床的决策产生关键的影响。因此，在选择质控品浓度时，应该关注重要的临床决定值，确保在该水平附近的患者检测结果是可靠的，那么以此进行的临床决策也就是可靠的。

2. 选择覆盖可报告范围 即是在可报告范围内选择较高值和较低值水平进行质控，便于在日常工作中确认可报告范围的变化，并能够早期确认检测系统的偏移。

3. 选择覆盖最多的患者人群　即如果大部分的患者人群的检测结果落在一定的浓度范围，那针对此浓度范围进行质控可以保证大部分患者的检测结果的可靠性随时得到直观的监控，因此根据不同实验室的主要服务人群设置质控浓度也是可取的。

四、质控品的检测频率

1. 分析批（analytical run）　在质量控制的范畴内，分析批是一个时间的概念，指在一段时间中，检测系统的精密度和准确度可以认为是不变的。也就是说，只要实验室在这个时间段中的某个时间点通过检测质控品证实了检测系统是可靠的，那么在整个分析批的时间段中系统就是可靠的，不需要进行第二个时间点的质控。但是导致系统的精密度或准确度发生改变的事件可能发生在不同的分析批之间，因此，检测全程由几个分析批组成，实验室就需要进行几次质控。

2. 分析批长度（length of analytical run）**的确认**　不同的检测项目、不同的检测系统存在不同的分析批长度，影响分析批长度的因素很多，包括样本中分析物的稳定性、试剂的稳定性、仪器的状态、单位时间内检测的标本数量、检测人员的素质、检测流程的设置等等。一般而言试剂、仪器制造商会根据普遍用户的情况进行验证并提供项目的分析批长度，在说明书中推荐质控的频率。同时各种行业规范和指南也会综合行业中某项目的具体情况规定分析批的最大长度，即是每个分析批的最少质控频率。一般情况下，各个实验室只需要参照上述二者进行室内质控即可，不能够随意延长分析批长度以减少质控频率，除非能够提供足够的统计学资料。当然，根据实验室的具体情况在制造商或行业标准的基础上缩短分析批长度，增加质控频率是推荐的，如单位时间内患者标本过多，检测系统状态不佳或老化等是常见的分析批长度缩短的原因。

3. 分析批长度的验证　当检测系统的检测性能可能发生改变时，如仪器老化、试剂配方更换、检测软件升级、患者人群改变等情况，需要实验室重新对分析批长度进行评估，以确保每个分析批都有室内质控覆盖。

4. 质控品检测在分析批中的位置　即在什么时间进行质控，一般而言，根据质量控制的不同需求，质控品在分析批中的位置排放有很多方式，可以在分析批中随机分布以观察随机误差出现的情况，也可以放在分析批末观察系统偏移的情况，在实际的临床工作中实验室也可以根据实际工作流程的需要对质控点进行安排。首先，仅当室内质控通过，该分析批内的报告才能够向临床发放，因此对于标本数量较多、报告时间要求较短的项目，将室内质控放置于分析批开端是较好的选择；其次，如果分析批中的室内质控出现失控，那么不仅仅是此分析批中的报告不能发放，同时前一分析批，室内质控测定之后的所有发放的临床报告也需要重新进行评估，因此设置室内质控位置时也需要考虑追回临床报告的可能。以血常规检测为例，报告时间仅有 30 分钟到 1 小时，因此在开机后即进行质控，能够保证报告的尽快发放，同时在当日结束检测前进行第二次质控，便于在出现失控时追回当日的患者报告。

五、质控图

对质控品检测结果的评价主要是依靠质控图来实现的。

质控图是以质控品的检测结果作为 Y 轴，时间作为 X 轴绘制的统计图表。在某一特定的检测系统中，通过对质控品的重复检测，能够获得室内质控的允许界限，在质控图中一般以均值加减数个标准差来表示，而将每次的质控结果按照一定质控规则与质控允许界限进行比较，并观察在质控界限之内的质控点的排列情况就能够对检测过程的质量进行评价和控制,实现包括评价检测系统的稳定性,根据质控图形的异常对检测系统进行调整,并在其后的时间段对调整后的效果进行确认等等功能。使用质控图控制检测系统的关键在于准确的质控界限划定以及合理的质控规则的选择。目前运用最广的质控图为 Levey-Jennings 图,如文末彩图 7-1。

质控界限一般由中心线以及上、下控制界限构成,其中上、下控制界限由中心线以及预期的质控变异来确定,因此要确定质控界限,首先应该确立质控的中心线,也可称为质控的靶值,然后由靶值以及预期的质控变异系数计算出质控的上、下控制界限。

1. 新批次质控品平行检测 新批次的质控品应该在现用批次质控品使用效期到达之前,完成质控品靶值的累积,也就是说在开始使用新批次的质控品进行室内质控之前,需要新批次和现用批次质控品同时平行检测,在现用质控品在控,提示检测系统稳定的情况下,新质控品的数据才能用于靶值累积。如果在新质控品靶值累积的过程中,发现新质控品累积数据的不精密度大于现用的质控品,提示新质控品本身可能存在质量问题,而如果此时没有继续进行现有的室内质控检测,那么,实验室就无法区分新质控的不精密度增加是由检测系统的不稳定增加造成,还是质控品本身的问题导致,这也是为什么强调平行检测的原因,如图 7-2。

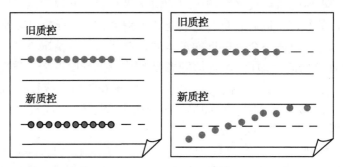

图 7-2 质控品的平行检测示意图,右侧图提示新质控品可能存在质量问题

2. 平行检测的时限 一般较为稳定,使用时间较长(大于 6 个月)的质控品平行检测累积靶值的时间为 20 天,至少 20 个数据;稳定性较差,效期较短的质控品(小于 3 月)建议累积 5 天,至少 20 个数据。因此,根据检测项目的特点在现用批号质控品保存效期前 20 天或 5 天前就应该计划进行新批次质控品的累积,以保证平行检测的进行。

3. 定值质控品的靶值累积 部分商业化质控品的说明书中,提供了质控品的靶值和控制限,但是制造商提供的质控界限是不能直接作为实验室室内质控的控制限的,因为基于检测人员、检测环境、患者人群等的不同,制造商的检测系统和实验室的并不一致,而实验室的质控界限应该是基于现有实验室检测系统的控制限,因此质控品在现有条件、环境中的靶值累积必不可少。制造商提供的控制限虽然不能用于室内质控的分析,但是可以作为实验室控制新批次质控品筛选的工具,在新质控品和现用质控品平行检测的期间,如果现用质控品在控,而新批次质控品累积的检测结果在制造商提供的允许范围之外,即提示新批次质控品可能存在变质或失效等质量问题,需要联系制造商进一步检查,直到证明质控品无质量问题方可进行质控靶值的累积。

4. 靶值的计算 新批次质控品靶值应该是质控品累积数据的平均值,这些数据应该满足以下 3 个条件:现用批次质控在控;检测结果在制造商提供的允许范围之内;排除离群点(加减 3 个标准差之外的测定结果)。符合条件的至少 20 个质控数据的平均值可作为新批次质控品的靶值,也就是质控图的中心线。

5. 允许范围的确定 在确定质控中心线之后,可以根据预期的质控变异情况确定室内质控的上、下控制界限。室内质控的主要目的是监控检测全程,控制系统的精密度,因此在检测系统未发生变化的情况下,无论质控品是否更换批次,无论质控品的中心线是否发生改变,系统的稳定性,如样本包括质控品测定的变异(CV%)是不应该发生改变的,因此质控品的预期变异系数(CV%)也不应随着质控品批次、质控品靶值的改变而发生改变。因此在确定质控品靶值之后,可根据既往室内质控的表现设定现有质控的允许线,如既往 3个月中的某项目室内质控的变异系数 CV% 均在 5% 以内,那么更换质控品后,如果检测系统不发生变化,现有质控仍然应该在 5% 以内波动,质控品的控制上、下限就应该为现有质控靶值 ± 质控靶值 ×5%,而如果室内质控的 CV% 超出了 5%,那么与既往相比现有系统的不精密度增加,稳定性下降,这样的质控结果就提示实验室可能需要进行干预,查找原因。而如果是首次进行室内质控,在缺乏以前的质控变异数据的情况下,也可以暂时使用质控靶值累积中获得变异系数计算质控的允许界限,但是当本批次质控使用完后,仍然应该用本批次所有质控数据累积的变异系数作为下个质控批次的允许范围的计算条件。

六、室内质控方法

1. 常用质控规则 质控规则是判断质控数据是否在控的标准,常以符号"A_L"表示,其中"A"代表纳入观察评价的质控数据的个数,"L"代表室内质控界限中标准差的数量,如 1_{3s} 的含义是 1 个室内质控结果超过 3s 的控制限,这里 A=1,L=3s。下面分别说明几种常用的质控规则,如图 7-3:

(1)1_{2s}: 1 个质控测定结果超出 +2s 或 -2s 的控制限,一般作为"警告"规则,在 Westgard 多规则判断中,当此规则出现时,启动其他规则进一步判断检测系统是否失控。

(2)1_{3s}: 1 个质控测定结果超出 +3s 或 -3s 的控制限,由于超出 3s 的概率很小,因此常作为失控规则,该规则对随机误差敏感。

(3)2_{2s}: 2 个连续的质控测定结果超出 +2s 或 -2s 的控制限,由于连续 2 个质控结果超出 2s 的概率很小,因此常作为失控规则,此规则因为连续 2 点超出控制限,对于系统误差敏感。

(4)R_{4s}: 这里的"R"代表范围,指同一分析批中的两个浓度水平的质控品的检测结果相差的绝对值超出 4s,其中一个超出 +2s 控制限而另一个超出 -2s 控制限,这也是小概率事件,常作为失控规则,此规则对随机误差敏感。

(5)4_{1s}: 指连续 4 个质控测定结果超出 +1s 或 -1s 的控制限,此规则主要对系统误差敏感,用于发现系统出现偏移的情况。

(6)10_x: 指 10 个连续的质控测定结果在中心线的同一侧(对于在一侧偏离中心线的距离没有限制)。此规则主要对系统误差敏感,用于发现系统出现偏移的情况。

(7)其他:如 7_T 指 7 个连续的质控测定值呈现出同一个方向(逐渐升高或降低)变化的趋势。这往往是检测系统中或者质控品本身的某个或多个因素发生趋势性变化造成的。此规则主要对系统误差敏感,用于发现系统出现趋势性变化的情况;$1_{2.5s}$ 指 1 个质控测定结果超出 +2.5s 或 -2.5s 的控制限,对于随机误差敏感;12_x 指指 12 个连续的质控测定结果在中心线的同一侧,对于系统误差敏感。

2. 质控规则的选用 质控规则是用来评价室内质控检测数据的手段,其目的在于发现检测过程中可能存在的误差,因此,理想状态下,质控规则的选用应该确保检测过程中分析误差的发现率是 100%,也就是误差检出概率(probability for error detection,Ped)为 1.00。这里 Ped 类似于临床诊断试验中灵敏度的概念,在实际临床工作中一般认为 Ped 在 90% 以上就达到了检出误差的要求。而正如临床诊断试验一样,在提高诊断的灵敏度的同时往往可能伴随着诊断特异性的降低,也就是说在实验室通过质控规则的选择或组合提高 Ped 的同时,可能会降低质控规则发现误差的特异性,也就是质控规则的假失控率(probability for false rejection,Pfr)会升高,这里的失控不代表分析误差的出现,也不需要进行任何处理,仅仅是质控数据的正常波动,而过高的 Pfr 将增加室内质控分析的难度并消耗不必要的人力以及物力资源,因此在实际工作中,一般认为 Pfr 小于 5% 是可以接受的。

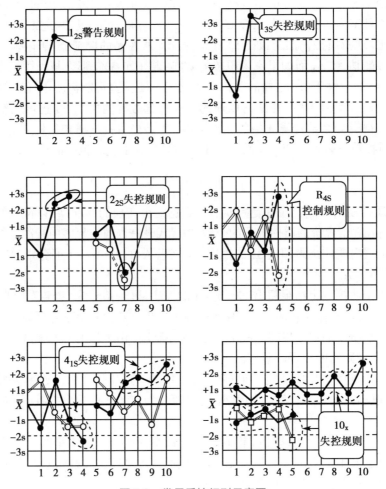

图 7-3 常用质控规则示意图

实验室研究室内质控规则的选择和组合的目的在于最大限度地提高误差的检出率,同时将假失控率控制在一个可以接受的水平。而正如不同的诊断试验具有不同的灵敏度和特异性一样,基于不同的实验室质量控制要求,不同的检测体系、不同的检测项目,甚至不同的检测人群、不同的室内质控项目需要有不同的质控规则的选用方案,只有对上述内容(具体如项目的不精密度、准确度、总允许误差等等)有了充分的掌握,才能够合理地设计出适合本实验室的最佳质控规则方案,提高质量控制的效率。当然实验室也可以选择较为成熟,使用较广的质控规则方案来对绝大部分定量室内质控项目进行判断,只要能够达到实验室质量控制对 Ped 及 Pfr 的要求,这个质控规则方案就是适用的。下面主要介绍两种常用的质控规则选用方案:Levey-Jennings 质控规则以及 Westgard 多规则。

3. Levey-Jennings 质控方法 临床检验中最简单和较为常用的是 Levey-Jennings 质控方法,其质控规则为单独的 1_{3s} 或 1_{2s},简单易行。从质控规则的选用来看,如果仅使用 1_{2s} 规则来对质控进行判断,所有超出靶值 $\pm2s$ 的结果均会被视为失控,这样将极大地提高质控规则的误差检出率,但是同样的假失控率也会明显增高,对于现今大部分临床试验而言,基于人力、物力以及时间消耗的考虑,这样的假失控率是难以接受的。同样的,如果仅以 1_{3s} 规则进行判断，虽然假失控率明显降低，但是同样对于大部分临床检测项目而言，其误差检出率将可能无法保持在 90% 以上，因此，过去使用的 Levey-Jennings 质控方法由于其过紧或过松的质控规则使用，在如今的临床工作中使用得越来越少。

当然，针对少数项目而言或在某些特殊的条件下，使用单规则对室内质控进行判断也是可取的，比如在一些对于公共健康影响较大的项目，如危重疾病的确诊项目，使用 1_{2s} 单规则可以确保足够的误差检出率，减少重大疾病的误诊或者漏诊；另外，针对一些稳定性较差，影响因素较多的项目，在难以兼顾误差检出率以及假失控率时，牺牲假失控率来确保误差检出率达到实验室质量控制的要求也是必要的。反过来说，在一些实验室管理规范、检测系统稳定、影响因素较小的项目，如血红蛋白浓度，可能单单一个 1_{3s} 或 $1_{2.5s}$ 规则就能够同时确保误差检出率及假失控率达到要求，那么实验室也可选择这个更为简单易行的规则方案。

4. Westgard 多规则质控方法　Westgard 多规则质控方法是在 Levey-Jennings 质控方法的基础上发展起来的，同时使用多个规则来进行室内质控检测数据判断的方法，与 Levey-Jennings 质控方法相比，Westgard 多规则具有多项优点，包括：

（1）基于可以同时选择"灵敏度"高的以及"特异性"高的质控规则组合，多规则具有更高的误差检出率以及更低的假失控率。

（2）基于可以同时选择更倾向于随机误差或更倾向于系统误差的质控规则相组合，多规则对于系统误差以及随机误差均敏感，并在失控时根据失控诱发规则的类型可以判断分析误差的种类，帮助确定失控的原因并寻找解决的方案。

（3）"多规则"本身并非一成不变，实验室可以根据自身情况，选择不同数量、不同种类、不同方式的质控规则组合方式。

Westgard 多规则方法对 6 个质控规则的用途有较为明确的规定，即上文提及的：1_{2s}、1_{3s}、2_{2s}、R_{4s}、4_{1s}、10_x，为了表达方便，通常以"/"将组合使用的各个质控规则连接起来，表达为：$1_{2s}/1_{3s}/2_{2s}/R_{4s}/4_{1s}/10_x$，其中 1_{2s} 被认为是警告规则，如图 7-4，当有 1 个质控结果触发此项规则时，提示本批次的检测结果可能存在问题，但是尚不能确定为失控，需要依次启动 1_{3s}、2_{2s}、R_{4s}、4_{1s}、10_x 规则进行判断，如果符合其中的任何一项质控规则的标准，即可判断为失控，患者的检测报告不能发放，同时可以根据违背规则的情况判断误差可能属于随机误差（1_{3s}、R_{4s}）还是系统误差（2_{2s}、4_{1s}、10_x）。在这里，1_{2s} 是判断失控的前提，没有触发 1_{2s} 规则，不管有没有触发其他规则如 4_{1s}、10_x，均不能算为失控，检测报告可正常发放。而一旦触发 1_{2s}，也需要其他至少一项质控规则的配合方能确认为失控，如果没有，也不能确认为失控，不需要进行任何的质控处理。

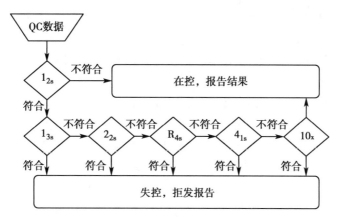

图 7-4　应用 Westgard 推荐质控规则的逻辑图

当然，Westgard 多规则质控方法并非仅限于推荐 6 种质控方法的组合模式，也可以根据实验室的具体要求进行相应的调整，如增加或减少确认失控的规则，增加报警规则等等，如常见的将 $1_{2.5s}$ 规则增加入失控判断的确认规则来提高误差的检出率；或者将 4_{1s}、10_x 增加入警告规则用于启动预防性系统趋势变化的调整等。

七、室内质控失控

1. 室内质控失控的处理原则　室内质控的目的是避免错误的检验结果发放给临床以及及时追回并纠正可能发生错误的临床报告。因此，一旦发生室内质控失控，就应该立即停止发放临床报告，并对可能发生错误的临床报告进行评估，注意，这里需要评估的报告包括前一次室内质控在控后到本次室内质控失控前的所有的临床报告，评估的关键在于分析室内质控失控的原因，确认失控是否会对患者标本的检测结果造成改变临床决策的影响。如失控的原因在于质控品品质、质控品上样、数据转录等人为误差或者来源于随机误差，那么本次失控将可能不会对患者标本的检测结果造成影响。如失控来源于系统误差，来源于检测系统包括进样、加热、稀释、测定、传输、试剂等其中任何一个部分的故障，那么就可能会对患者标本的检测结果造成影响，此时就应该采取诸如以下措施对患者的报告进行评估，包括失控前后患者标本的抽样比对，失控前的患者标本在其他室内质控在控仪器的复测，失控前患者检测报告的临床分析，如近期检测结果的比较回顾，检测结果与临床诊断的吻合性分析等等针对患者临床报告准确性的手段。在评估完成后根据评估结果，由实验室部门负责人确定是否需要追回室内质控失控前已发放的患者临床报告，并需要详细记录评估的情况。

2. 室内质控失控的处理流程　一旦发生室内质控失控，各个实验室应该按照本实验室制订的室内质控失控处理流程进行处理，一般的处理流程包括：

（1）立即停止本分析批标本的检测，临床报告的审核以及发布工作，评估可能受到分析误差影响临床报告范围。

（2）分析查找失控的原因，判断是否需要对患者标本进行评估以及有无必要追回已经发放的临床报告。

（3）根据质控失控的原因进行针对性的处理。

（4）通过失控处理后质控品复测、仪器间比对、失控前后患者比对等方式评估失控处理的有效性，确认失控情况处置完成。

（5）根据失控处理后验证的情况，判断是否可以进行标本检测以及临床报告发放。

（6）失控项目、触发规则、失控时间、失控原因分析、处理后验证、患者报告评估等所有内容均需要进行记录，并由有资质及授权的相关负责人员签字确认。

3. 室内质控失控的原因查找　导致室内质控失控的影响因素很多，且不同的检测系统失控原因侧重不同，只有检测人员对于检测系统充分掌握，对于室内质控设置以及日常情况十分熟悉，积累足够的工作经验才能够快速准确地判断出失控的原因。在查找失控原因的过程中，需要注意以下问题：

（1）充分利用质控图，根据质控图中质控数据的分布以及触发质控规则的种类能够大致确定误差的类型，区分是随机误差还是系统误差。

（2）全面考虑可能影响检测系统的因素，而并非仅仅将注意力集中在仪器部分。环境温度、湿度、供电电压、磁场、人为误差、信息系统的结果传输和转换等都可能是导致失控的主要原因。

（3）充分记录所有检测系统的改变，包括试剂、质控品更换，开瓶效期；仪器维修、更换部件、定标、校准；软件升级；人员轮替等都应该有详细的记录，便于在失控时与检测系统的变化进行对照,查找可能的失控原因。

（4）针对不同的检测系统以及检测项目总结常见的失控原因,如在生化的化学发光检测系统,项目定标有误以及灯泡光源衰减是常见的导致失控的因素;止凝血检测,试剂稳定性下降是常见的失控原因。

4. 室内质控失控的纠正措施　在分析出质控失控原因的基础上,需要有针对性地采取处理措施,并在处理后通过室内质控确认处理情况,常见的处理措施及主要意义包括:

（1）质控品复测:在怀疑失控原因为偶然误差或者是上样错误或转录错误等人为差错的情况下,完全按照质控品的检测程序的要求重测质控品往往能够获得在控的质控结果。

（2）更换试剂或者质控品后重新质控:在怀疑失控来自于试剂或者质控品品质下降,如发现质控或试剂超出开瓶效期;出现沉淀或浑浊等非正常外观;或者质控图提示更换试剂或质控品后出现如质控数据偏于一侧（可触发 4_{1s}、10_x 规则）或者出现渐进性升高或降低（可触发 7_T 规则）等趋势变化时,可在更换合格的试剂或质控品后重新在控,如果质控在控,在排除随机误差的情况下可以确认质控品或试剂品质改变是失控原因。

（3）维护清洗仪器或更换仪器耗材等部件后重新质控:在怀疑失控的原因在于仪器的系统误差,如仪器的背景检查提示本底过高;仪器提示激光或灯泡光源衰减;或者仪器报警提示穿刺针、样品针使用达到寿命,仪器的维护记录提示近期未按照计划进行周期性维护等情况下,可以请仪器制造商工程师检查并进行仪器的清洗维护,或更换报警或接近寿命的耗材部件后重新质控。

（4）重新校准或定标后再次质控:当出现失控且质控图提示仪器出现系统性的漂移,如质控数据长期偏于一侧（可触发 4_{1s}、10_x 规则）,且已经排除为试剂、质控品、仪器维护清洗、耗材部件等可能原因后,可以重新进行仪器的定标或者校准。

5. 室内质控失控的预防措施　实验室可以采取的减少室内质控失控率的一般性措施包括:

（1）界定合理的质控允许限以及选择适合的质控组合规则,减少假失控率。

（2）严格遵照制造商说明文件的要求进行仪器每日、周期性以及临时的维护和保养。

（3）严格参照制造商以及行业标准的要求进行检测项目的定标以及校准。

（4）严格按照制造商规定的安装运行条件,安装摆放仪器,控制包括环境温度、湿度、电压稳定性以及仪器间距等条件,减少局部环境对检测系统稳定性的影响。

（5）严格按照制造商推荐的保存条件保存试剂以及质控品,不使用超出保存效期以及开瓶效期的质控品和试剂。

（6）对检测人员进行培训以及定期考核;实现仪器自动化,减少人工读数、计算、转录数据等步骤,控制人为误差造成的失控。

（7）在检测系统变更,如试剂批次更换、定标、校准、维修、更换检测部件、大的维护保养、软件升级等之后,以患者标本比对、仪器间比对、室内质控等的方式验证变更不会对检测系统的稳定性造成影响。

（8）定期评估质控数据,早期发现系统的漂移或趋势性改变、发现准确度或者精密度的不良变化,并提前进行干预。

6. 室内质控失控的相关记录

（1）失控处理报告:如下是一份简单的室内质控失控分析报告,包含失控项目、触发规则、失控原因、处理以及结果确认等内容,是一份简单、易于使用但是完整的报告,如表7-1。

表7-1 室内质控失控评估报告

室内质控失控评估报告

表号：

专业：　　　　　　　　　试验项目：

失控日期：年月日　　　　　　操作者：

质控品厂家：　　　　批号1（高）：

　　　　　　　　　　　　　　　　　　批号2（中）：

　　　　　　　　　　　　　　　　　　批号3（低）：

判断依据：□ 1_{3S} □ 2_{2S} □ R_{4S} □ 4_{1S} □ 10_X □定性

失控原因：

　　　1. 质控品：

　　　2. 仪器：

　　　3. 试剂：

　　　4. 其他：

纠正措施：

　　　1. 重测质控品：

　　　2. 新开质控品：

　　　3. 仪器保养：

　　　4. 更换试剂：

　　　5. 其他：

填写人签名（全名）：　　　　　　　20　年　月　日

是否需要重测结果？　Y　　N　　　理由：

确认者签名（全名）：　　　　　　20　年　月　日

（2）失控原因分析表：如下是一详尽的室内质控失控原因分析表，基本上涵盖了大部分的失控原因，逐一分析有利于帮助使用者查找到失控的原因，如表7-2。

表7-2 失控原因分析表

C 失控原因分析

C1 随机误差：　　　　　　（1）是 （2）否

C2 质控品及质控品处理

（1）质控样本存在基质效应

（2）细菌污染或溶血（适用于免疫血液学与血液学）

（3）质控品收到时包装有损坏

（4）质控品储存条件不正确　　（5）质控品分装条件及分装后储存条件不正确

（6）质控品未正确复溶　　　　（7）质控品复溶后室温放置时间过长

（8）无样本处理程序　　　　　（9）样本处理程序不全

（10）其他（详述）：

C3 室内质控方法

（1）室内质控允许限及质控规则制订不恰当

（2）其他（详述）：

C4 仪器

（1）仪器温度改变　　　　　　（2）仪器空白读数改变

（3）仪器压力改变　　　　　　（4）仪器未按计划进行维护

（5）仪器校准不正确　　　　　（6）仪器探针失调，无法对准

（7）仪器数据处理功能出错　　（8）仪器参数设置不当

（9）携带污染　　　　　　　　（10）仪器自动吸样器未校准

（11）结果在仪器的检测限以外　（12）仪器管道阻塞

（13）其他（详述）：

C5 试剂

续表

（1）已接近效期　　　　　　　　　（2）配制不正确

（3）储存条件不正确　　　　　　　（4）接近更换周期，未及时更换

（5）换用新厂家试剂，未作性能评价

（6）其他（详述）：

C6　校准

（1）校准品接近效期　　　　　　　（2）校准品与试剂不配套

（3）接近校准周期　　　　　　　　（4）校准品配制不正确

（5）校准品储存条件不正确　　　　（6）当日校准未通过

（7）校准品不具备溯源性　　　　　（8）无校准程序

（9）校准程序不全

（10）其他（详述）：

C7　质控品检测

（1）无质控品检测标准化操作程序　（2）质控品检测操作程序不全

（3）检测者未按操作程序操作　　　（4）手工吸样或稀释不正确

（5）样本转移管未被正确标记　　　（6）质控品上样顺序不正确

C8　人员

（1）未培训　　　　　　　　　　　（2）能力有限

（3）其他（详述）：

C9　结果的转移与报告

（1）数据转抄有误　　　　　　　　（2）仪器/方法组归类错误

（3）结果使用的单位有误　　　　　（4）计算错误

（5）结果报告的小数点位数不正确

（6）其他（详述）：

C10　其他（详述）：

D　　纠正措施

D1～D8 适用于以下选项：（1）已执行，并纠正结果；2）已执行，但未纠正结果

D1　核对质控结果

D2　重测质控品

D3　更换或正确复溶新质控品，重测

D4　仪器

　　D4a 仪器维护

　　D4b 重新设置仪器参数

　　D4c 仪器故障维修

D5　试剂

　　D5a　正确配制试剂

　　D5b　换用新鲜试剂，并储存于正确条件下

　　D5c　换用原厂家试剂

D6　校准

　　D6a　换用配套校准品，校准

　　D6b　正确配制校准品，校准

　　D6c　使用新鲜校准品，校准

　　D6d　校准检测系统

D7　样本检测

　　D7a　严格按 SOP 操作

　　D7b　正确吸样与稀释

　　D7c　正确标记样本转移管

　　D7d　使用正确的孵育条件

　　D7e　使用正确的孵育时间

续表

D7f～D7h 适用于免疫血液学
D7f   正确悬浮
D7g   确定反应强度
D7h   添加正确的试剂
D8   更换操作人员
D9   重测失控前后的病人标本,结果无差异   (1)是   (2)否
D10   其他(详述):
E   预防措施
请在以下项中选择:(1)是   (2)否
E1   建立及完善样本处理程序
E2   建立及完善室内质控程序
E3   制订合理的质控允许限和质控规则
E4   评价仪器的检测限
E5   选择性能佳的试剂
E6   建立及完善校准程序
E7   建立及完善样本操作程序
E8 加强人员培训
E9   其他(详述):
以上选项参与填写者:
组长分析: 签字: 日期:
主任意见: 签字: 日期:

八、室内质控数据的保存以及周期性评估

室内质量控制是长期的日常工作,每天都会产生大量的质控数据,而这些数据的作用不仅仅体现在每天确保能够正确地发放临床报告,也体现在较长时间内对整个检测系统进行多方面的控制以及评价,这就要求实验室周期性对质控数据进行统计和总结,此周期不应高于一个月,以商业定值质控品的月评估为例,评估的内容应包括:

1. 本月室内质控的累积均值以及变异系数　　累计室内质控均值以及变异系数(一般为在控质控数据的平均值和变异系数)的目的在于与前数月累计的质控均值以及变异系数进行纵向比较,如果本月累计的质控均值较前数月有较明显的增高或者降低,即提示检测系统的准确性可能发生改变,需要进一步查找可能影响系统准确性原因,如是否存在质控品、试剂超期使用,仪器光源老化等等。而如果室内质控的变异系数较前数月有增大,则提示检测系统的精密度下降,此时主要需要去查找可能影响检测精密度的原因,如是否有新入检测人员培训不足、环境条件控制不佳等情况。

2. 室内质控质控图的控制界限　　新批次室内质控的控制界限来源于新旧批次质控品平行检测中累计的新批次质控均值以及过去 3 个月以上的室内质控的累计变异系数,因此要设定合理的控制界限,要求实验室对过去每月的质控数据进行总结和统计。另外,在新质控品使用后,通过使用当月的实际质控均值与质控图中设定的靶值即质控中心线进行比较,能够对质控界限设定的准确性进行验证。当一个新批次的质控品在使用第一个月就出现质控品的实际累计均值明显高于或者低于质控靶值,那么很可能的原因就在于质控品的靶值累计不当,此项评估在效期较短、平行检测时间较少的新质控品(可能存在质控品瓶间差的影响)使用中尤为必要。一旦确认质控靶值累计不当,就应该扩大纳入整月的质控数据,重新计算均值作为本批次质控的靶值。

3. 室内质控数据分布 除了对质控数据的统计结果进行月评估外,质控数据的分布情况也是月评估的重要内容,质控图中不应该出现质控线漂移,多数质控点偏于一侧;或者质控线出现趋势性改变,渐进性升高或者降低的情况,一旦出现即提示系统误差的可能,需要对检测系统进行检查,在室内质控失控前去除可能导致误差的诱因。也不应该出现所有质控点均在质控中心线两侧小范围内波动的情况,如均在 ±1s 内波动,一旦出现,往往提示质控界限设置过宽。需要重新评价质控允许限的范围,如图 7-5。还有,数据分布异常的起始时间点也是十分重要的分析内容,结合系统的变更记录如试剂、质控品的更换记录、维修记录、定标记录等可以帮助实验室更加容易地查找到影响检测系统的原因。

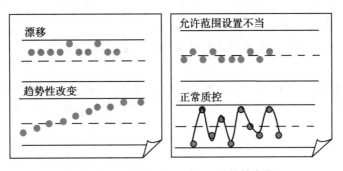

图 7-5 室内质控的漂移以及趋势性变化

4. 失控情况 每月还需要对当月室内质控的失控情况进行统计,包括总失控率、失控的时间、检测人员等基本情况,失控的类型、失控的处理情况等。如果某月的失控率超出实验室的质量控制目标或者某一个操作人员反复出现质控失控,或者试剂质量反复成为失控的原因等,那么经过质控月评估,实验室可能需要采取加强仪器的维护保养,检测人员的培训考核或者重新评估试剂的开瓶效期、保存条件等措施,以期达到持续质量改进的目的。

5. 总结 月评估完成后应该形成完整的质控项目月评估报告,包括基于统计数据以及质控图数据分布资料的总体评价,相关试剂的情况如有无更换试剂批次,针对可能存在问题的描述,处理措施,以及在下阶段的质控过程中需要关注的内容等,最终由科室任命的负责人签字确认。例如:"本月质控均在控,未更换检测试剂批次,各个质控点围绕均值在上下 2s 范围内均匀波动,提示系统稳定","本月质控均在控,* 日后出现质控渐进性升高趋势,考虑为试剂原因,更换新试剂后趋势恢复,下月继续观察目前使用试剂的开瓶稳定期"等。

根据以上提到的质控周期性评估的目的以及内容,实验室应该保存相应的质控数据作为实验室质量控制工作的溯源性证据。保存的资料应该包括:所有室内质控的原始数据,包括检测时间以及测定人员等信息;新批次室内质控品平行试验检测的相关数据;在周期性评估中所有项目的质控图,包括质控图中失控点的处理以及标注;所有周期性评估所涉及的统计数据,包括每周期的以及累计的均值,标准差,变异系数等等;所有失控的处理记录,包括触发的规则、原因分析、患者标本评估、处理措施、负责人确认等;所有项目的月评估总结,包括对当月质控情况的评价以及根据评估所做出的改进措施以及提醒等内容。以上所有的记录按照行业要求一般至少应该保留 2 年以上。如文末彩图 7-6,文末彩图 7-7。

笔记

案例 7-1

室内质控月分析 - 质控趋势的评估（文末彩图 7-7）

【案例说明】

图 7-7 是两个不同项目的质控图，粗一看来上方的质控图各质控数据均落均值附近，波动范围很小，似乎提示仪器的状态更佳，但是如果进行仔细分析，我们会发现不少问题。

【讨论】

1. 如果各个质控点如果均能够在 1s 线内波动，那么质控的累积允许限就应该为 1s，也就是说上面图中质控的允许限设置有误，把标准放得太宽。

2. 如果仔细观察不难发现在上方图中存在方块点 10 点以上均在均值一侧的情况，即出现了检测系统的漂移。

3. 如果以适当的允许范围对质控结果进行判断，第 20 质控点可能是一个触发 1_{2s} 的数据。

以上这些都提示检测系统可能存在问题。因此，良好的质控图应该是类似下方的质控图，各个质控点在均值左右允许（2s）内均有分布，且均值上方的点与下方的点的数量大致相同。

九、患者标本的质控方法

实验室质控的目的在于保证患者标本的检测结果能够正确地用于患者的临床诊治，从这点来讲，使用患者标本进行质控具有巨大的优势，包括不存在基质效应，能够直接反映检测系统改变对于患者标本检测的影响；能够监测包括标本前处理的检测全程；易于获得，成本低廉等。但是患者标本也有其固有的缺点，如大部分患者标本的稳定性不佳，难以进行长时间、连续性的系统监控和评价；部分项目医学决定水平浓度的患者标本不易获得等等。因此，要使用患者标本进行质控，就需要扬长避短，选用适合患者标本的质控方式，并且对于各个检测项目不同保存条件下的稳定性需要有充分的了解。以血常规检测为例，红细胞计数项目的稳定性在常温下可以保持 48 小时，因此，实验室只能在 2 日内选择患者标本进行重复检测，而血红蛋白项目在相同条件下可以保存 7 天，实验室就可以在 1 周内针对此项目进行患者标本的重复检测。适合患者标本质控的方法很多，下面介绍常用的几种患者标本质控方式。

1. 双份测定法（pair comparison） 在一个分析批中，选择至少 10 例的患者标本进行双份平行检测，所选择的患者标本尽可能地均匀分布在整个分析批中，避免选择极高或者极低检测结果的标本。计算每个患者标本两次检测的差值，并以此 10 个以上的差值计算该分析批双份测定患者标本差值的标准差（s），若检测系统稳定，那么各个分析批批内患者标本复测的 s 值应该是无明显差异的，一旦出现有分析批 s 明显增高，就提示系统的精密度可能增大，患者标本质控失控。

2. 留样再测（retained patient samples） 同样属于患者标本的双份测定，是通过患者标本在标本稳定期内重复检测，验证系统稳定性的质控方法。这里是将患者标本作为室内质控品使用，在标本稳定期内进行重复测定，因标本的稳定期较短，这里的质控界限并非长期累积的变异系数而是标本重复检测的偏差（bias），以首次检测为靶值，计算其后的一次或多次检测的偏差，在标本的稳定期内，留样标本的偏差均应该低于某界限（该界限由实验室根据检测项目的稳定性以及检测系统的运行情况自行界定），而如果偏差突然增大，就可能提示在标本两次检测期间出现分析误差。同时使用 2 个以上的患者标本留样再测有利于区分随机误差与系统误差。

3. 移动均值法（moving average） 最早使用于血常规检测的患者数据质量控制方法，其原理在于不同的患者人群虽然可能存在贫血、血液浓缩以及稀释等临床情况，但是每个患者的红细胞的体积（MCV）、所含的血红蛋白（MCH），以及单位体积红细胞中的血红蛋白浓度（MCHC）却相对稳定，其检测结果受到检测精密度的影响大于临床病理改变的影响。因此在纳入足够多的患者数据进行统计的前提下，这些稳定项目的均值是在人群中不会有太大的改变。而如果连续出现患者均值数据的增高或者降低就提示着系统可能存在检测误差。因此此方法是将连续 20 个患者稳定项目如 MCHC 或者其他在患者人群中检测结果相对稳定的项目的结果计算均值作为质控点，观察各个均值是否在控制限（血细胞分析一般定为 ±3%）内波动，一旦有 2 个以上的连续均值点超出质控控制线就提示着可能存在系统误差。目前的多种分析仪均带有浮动均值质控的功能，能够在后台自行计算患者数据的均值绘制质控图并在失控时触发仪器报警。此质控方法简单易行，且不需消耗额外的试剂，但是由于此方法基于多样本均值比较，要正常使用需要满足以下 2 个条件。首先，每个分析批至少要求 5 个均值点绘制质控图，即每分析批至少检测 100 例患者标本；其次，患者人群在分析批中的分布要基本平均不能有太大的差异，如前 50 例患者均为体检患者，其后 50 例有均为血液病患者等情况就可能导致假失控出现。

除了上述列举的患者标本室内质控方法以外，以患者标本进行质量控制的方法还有很多，包括临床符合率评价（准确性评估）、参考范围的定期验证（长期检测偏倚的评估）、检测仪器间或者方法间的患者标本比对（准确性评估）等，实验室可以根据不同的质量控制的要求选择使用。

第二节　临床各专业领域质量控制特点及应用分析

一、血液检验中的质量控制以及应用分析

血液检验分析是临床常规检验工作的重要内容，涉及血细胞分析、止凝血检测、血液寄生虫检测、溶血检测、血红蛋白电泳检测等多项内容。存在仪器自动化分析与手工试验并存、检测仪器质量控制与员工素质培养并重、筛查试验与诊断性试验均较多的特点，因此血液检验领域对质量控制的要求较高。要控制血液检验分析领域的检测质量，一方面要做好血液仪器的质量管理和监控，另一方面也不可忽视员工的包括形态学检测、诊断性报告分析的相关能力的培养和考核。下面以血细胞分析及凝血检测为例，说明相关质控控制的要求和应用。

（一）血细胞分析检验中的质量控制

1. 室内质控 血细胞分析仪能够使用的质控方式包括：使用商业化的稳定全血质控品进行质控；使用患者标本作为质控品进行质控；浮动均值监测等。

（1）商业化质控品

1）质控品的选择原则：推荐选择效期长、覆盖全部检测项目的配套质控品（所谓配套质控品指仪器制造商认可以及推荐的适用于现有型号血球仪的质控品）。如要使用非配套质控品需要在正式使用前采取如与配套质控品行平行检测等方式对其质量以及适用性进行评价。

2）质控品浓度水平：对于血细胞分析而言，一般使用"正常"以及"高"两个分析水平的

质控物进行质控即可。不推荐使用低值或者是含肿瘤细胞的异常质控物进行质控。

3）质控频率：每24小时检测至少两个不同分析水平的质控品，如果商业化质控品质控频率不足，可以选择使用患者标本质控进行补充。

4）质控的时机：鉴于血细胞分析要求的报告时间极短（30分钟），相对其他检测而言标本量较多，8小时工作时间可以选择在开机后以及关机前进行质控。

5）质控图：① Levey-Jennings 质控图或类似的质量控制记录应包含以下信息：检测质控物的时间范围、质控图的中心线和控制界线、仪器／方法名称，质控物的名称、浓度水平、批号和有效期，试剂名称和批号、每个数据点的日期、操作人员的记录。②质控允许限的制订：对于任何一个项目的质控允许限均应该明确界定并记录。③中心线的确定：由于全血质控品稳定性不佳，效期往往只有2～3个月，故血细胞计数质控物的测定应在每天的不同时段至少检测3天，至少使用10个检测结果的均值作为质控图的中心线；每个新批号的质控物在日常使用前，应通过平行检测确定质控物均值，制造商规定的"标准值"只能作为参考，通常实验室确定的质控物均值宜在配套定值质控物的允许范围内。④质控界限的调整：因血细胞分析全血质控品质控品稳定性较差，在厂家规定的效期内也可能出现如全血红细胞膨胀导致 MCV、MCHC、RDW-SD 项目出现趋势性改变的情况，在确定为质控品质量问题、排除检测仪器系统误差后，实验室相关负责人员可根据本批次质控均值累计的结果，对质控中心线进行微调，但是需要在质控评估中注明原因。

6）失控判断规则：应规定质控规则，全血细胞计数至少使用 1_{3s} 和 2_{2s} 规则；注意血细胞检验中不同的项目可以根据项目的稳定性以及实验室质量控制要求等特点选择不同的质控规则。

7）失控报告：应包括失控情况的描述、原因分析、纠正措施及纠正效果的评价等内容。

8）质控数据的管理：按质控物批次或每月统计1次，至少保存2年。

9）室内质控记录：实验室负责人或指定的负责人应至少每月对室内质量控制记录进行审查并签字。

（2）保留患者标本质控

1）使用原则：保留的患者标本并非稳定的质控标本，因此仅使用保留的患者标本质控作为血球仪的主要质控方法是不可取的，患者标本质控应该作为商业化质控的有益补充存在。

2）保留患者标本质控的方式包括：双份测定分析、留样再测（见第一节）以及患者标本的人机比对，其中人机比对主要用于仪器白细胞分类计数准确性的验证，是以人工镜检进行分类计数的结果作为标准，判断仪器白细胞分类计数的准确性的方法。与双份测定分析类似，通过一段时间内观察不同白细胞分类项目人员以及仪器检测结果差值以及标准差的情况对仪器的白细胞分类能力进行评估。

3）允许范围的界定：实验室应该自行统计计算并书面规定保留患者标本质控的允许限，这个允许限可以是双份测定检验中累积的标准差，也可以是留样再测方法中随着留存时间改变的累积的项目偏差。

4）患者标本的选择：因为标准差或者偏差的计算都与检测项目的靶值相关，因此实验室应该规定保留患者标本的浓度范围，保证不会选择到超出线性范围或极高极低的标本。

（3）浮动均值

1）也属于使用患者标本进行室内质控的方式，是大多数血球仪自带的自动化的实时的质控功能，对于仪器出现检测结果系统性偏离或趋势性变化敏感，对于随机误差并不敏感，是短期内检测系统偏移的质控手段。也不可作为单独的质控方法使用。

2）不仅仅针对红细胞系统相关参数，也可以在血细胞其他参数使用。

3）使用前提：每日每血细胞分析仪检测患者标本至少 100 例，每日内患者人群组成不发生巨大的改变。

2．其他检测中的质量控制

（1）复检规则的制订：血细胞分析仪的检测原理是根据血细胞的体积、细胞内颗粒、电导、核酸含量、抗溶性等特性将血细胞进行识别和分析，而并非按照形态学特征对血细胞进行确认，因此，人工进行复检、形态学观察和评估仍然是血细胞检验中最为重要的部分。而血细胞分析的报告时间短、标本量相对高的特点，决定了对所有标本均进行复检是基本无法做到的，因此要控制血细胞分析的检测中质量，其中的一个关键点在于挑选需要进行复检的标本进行重复测定或人工镜检。而要实现这一点，需要建立与实验室实际情况如标本量、患者人群、仪器性能等相符合的复检规则去根据异常的检测结果，仪器报警，直方图、散点图异常图形等信息对检测报告进行确认，判断是否需要复测或人工镜检。而复检规则制订合格与否将直接决定实验室是否遗漏仪器检测假阴性而实际存在问题的患者标本，如果此部分遗漏标本的比例过高，或者出现了遗漏了假阴性恶性肿瘤标本等严重情况，那么实验室血细胞检测检验中的质量就是不合格的，因此实验室应该建立相应的复检程序，程序应该包含建立或验证显微镜复检程序的方法和数据；复检规则验证结果假阴性率应≤5%，同时不应该遗漏临床影响巨大如恶性肿瘤的标本。

（2）检测模式：目前大多数血细胞分析仪均带有"开盖""闭盖""稀释"等模式，而不同的检测模式因进样系统或者标本处理的不同应该视为不同的检测系统，也就是说对于血细胞分析仪不同的主要检测模式需要分别进行校准，同时不同的检测模式之间需要进行比对。

（3）常规使用红细胞参数进行随机误差的判断：患者标本的红细胞参数（MCV、MCH、MCHC）应该被常规监控以发现有问题的检测结果，其中 MCHC 是最有价值的参数，因为在人群中该参数的波动范围很小，因此一旦出现极端异常的 MCHC 值，那么这个结果由仪器检测误差或者由患者本身因素产生的可能性就远远大于临床病情导致的可能。如：出现冷凝集现象导致 MCHC 假性升高，这里的 MCHC 升高提示红细胞体外聚集的标本异常；高脂血症导致血红蛋白错误检测引起 MCHC 假性升高，这里的 MCHC 升高提示血红蛋白检测有误。因此，实验室应该有书面程序规定在检验中监测细胞参数，并且规定在出现极端异常红细胞参数时采取的相应措施，如复测、离心观察标本、镜检等等。

（4）染液的质控：血涂片染色是血细胞分析镜检的必备条件，因此为了保证血涂片染色的质量，在每日使用前均需要对染液的预期染色效果进行检查。可以通过正常细胞的着色情况进行判断。

（5）试剂的质量控制：与质控品的要求相同，推荐使用配套试剂，使用非配套的试剂时需要按照 CLSI/EP9 的要求与配套试剂行 40 例（含正常以及异常范围）以上患者标本的比对等方式对其质量以及适用性进行评价。一旦进行试剂批次更换，需要进行患者标本而非商业化质控品在新旧 2 批次试剂间的比对。

（6）人员的质量保证：定期（至少每 3 月）对血细胞分析检测人员的形态学检测能力进行考核，保证形态学报告的一致性。考核的方式包括使用室间质评图片或血涂片、多头显微镜、实验室保留的异常血涂片等，考核的能力包括有核细胞分类计数、细胞识别、寄生虫查找鉴定等。实验室应该提供考核的方法、标准，考核后的人员能力评价以及后续的培训记录等。

笔记

案例 7-2（文末彩图 7-8）

【案例说明】

图 7-8 是一血常规质控 HCT 项目的质控图，由图可见，室内质控均在控，各个质控点在室内质控的前段均围绕均值上下波动，但是在质控的后段两个质控浓度均出现了向上的趋势性改变，大多数质控点均落在了均值上方。原因是什么呢？

【讨论】

首先因为较长时间的持续性改变，因此不会是偶然误差。同时这个现象能够在多个批次的质控中均能够看到，主要影响 HCT、MCV、RDW-SD、MCHC 等几个指标，因此这个现象是在血常规检测中常有的，因质控品使用时间较长，质控品中的红细胞膨胀导致红细胞体积增大并出现相应的指标改变，这种情况下质控的改变是由质控品本身的品质改变造成，不影响临床患者标本的检测，因此，无须处理。但是如果在质控品交叉阶段或者质控品未接近效期时就出现此种改变则提示质控品不合格。

（二）凝血检测检验中的质量控制

1. 室内质控 因凝血检测的复杂性以及稳定性均与血细胞分析有显著的不同，因此凝血检测的室内质控有其自身的特点。

（1）质控频率：开机检测患者标本期间，至少每 8 小时对 2 个不同浓度的质控品进行质控。如果使用手工法进行凝血检测，除了每 8 小时对 2 个不同浓度的质控品进行质控之外，在每次更换试剂时也需要进行 2 个浓度的质控品检测。如有检测频率超出 8 小时的特殊凝血检测如凝血因子检测，每次检测均需要进行质控。

（2）质控中心线的确定：出凝血检验的质控物检测至少 10 天，使用至少 20 个检测结果的均值作为质控图的中心线；因凝血检测在不同的试剂批次间存在较大的差异，因此在更换新批次试剂后应重新确定质控物的均值。同样的在进行影响检测系统的重要部件的维修后，也需要重新确定质控的均值。

2. 凝血试剂的质量保证

（1）推荐使用配套试剂，如果试剂需要配制或分装，实验室应该使用 A 级的或者经实验室验证或校准后的玻璃量器进行。

（2）试剂应该标记内容物以及数量、浓度、储存条件、配制日期、有效期等，因部分血凝试剂可能需要在使用前进行配制或分装，因此配制日期、配制后的有效期、分装信息等等内容可能需要操作人员人工添加。

（3）因凝血试剂的稳定性是影响凝血检测的重要原因，因此，所有试剂的准备、储存、丢弃均需要严格按照制造商的推荐完成。

（4）凝血试剂是否满足临床的使用要求：不同的临床试剂对于不同病理改变的敏感性不同，如活化部分凝血酶原时间（APTT）试剂有对狼疮抗凝物敏感、对肝素敏感等的多种类型，同时不同的凝血酶原时间（PT）对于华法林的敏感性也有不同，实验室应该根据临床的实际需求选择合适的试剂规格，并且针对临床需求向临床提供试剂的相关说明，如临床使用 APTT 检测静脉用肝素的疗效时，实验室应该提供肝素浓度相关的 APTT 的参考范围；临床如使用 PT 检测华法林的口服疗效，实验室应该提供建议的监测方式，如监测的频率、INR 的推荐范围等等。

（5）试剂批次更换的验证：凝血检测在不同的检测系统之间，不同的试剂批次之间均存在较大的差异,因此一旦更换试剂批次,即意味着检测系统发生改变,需要进行相关的验证,这是凝血检测较为特殊的质量控制要求。

1) 凝血酶原时间(PT)试剂批次的更换:PT 试剂批次更换需要进行的验证工作包括国际敏感性指数(ISI)的验证;正常对照值的确认;国际标准化比值(INR)的验证。例如表 7-3 就是一份 PT 试剂更换批次之后的验证记录,除了正常更换试剂批次之后的患者标本比对之外,更加重要的是 PT 正常对照值的确认以及 INR 计算的验证工作,这也是凝血检测检验中质量控制的特殊要求。

表 7-3　PT 试剂更换记录

PT 试剂批号更换记录

检测日期:_____　　　　　新批号使用日期:_____

试剂批号:_____　　　　　效期:_____

新批号 ISI 值:_____　新批号 ISI 值输入时间:_____　检测人员:_____

1. 正常血清均值 PT 的确认

正常人群结果					正常血清值:
1.	5.	9.	13.	17.	
2.	6.	10.	14.	18.	输入系统时间:
3.	7.	11.	15.	19.	操作人员:
4.	8.	12.	16.	20.	

2. 患者标本比对

水平 1		水平 2		偏差(PT/INR)	
旧批号	新批号	旧批号	新批号		
1.	6.	1.	6.		
2.	7.	2.	7.		
3.	8.	3.	8.		
4.	9.	4.	9.		
5.	10.	5.	10.		

3. 室内质控 / 室间质评标本比对

水平 1		水平 2		偏差(PT/INR)	
旧批号	新批号	旧批号	新批号		
1.	6.	1.	6.		
2.	7.	2.	7.		
3.	8.	3.	8.		
4.	9.	4.	9.		
5.	10.	5.	10.		

4. 手工验证 INR(病人 PT/ 正常对照 PT)^{ISI}

患者 ID	仪器结果	手工结果
1.		
2.		
3.		

检查者:_____

日期:_____

2) ISI 值的验证:ISI 是反应凝血酶原时间对于维生素 K 依赖性凝血因子活性下降敏感性的指标,用于 INR 的计算。由于 ISI 的值是出仪器试剂组合确定的,因此不同批次的检测试剂与不同检测仪器均可能有不同的 ISI 值，故在使用新批次质控品前应该通过制造商提供的说明书等信息确认本批次试剂对于现有仪器的 ISI 值。注意核查仪器设置中的 ISI 值是否正确输入。

① 正常对照值的验证：每次更换新批次的试剂均需要进行正常对照值以及参考范围的累计或验证，以确定现有的正常对照值及参考范围是适用于现有试剂批次的。其中正常对照值的累计应该使用 20 例以上的本地健康人群检测结果的几何平均值。注意仪器或者检测报告中的正常对照值或参考范围有无正确设置。

② INR 的验证：INR=（患者 PT 结果 / 正常对照值）^{ISI}，因此其验证工作包含了 ISI 以及正常对照值的验证。同时 INR 是一个计算参数，因此也需要对其计算过程进行验证。验证时可将使用以上公式进行人工计算的 INR 结果与实际患者检测报告中由仪器计算的 INR 结果进行比较来确认仪器计算的准确性。

3）试剂的抗干扰能力验证：主要对现用检测试剂对于溶血、黄疸、脂血等常见干扰的抗干扰能力进行验证，获得可抗的最大干扰物浓度，可以使用制造商提供的干扰试验试剂盒进行验证。

3. 检验中仪器的质量控制

（1）实验室应该提供仪器的常规维护以及功能评估的记录。

（2）实验室应该提供仪器维护保养、维修，包括完成后的验证的记录。

（3）定期对血凝分析仪的所有试验是否在 37℃ 进行检测，提供温度的监测以及校准记录。

（4）提供定期对 D 二聚体，纤维蛋白原等部分项目的最大稀释倍数（仪器自动或手动）的验证记录。

（5）按照要求定期完成仪器校准、性能评价、仪器间比对（具体参见其他章节）等，并提供相关记录。

4. 凝血因子检测项目的质控保证　　不同于凝血常规项目的检查，凝血因子活性项目有更高的质量控制要求，包括：

（1）每 8 小时对 2 个浓度的质控品检测。

（2）在定期（按照厂家说明书要求，不长于 6 个月），PT、APTT、钙等相关试剂批次更换，凝血因子活性检测试剂批次更换，大的维修或更换重要部件后均需要定标品重新定标。

（3）每次凝血因子活性检测，如果可能，实验室需要进行至少 3 个稀释浓度点的检测，以发现可能存在的凝血因子的抑制物或激活物效应，如选择原倍、1：1、1：4，一旦出现抑制物效应，1：4 稀释浓度点的凝血因子活性经过检测换算后就应该高于原倍检测的因子活性，此时实验室应该在报告中注明发现抑制物效应，并且报告换算后最高的因子活性，如果未见明显的抑制物活性，实验室应该在报告中注明并且报告三次凝血因子检测结果的平均值。

二、体液学领域的质控应用分析

体液学检测也是常规检测工作的重要部分，包含尿液分析、大便检测，脑脊液、浆膜腔液检测等多项内容。体液学检测存在定性、半定量试验多，手工试验多，形态学检测多，标本难以保存、时限性短，对检测人员能力要求较高的特点，而近年来随着仪器自动化的发展，在尿液分析，脑脊液、浆膜腔液检测领域，越来越多的仪器设备开始替代人工进行样本筛检的工作。因此随着工作方式的改变，对于检测质量控制也有了新的要求，以下以尿液分析以及脑脊液、浆膜腔液分析为例，说明体液学领域的质控应用。

（一）尿液分析

常规尿液分析包括尿液中的化学成分以及有形成分的检测，涉及的内容包括：人工读数或使用尿干化学分析仪的尿化学纸条检测、尿沉渣分析仪的尿有形成分筛查、使用显微镜设备的镜检分析（图形比对系统参照人工镜检的要求）。因此要对于尿液分析进行质量控制，应该包含以上涉及的所有部分。

1. 尿液标本的保存　尿液标本应该在采集后的 1～2 小时内完成检测，如果实验室要接受超时标本进行检测，实验室应该使用适当的保存手段以确保标本的完整性。实验室应提供所有针对尿液检测项目标本的保存方法的书面文件，并且应说明由于不同的保存方法导致可能出现的分析误差，如低温保存虽然可以防止尿液中的细菌生长，但是同样会导致结晶形成以及尿标本呈低比重以及碱性，继而引起白细胞、红细胞和管型的溶解。并且在检测报告中注明尿液的收集、检测时间以及因为超时检测可能造成的影响。

2. 尿化学分析

（1）检测项目：为保证向临床提供足够的检测信息，尿化学检测应该至少包含尿糖、蛋白、血红蛋白（隐血）、亚硝酸盐、白细胞酯酶、比重等项目。

（2）性能验证：尿液干化学分析仪性能验证的内容至少应包括阴性和阳性符合率，可使用已知为"阳性"或"阴性"的标本连续检测 20 次，计算阳性以及阴性标本检测结果中符合预期结果的检测数量，计算符合率，一般要求符合率应≥80%。在新的干化学仪器投入使用前，该仪器还应该与之前使用的人工读数或者其他干化学分析仪进行患者标本的比对。

（3）室内质控：应至少使用阴性和阳性质控物进行室内质控，每工作日至少检测 1 次，偏差不超过 1 个等级，且阴性不可为阳性，阳性不可为阴性。

（4）检测过程的控制：实验室应该制订相应的程序来发现可能影响干化学纸条检测效果的尿液标本，如在使用纸条前肉眼评估尿液标本的颜色，避免尿液本身颜色过深造成部分项目假阳性的结果等。

（5）定期校准以及实验室间/内比对参见本书其他章节。

3. 尿有形成分分析

（1）分析原则：显微镜镜下有形成分的分析作为金标准，如可能，尿液样品应全部进行显微镜有形成分检查；如使用自动化仪器做有形成分筛检，实验室应制订尿液有形成分分析的显微镜复检程序。复检程序可以根据实验室的具体情况，如患者的临床信息（科别、性别、年龄、诊断等）以及干化学和尿沉渣分析仪的检测结果、报警信息等来制订。实验室应该建立相应的复检程序，程序应该包含建立或验证显微镜复检程序的方法和数据；规则的验证方法及标准，对复检规则验证结果的假阴性率应≤5%。

（2）尿沉渣分析仪性能验证：至少应包括精密度、携带污染率和可报告范围，具体方法参见本书相关章节。

（3）尿沉渣分析仪室内质控：可参照 GB/T 20468 -2006《临床实验室定量测定室内质量控制指南》进行室内质控。应至少使用 2 个浓度水平（正常和异常水平）的质控物，每检测日至少检测 1 次，应至少使用 1_{3s}、2_{2s} 失控规则。至少对红细胞、白细胞项目进行质控。

（4）镜检设备的校准：实验室应该提供体液检测相关的显微镜以及离心机的至少半年一次的校准记录。

（5）显微镜镜检资料：为了保证显微镜检的准确性，实验室应该准备沉渣镜检的相关参考资料如图谱、照片、书籍等供检测人员就近使用。

（6）镜检人员的形态学能力评估：实验室应定期（至少半年一次）对尿沉渣镜检人员的形态学能力进行评估，保证人员间检测报告的一致性。考核推荐使用实验室保存的有明确异常成分如白细胞、红细胞、管型、细菌、真菌等的临床标本，多头显微镜，室间质评或参考资料中的图片等，考核的内容应该包括异常形态的识别、半定量评估的一致性等，实验室应该提供人员评估的方法、标准、结果以及后续的培训等相关记录。人员能力评估应该涵盖所有的沉渣镜检人员并覆盖所有用于沉渣检测的显微镜。

（7）尿沉渣分析仪定期校准以及实验室间/内比对参见本书其他章节，对于尿液中有形成分检查，尿液干化学分析仪、尿液有形成分分析仪、尿液沉渣显微镜检查之间不宜进行标本比对，但实验室应对干化学以及有形成分之间的一致性进行评估，并可将其作为镜检规则的重要标准。

4. 体液定性试验的质控图绘制 定性质控虽然无法绘制 L-J 质控图，但是可以绘制单侧的质控图替代，见文末彩图 7-9。

（二）脑脊液、浆膜腔液分析

脑脊液、浆膜腔液的分析也包括化学分析以及有形成分分析 2 个部分，因化学分析主要属于生化检测领域，在这里基于仪器自动化在体液检测领域的逐渐推广，主要对有形成分分析包括有核细胞的分类计数，以及白细胞分类等内容，分为手工法以及仪器法进行分别说明。

1. 手工法检测

（1）标本的稀释液：如因计数需要对脑脊液或浆膜腔液进行稀释，不管使用的是商业化的稀释液还是实验室自行配制的稀释液，稀释液的本底均应该进行检测。如果使用自行配制的稀释液，可以选择在需要进行稀释检测的检测日中在显微镜下观察稀释液中是否存在有形颗粒来对稀释液本底进行评估。如使用商业化的稀释液，仅需要每日进行仪器自动开机本底控制，以及对每批次的稀释液进行观察，评价其视觉上的清晰度即可，不需要每日进行检查。如果稀释液不合格，需要立即更换。另外涉及稀释的设备均需要确定其准确性，如对自动稀释系统进行校准，使用 A 级品或者经过准确性验证的玻璃量器等。

（2）室内质控：在检测患者标本期间，每 8 小时至少进行一次室内质控，质控方式可以选择商业化的质控物、留样再测以及患者标本双份测定等。

（3）细胞计数池：实验室应该定期对计数池的质量进行检查，保证镜下计数池线条明亮、清洁，无刮痕，如不满足条件应该及时更换。

（4）有核细胞计数：如使用细胞计数池进行细胞计数，每个体液标本均应该计数 2 份，且实验室应该明确定义 2 份计数结果之间的允许偏差，如果超出，应该重新准备样本重新计数。

（5）标本质量的评估：如在镜下观察到细胞聚集或者存在细胞碎片，最终报告中应该注明标本质量可能对检测结果造成影响。

（6）红白细胞区分计数：使用普通显微镜在非染色的情况下对红、白细胞进行区分有错误识别红、白细胞的可能。因此实验室还应该准备其他的检测方式保证红、白细胞计数的检测质量，如使用在非染色计数后将红细胞进行酸洗脱后重新计数白细胞；使用相差显微镜确认红细胞；或者在离心制备的瑞氏染色后的脑脊液、浆膜腔液玻片中评估红、白细胞的比例等方式。

（7）人工镜检标本的制备：使用离心制片法对体液标本进行制备、染色能够保证最佳的细胞收集率以及形态学完整性。而涂片以及滴片等方法在体液细胞染色制片中均非最佳的方式。

（8）恶性肿瘤细胞的确认：当怀疑细胞学标本中存在肿瘤细胞，应该在报告发放前由实验室有资质的人员（最好是由检验医师或病理医师）进行确认。

（9）当同一患者的体液标本在多个部门如在流式、病理、临检部门等同时检测时，对于不同部门的检测数据和报告应该进行总结和评价，特别是对于部门间不吻合的病例应该进行定期的分析以及讨论。

（10）形态学人员的定期考核和评价：请参见本节血细胞分析、尿液分析的相关内容。

2. 仪器法检测

（1）试剂的本底核查：使用仪器的稀释液以及溶血剂的本底均应该进行检查，目前大部分仪器均有自动核查的功能，实验室应该提供相应的检查记录。

（2）实验室应该规定体液细胞计数的最低界限，向临床用户说明低于该界限的检测结果是不可信的，低限的界定可参照仪器的最低检测限以及最小灵敏度的验证方式。

（3）实验室应该设定相关的程序来发现可能引起细胞计数、分类错误的情况，如有细胞的聚集或者细胞碎片等等，可采取的方式包括上机前对体液标本进行肉眼观察，关注仪器的报警信息或者必要时的图片镜下观察等。

（4）室内质控：每检测日至少2个不同的配套质控物的检测。

三、临床生化领域的质控应用分析

临床生物化学检验是临床检验工作的重要内容之一。其检验项目较多，包括临床一般生物化学检查，如肝功能、肾功能、血脂、血糖、电解质、心肌酶、血气分析等，以及内分泌激素分析、肿瘤标志物分析、微量元素分析、药物与毒物分析等特殊生化检查。检验仪器自动化程度较高，自动生化分析仪已在临床普及使用，多数生化检验项目采用自动生化分析仪检测完成，手工操作项目已不多见。自动化检验流水线的推广应用，改变了传统工作模式，对生化检验质量管理提出了更高的要求。

生化检验多为定量检测方法，需采用定量室内质量控制标准。生化内部质量控制应建立标准化文件，对质量控制的项目、方法、失控标准、失控原因的分析与处理、失控报告等相关内容做出明确规定。必要且可能时，生化检验室应开展检验前、检验中、检验后的质量控制及高、中、低值的室内质控，并通过 LIS 系统，实现质控数据统计处理和质控图绘制的自动化、信息化。室内质控结果是评价检验结果可靠性的重要证据之一，质控数据务必真实有效，处理及时，表达形式正确合理。

（一）质控品

质控品宜选择商品化质控品，尽量覆盖临床报告涉及的基础检测项目，如钾、钠、氯、钙、磷、葡萄糖、尿素、肌酐、尿酸、总胆固醇、三酰甘油、高密度脂蛋白胆固醇、低密度脂蛋白胆固醇、丙氨酸氨基转移酶、天冬氨酸氨基转移酶、肌酸激酶、碱性磷酸酶、谷氨酰转肽酶、总蛋白、白蛋白、总胆红素等。有的质控品除常规生化项目外还包括胆汁酸、脂肪酶、载脂蛋白等项目。多为人血清基质，无传染性，瓶间变异小，酶类项目 $CV\%<2\%$，其他分析物 $CV\%<1\%$。

质控品至少选择 2 个不同浓度水平，一般为正常和病理水平的质控血清。购买的冻干质控血清到科室后必须有 1 年至 1 年半以上的有效期，按要求储存，使用时按要求加入稀释液或蒸馏水复溶，复溶后的质控血清用 1ml Ep 管分装保存，每天取出 1～2 支进行测定。分装后的质控血清在 2～8℃时稳定时间不少于 24 小时，-20℃时不少于 30 天。不稳定成分（如胆红素、碱性磷酸酶）在复溶后前 4 小时的变异应小于 2%。复溶后的质控品的瓶间变异应不变，但对一些不稳定的成分（如胆红素、血糖和酶类等），瓶间变异的 CV 值不能超过未复溶质控品 CV 值的 1.5 倍。

（二）实验室内部质量控制

1. 靶值和质控限的确定　开始室内质控时，首先要建立质控图的靶值和控制限。新批号的质控品的各个测定项目需自行确定均值和标准差，均值必须在实验室内使用现行的测定方法进行确定，制造商提供的质控品标定值只能作为靶值的参考。生化质控品有效期较长，新批号的质控品应与当前使用的质控品一起进行测定。

2. 确定质控规则　生化检验常用室内质量控制方法包括 Levey-Jennings 质控图、

Westgard 多规则质控方法等。

3. 何时重建质控图 当出现下列情况时需重建质控图,对质控图的均值、标准差进行修改:

(1)更换质控品批号时;

(2)靶值有显著性的差异:检测系统发生改变,如更换试剂批号,造成月测定均值明显偏离靶值 1s 以上;

(3)质控图显示有同一方向趋势性变异:3 个月内均值向同一方向偏移 1s 以上,经过分析确认非检测系统问题时;

(4)连续 3 个月月变异系数增加并出现过多失控时,排除系统检测问题时。

(三)临床生化检验全面质量管理面临的问题

临床生化检验结果受诸多因素影响,如医护人员对生化检验项目和实验方法的理解与选择、标本采集各环节、仪器设备、环境设施、检测系统、人员素质等因素。因此,临床生化检验的质量管理必然是贯穿生化检验整个过程的系统性、全面性的质量管理。在临床实际工作中,常常出现下列问题:

1. 临床化学仪器生产厂家众多,型号和功能各异,试剂种类繁杂使用配套分析系统时,实验室可使用制造商的溯源性文件;使用非配套分析系统时,实验室应采用有证参考物质、正确度控制品等进行正确度验证或与经确认的参考方法进行结果比对以证明实验室检验结果的正确度。

如以上方式无法实现,可通过以下方式提供结果可信度的证明:参加适宜的实验室或其他使用相同检测方法的配套系统的同级别或高级别医疗机构实验室进行结果比对。

应该定期对大型仪器进行校准,当发生下列情况之一者,必须校准:改变试剂的种类或者批号;仪器或者检验系统进行过一次大的预防性维修或者更换了重要部件;质控出现了异常波动或偏移,或者超出了实验室的可接受限,采取一般性纠正措施后,不能识别或纠正问题时。

2. 重视检测检验中的质量控制,忽视检验前、后过程的质量管理标本是否正确采集,直接影响检验结果的准确性,如:未建立检验标本采集程序文件或《检验标本采集手册》,导致临床原始标本采集不规范;未建立标本接收和不合格标本拒收制度,溶血、乳糜等不合格标本用于检测,直接影响了检验结果质量。

认真仔细地对每个测定结果进行分析和审核是发出正确检验报告的重要环节。忽视检验后结果的审核和复查质量环节,没有对异常结果分析取舍,缺乏与临床的沟通和交流,导致与患者临床信息不符合的生化检验报告增多,影响了检验结果的可信度。例如:在临床化学检查过程中,发现某标本酶类多项增高而个别降低接近零值,往往提示酶活力过高导致酶反应底物耗尽,应检查反应进程曲线加以判断;葡萄糖、碳酸氢根过低,同时钾离子过高,往往是标本未经分离放置时间过长所致;LDH、AST、总蛋白升高,ALT 升高不明显,GGT、胆红素下降,往往提示标本严重溶血;过低值、负值的肌酐、尿酸结果往往提示黄疸血清标本;多项分析结果过低,往往提示标本稀释或由于标本中有纤维蛋白凝块、吸样针部分堵塞加样不足所致。对上述异常结果,要认真分析复查,必要时与临床取得联系,重新采血送检。另外,对某些急诊检验项目,如血钾、血糖、血钙等,遇到特别异常结果应按《危急值报告制度》与临床医师及时取得联系,以便对病员采取紧急处置。

3. 重视外部质量控制,忽视内部质量管理生化检验过程中应用最多、最常见的外部质量控制是参加国家、当地或行业卫生主管部门组织的实验室间的比对计划(室间质评或能力验证)。检验人员都非常重视室间质评,因为主管部门对实验室进行各种检查、评比等活动时,要求实验室必须提供室间质评结果和通过证书,但在临床工作中,正式的室间质评计划频度为每年 2～3 次,加之个别工作人员在检测室间质控物时采取了一些"特别处理措施"。因此,室间质评结果不能完全、真实地反映出生化检验室日常检验质量的好坏。

为了保证生化检验结果达到预期的质量标准,内部质量控制是不可或缺的重要保证措施。在临床工作中,忽视内部质量管理的现象时有发生,表现为:实验室虽然建立了室内质控制度,但执行机制不健全,室内质控监测缺乏连续性,或者把室内质控当成例行公事,即使发现了"失控"问题,也未及时采取补救措施,没有真正发挥室内质控对生化分析质量的监测和保证作用。

4. 重视生化检验结果的重复性,忽视结果与患者临床信息的符合性在临床生化检验过程中,实验室或工作人员对异常偏高或偏低的生化结果高度重视。但一般只对原始样品进行复查,只要两次结果相近,就认为检验结果是正确的。并未深究其原因,忽视了检验结果与患者临床信息的符合性,影响了生化检验结果的临床信任度,甚至引发医疗投诉和纠纷。

在实际工作中,经常遇到医师或患者对检验结果的投诉,对之应十分重视,对反映的质量问题要认真检查分析,首先应检查室内质控图,观察是否存在明显的偏移和变异倾向,如果质控品测定结果在控,就应查找分析过程之外的因素。例如:某病区反映病人的血钠测定结果偏高,检查室内质控图无明显异常,且其他病区病人血钠无偏高倾向,仔细查找原因结果证实出现上述现象的原因是该病区护士误用肝素钠管抽血所致。临床医师和病人往往会更多地比较某个个体在不同时间测定结果的变化,有时对自己认为不合理的测定结果提出质疑,向检验工作人员提出时,我们应当给予合理的解释与建议。

总之,临床生物化学检验是一个受多环节干扰、多因素影响的系统过程,各种因素和环节又相互联系,对各环节必须齐抓共管,最大限度保证生化检验结果的可信度,才能达到对临床生物化学检验质量全面管理的目的。

四、临床免疫领域的质控应用分析

临床免疫学检验是检验工作中重要内容之一,是研究免疫学技术及其在临床医学领域中的一门应用科学,是依据免疫学基本原理(抗原抗体反应),结合各种敏感的标记、示踪技术,超微量、特异性分析检测人体各种生理和病理指标的学科。免疫学检验主要包括两部分,一部分为检测免疫活性细胞、抗原、抗体、补体、细胞因子、细胞黏附分子等免疫相关物质,如乙肝五项、抗 -HCV、梅毒试验、抗 -HIV 筛查、ANA 等;另一部分为利用免疫检测原理与技术检测体液中微量物质,如激素、酶、微量蛋白等微量物质。这些检测结果为临床疾病的诊断、鉴别诊断、治疗监测、指导治疗方案和判断预后等提供了有效的依据。临床免疫学专业性强,一些特殊岗位(如抗 HIV 初筛、产前筛查、新生儿疾病筛查等)工作人员应取得相应上岗证,才能胜任。

目前,临床免疫学检验既有以手工操作、定性或半定量试验为主的项目,如沉淀反应(如免疫固定电泳对血清中 M 蛋白的鉴定与分型)、凝集反应(如 Coombs 试验、肥达反应等)、荧光免疫检验(如自身抗体、病原体抗原或抗体检测等)、固相膜免疫测定(免疫渗滤试验、免疫层析试验、免疫斑点试验、免疫印迹试验等)及部分 ELISA 检测等,也有定量试验为主的检测项目,主要有免疫比浊分析技术、酶免疫技术、化学发光分析技术、自动化电泳技术、流式细胞术等,通常需要使用免疫分析仪器进行检测,定量检测项目质控方法同生化部分,这里主要介绍定性免疫检验的室内质量控制方法。

(一)质控品的选择

定性免疫检验结果的判断为反应性或非反应性、阳性或阴性。此类检测的室内质控关键点是测定下限(弱反应性或弱阳性),因此应选择靶抗原或抗体浓度接近试剂盒或方法的测定下限的质控品。或使用商品化的低值(水平)室内质控品进行室内质量控制,并与临床标本的测定同时进行,此点对于使用目测判定结果的方法尤为重要。

1. 室内质控品与临床检验中的待测样本一致,基质为血清,均匀、稳定,无已知的传染危险性,如 HIV、HBV、HCV 等质控品必须灭活处理。所含待测物的浓度接近试验或临床决定水平,临床决定水平针对定性检测而言,是使用测定接近 CUT-OFF 值的室内质控物。对定量检测来说,是使用具有临床采取措施或具备决定临床诊疗价值的浓度水平的室内质控物。

2. 质控品的浓度检测 试剂盒中一般自带阳性和阴性对照,阳性对照多为中等或强阳性样本,部分试验如胶体金试验、血凝集试验、胶乳凝集试验、酶免疫试验中双抗体夹心法中的一步法等可严格遵守厂家说明书要求,采用试剂盒自带的阴阳对照进行质控。但这种强阳性对照并非严格意义上的理想室内质控品,如自身抗体检测的荧光免疫试验,每次测定都应带一个已知的弱阳性(低滴度)样本作为对照,从而有助于判断临床标本的检测结果是否有效。目前国内市场上尚无商品的自身抗体弱阳性(低滴度)室内质控品,实验室可使用自制室内质控品。

ELISA 试验中的质控血清通常采用 2~3 个浓度水平,其中一个是 S/CO 处于 1.5 左右的质控血清,是最低检测限质控品;另一个为弱阳性质控品,S/CO 值应该在 2~4 倍之间,用于重复性监测,还有一个为阴性质控品,S/CO 值应该在 0.5 倍左右。每批的免疫检验至少使用 2 个质控血清,其中一个为阴性质控品,位置不能固定而应随机放置。至于阴性质控,对于定性免疫检验来说也是必需的,可以防止假阳性结果的出现。

3. 自制室内质控品的应用 商品化质控品一般由专业公司生产,使用较方便,但是价格昂贵、运输需低温保存,使用的有效期短,对于基层医院很难承受。另外,有些检测项目无法购买到商业质控品,如自身抗体检测的荧光免疫试验中的弱阳性(低滴度)质控品,HBV、HCV 弱阳性质控品,输血相容性质控品等,这时实验室可以自制质控品或阳性参考血清,每次与临床样本平行检测,保证每批试验的平行性、可比性和准确性。

自制质控品程序:①收集阳性血清(无明显溶血、黄疸、脂肪血和污染)到一定量(至少够本室使用 6 个月以上的量);②传染性病原体需经 56℃、10 小时灭活后使用;③用 0.2μm 生物滤膜过滤,去除纤维沉淀物和细菌;④用正常人血清稀释,测定值与定值参考品进行对比、求值,无参考品时选择在 2 倍 CUT-OFF 值附近的阳性值,找出弱阳性倍数;⑤分装、加盖、贴签、-20℃冻存备用;⑥对稳定性及瓶间差进行评价。

(二)定性免疫检验室内质量控制

1. 纯定性试验如胶体金试验、斑点渗滤等,除检测装置的内对照外,每检测日或分析批,应使用弱阳性和阴性质控物进行质控。实验室应定义自己的质控批长度,阴、阳性质控物的检测结果分别为阴性和阳性即表明在控,相反则为失控。

2. 根据滴度或稀释度判定阴阳性结果的试验,如凝集试验,每检测日或分析批,应使用弱阳性(可为检测下限的 2~4 倍的浓度)和阴性质控物进行质控。实验室应定义自己的质控批长度,阳性质控结果在均值上下一个滴度或稀释度以及阴性质控结果为阴性即为在控,否则为失控。

3. 用数值判定结果的项目如 ELISA、发光技术等质控物的类型、浓度和分析频率的选择应满足临床要求的分析范围的测定。可使用 Levey-Jennings 质控图,质控物批号改变时应重新绘制新的质控图,不应随试剂批号的改变而绘制新质控图。中间精密度较大的免疫项目可用试剂批号作为质控批号,但批长度应大于 2 个月,每 12 个月需评价中间精密度。质控判定规则可以使用下列之一:①纯定性规则:阴、阳性质控物的检测结果分别为阴性和阳性即表明在控,相反则为失控。② Westgard 质控规则:至少利用其多规则中一个偶然误差及一个系统误差规则。阴、阳性质控物的检测结果必须分别为阴性和阳性。③ Westgard

质控规则改良法：绘制中心线和上下失控限三条线；中心线为质控物测量均值，利用临界值验证值确定上下失控限。超出失控限为失控。

$$失控 = \bar{x} \times \left(1 \pm \frac{CUT\text{-}OFF值 - CUT\text{-}OFF验证值}{CUT\text{-}OFF值}\right)$$

4. 室内质控数据的评价 室内质控的目的是保证检验结果的精密度和可靠性，在临床实验室免疫学检测中，常见的失控原因有：①测定操作中的随机误差，如标本和试剂取样的重复性差、试剂未混匀、洗涤不充分和温育时间及环境条件的不一致性等；②仪器的问题，如光路不洁、比色波长不对、管道堵塞等；③试剂的问题，如校准品不正确或变质、显色底物变质、试剂受到污染或试剂因储存不当失效等。

例如：某实验室发现当日 ELISA 试验过程中，检测 HBsAg 的 96 孔板阴性对照位置呈现弱阳性结果，并且同一排（第六排）临床标本的试验有相同结果。随即第二块 HBsAb 板第六排的临床标本出现相似结果。考虑加样、温浴过程并无异常，可能问题出在洗板机上，有孔道堵塞的现象发生，观察后也发现第六孔有注洗液不足的现象，考虑是血清中的纤维蛋白丝堵塞了该孔道，造成洗板不彻底，导致阴性结果假阳性的出现。随即用细针疏通第六排孔道，反复冲洗调试，再将两块板该排重新洗涤，显色，终止，假阳性孔随即转阴。

（三）临床免疫实验室质量控制常见问题

临床免疫学检验的基本原理是抗原抗体反应，免疫检测方法中能够改变被检测物浓度或改变被检物与相应检测抗体结合能力的物质，均可能对检测结果造成干扰，这些干扰可引起许多检测结果的假性升高或降低，进而影响临床对疾病的诊断和治疗的评估。免疫反应过程诸多干扰因素包括检测的基质效应、抗原的不均一性和交叉反应性、试验设计（反应温度、反应时间、反应模式）等。检验人员与临床医师都应充分认识免疫检测中的干扰因素，并在出现实验室检测结果与临床征象不符时进行充分沟通，查找是否存在干扰因素，并采取适当方案重新检测，得出正确结果。

1. 基质效应 基质效应指干扰抗原和抗体反应但与分析物本身无关的非特异性因素。基质效应与测定模式和抗体选择有较大关系，因此，对于不同免疫测定的影响方式也有所不同。基质效应通常由蛋白、盐、磷脂、异嗜性抗体、高浓度的非特异性免疫球蛋白、补体、抗免疫球蛋白、某些自身抗体、人抗动物抗体（HAAA）等、药物及可能污染标本的物质引起。如：类风湿因子（RF）存在于类风湿关节炎、干燥综合征、系统性红斑狼疮等自身免疫性疾病患者中，甚至在正常老年人群的血清中也存在。RF 一般为 IgM 型，亦有 IgG 和 IgA型，RF 具有与变性 IgG 产生非特异性结合的特点，因此在免疫学测定中，可与固相载体上包被的特异性抗体 IgG 以及随后加入的酶或其他标记物标记的特异性抗体 IgG 结合，从而出现假阳性结果。为避免 RF 对免疫测定的干扰，可将标本中 RF 用变性 IgG 预先封闭，测定抗原时可在标本中加入可使 RF 降解的还原剂如 2- 巯基乙醇。

2. 抗原的不均一性和交叉反应性 在蛋白激素的检测中，由于其在血液循环中除了有生物活性形式外，还有前激素、片段和亚单位，存在抗原的不均一性。如甲状旁腺激素（PTH）、ACTH、泌乳素等检测均存在此问题，若使用针对 PTH 或 ACTH 的氨基和羧基末端部分的单克隆抗体双位点夹心法则不会测定生物学活性的片段。在血浆微量蛋白测定中，通常使用多克隆抗体，但多克隆抗体测定不了蛋白结构上的微小差异。相反，使用单克隆抗体则有可能测定不了某些变异体，这也是血浆微量蛋白测定中的一个普遍问题。

3. 试验设计 主要涉及抗原抗体反应的浓度、反应温度、反应时间、测定模式等。一般来说，较高浓度的抗原和抗体、较高的反应温度（37℃而非室温）、较长的反应时间可以改善免疫试验的检测下限。如在蛋白激素和肿瘤标志物的检测中常使用双抗体夹心法，与竞争抑制法比较具有较好的检测下限和特异性。在双抗体夹心法的测定模式中，使用两步法可以避免一步法中出现的"钩状效应"。同样在使用免疫浊度法检测血浆微量蛋白时，常通过自动化仪器复杂的反应动力学数据处理，可确定反应是否存在前带、后带现象。

应用分析：临床检验工作中，遇到过这样的现象：HBsAg(-)，而 HBeAg(+)。我们都知道，HBsAg 和 HBeAg 同时存在，滴度基本平行，HBeAg 一般在 HBsAg 出现之后出现，在 HBsAg 消失前消失。所以通常情况下，HBeAg 是在 HBsAg 阳性血清中存在的，HBsAg(-)，而 HBeAg(+)时，可能是钩状效应引起的 HBsAg 假阴性。随即我们在原浓度基础上，再增加 16 倍、64 倍两个稀释度检测，均为阳性结果。假阴性的 HBsAg，实际含量甚高，且多为病毒复制期，具有较强的传染性，应引起检验者和临床医生的高度重视。

4. 临界值的界定 在临床免疫学定性检测中，在判断阴阳性时常存在临界值（灰区）的问题。例如，同一个项目由于方法学、生产厂家等不同，使得判断阴阳的临界值也存在差异，如在 HBsAg 的检测中，使用胶体金免疫层析和 ELISA 试验判断阳性的临界值存在差异分别为 2.0ng/ml 和 0.5ng/ml。对于测定结果处于"灰区"的样本，可通过复查（其他厂家试剂）、确认试验（定量检测、PCR 确认、免疫印迹等）或动态追踪检测来确定为阴性还是阳性。尤其是一些涉及医学伦理、患者心理负担重的项目，如 HCV、HIV、梅毒等，要做好解释和疏导的工作。

5. 其他应注意的问题 没有一种方法能做到 100% 的敏感性和特异性，即使是金标准的诊断也不例外。此外，病毒感染的"窗口期"、标本采集的时间和状态、标本本身的质量（溶血、乳糜等）均会影响免疫学检测的结果。

免疫检测中的干扰因素是医学检验结果不确定的重要影响因素之一，只要临床情况与实验室检查结果不吻合，就应及时与临床沟通，判断是否存在某些干扰因素。免疫检测中干扰因素导致的假阳性或假阴性结果，可对临床疾病诊治产生严重后果。另一方面应该向临床说明实验室各免疫检测项目检测结果的不确定性及检测方法的局限性。因此，加强临床沟通把免疫检验项目结果更好地应用到临床，也是实施全面质量管理的目的。

五、微生物领域的质控应用分析

临床微生物学是检验医学中重要的学科之一，它综合了临床医学、病原生物学和免疫学、临床抗菌药物学和医院感染、流行病学等几方面的知识和技能，对感染性疾病进行快速、准确的病原学诊断以及报告正确的药敏结果，为临床合理使用抗菌药物提供依据，防止病原微生物产生耐药性和医院感染的发生。

目前，临床微生物检验仍以分离培养为核心，以手工操作、定性试验为主。近年来，全自动细菌培养、鉴定系统在临床应用越来越广泛，但在检验的某些环节中也会出现主观经验判断结果。因此，为了保证检验结果准确客观，质量保证工作必须贯穿于实验室工作的整个过程，包括检验前（标本的正确采集、运送等）、检验中（培养、分离、鉴定和药敏试验等）和检验后（结果报告、解释、临床反馈等）的质量管理。临床微生物实验室应该依据国家规定和自身特点建立质量管理体系，对实验室的一切活动进行全程监控和管理。实验室质量管理体系强调以服务对象（医生和患者等）为焦点，认真听取医患意见，及时收集反馈，及时发现问题，及时处理和纠正，做到质量的持续改进。

（一）质控品的选择

质控品一般是指已知的被测样品，细菌学检验的质控品就是特定的细菌菌株，称为参考菌株（reference strain）。菌种来自美国典型菌种保藏中心（American Type Culture Collection，ATCC）或英国国家典型菌种保藏中心（National Center for Typical Culture Collection，NCTC），实验室按照菌种保存要求保存参考菌株。

（二）质量控制标准

1. 培养基　培养基可以自制，也可以购买。无论自制还是购买都应有良好的外观：液体培养基透明、清亮，颜色符合要求；固体培养基要求平滑、水分适宜、无污染、适当的颜色和厚度；试管培养基湿度适宜。培养基要有明确标识，包括生产日期（批号）、保质期、配方（适用时）、储存条件等。

自制培养基：应严格按照厂家的指导说明进行制备，不能用过期的原料及无等级的化学试剂，不同批号的同种类培养基不能相互混合配制。配制完成后进行高压灭菌、分装，并应检测相应的性能：包括无菌试验、生长试验或与旧批号平行试验、生长抑制试验（适用时）、生化反应（适用时）等，应以质控菌株进行验证。全部符合要求后放冰箱保存备用，记录配制日期。各种培养基（试剂）的制备过程应有记录，内容至少包括：培养基（试剂）名称和类型；配制日期和配制人员；培养基（试剂）的体积；分装体积；成分及其含量、制造商、批号；pH（最初和最终）值；无菌措施，包括实施的方式、时间和温度。

商品培养基：每批次应检查并记录产品的破损、污染，以及外观、冷冻或加热现象。如厂家能遵循一定的质量保证标准，实验室可免除配制过程的质量控制，但需保存生产者所遵循的质量保证标准，以及每批号产品完成无菌试验、性能试验合格等证明文件。若生产者不能提供所遵循的质量保证标准，实验室进行相应的性能验证：包括无菌试验、生长试验或与旧批号平行试验、生长抑制试验（适用时）、生化反应（适用时）等，应以质控菌株进行验证。

无菌试验：新制备灭菌后倾注的固体培养基，要求按批号随机抽取总数的 3%～5% 作无菌试验，在 35℃ 的条件下孵育 24～48 小时；灭菌后经无菌操作分装的液体培养基要求全部放入孵箱内 35℃ 的条件下孵育 24 小时进行无菌试验，上述试验证实无细菌生长时才算无菌试验合格。若有细菌生长，证明培养基已受污染，不能再使用，同时做好记录。

性能试验：基础培养基不仅要求细菌能够生长，而且必须发育良好，并能使细菌充分表现出其典型的特征，包括典型菌落形态、溶血特征、菌落颜色变化等。例如：血琼脂培养基性能验证试验应包括生长试验和溶血试验，真菌显色培养基性能验证试验应包括生长试验和标准菌株的显色试验。有些基础培养基应满足营养要求高的细菌生长，评定其质量须用灵敏的菌种，例如巧克力琼脂培养基，应选用流感嗜血杆菌的标准菌株（ATCC49247）作生长试验。选择性培养基必须包括应被抑制的菌种和应被选择生长的菌种，例如伊红美蓝琼脂培养基应选用金黄色葡萄球菌标准菌株（ATCC25923）和大肠埃希菌的标准菌株（ATCC25922）同时做生长试验。生化反应试验培养基主要用来观察细菌是否具备某种生物化学反应能力，结果通常以阳性或阴性表示，用作质量控制的菌种，应包括该生化反应为阳性反应和阴性反应的细菌。

2. 试剂　新批号及每一货次的染色剂（革兰氏染色、特殊染色和荧光染色），应用已知阳性和阴性（适用时）的质控菌株进行验证；使用中的染色剂（革兰氏染色、特殊染色和荧光染色）至少每周（若检测频率小于每周 1 次，则试验当日）用已知阳性和阴性（适用时）的质控菌株检测染色程序。例如选用金黄色葡萄球菌标准菌株（ATCC25923）和大肠埃希菌的标准菌株（ATCC25922）作为革兰氏染色的质控菌株，每次质控与标本同步进行。

新批号的每一货次的试剂、纸片，如吲哚试剂、杆菌肽、奥普托辛，X、V、XV 因子纸片等应有阴性、阳性质控。凝固酶、过氧化氢酶、氧化酶、β-内酰胺酶，试验当日应做阴性和阳性质控，商业头孢菌素试剂的 β-内酰胺酶试验可遵循制造商的建议。诊断性抗血清试剂，试验当日至少应做多价血清阴性和阳性质控。定性试验试剂每次检测时应至少包括阳性和阴性质控菌株。不含内质控的直接抗原检测试剂，试验当日应检测阳性和阴性质控。

3. 抗菌药物敏感性试验　常规采用的药敏试验方法（纸片扩散法、琼脂稀释法、微量肉汤稀释法、E 试验或其他）应制订标准操作规程［含各类病原体和（或）标本的检测药物、质控标准、结果解释等］，该程序应遵循相关的国家标准。每一新批号药敏试验纸片、试剂或培养基使用前，应以质控菌株验证。

实验室采用的抗菌药物敏感性试验方法应以质控标准菌株连续检测 20～30 天，每一组药物 / 细菌超出参考范围（抑菌圈直径或 MIC）的频率应小于 1/20 或 2/30。此后，应每周使用标准菌株进行质控。若检测频率小于每周 1 次，则每个检测日应进行质控。采用自动或半自动仪器检测 MIC 时，应按照制造商的要求进行质控。

质量监测的情况应完整地记录下来，以便进行分析。对于计数数据，用点图的方法记录比较直观，如温度、浓度、药敏试验的抑菌环直径或 MIC 值。这种记录方法也称质量控制图。药敏试验的质控图最好将每个参考菌株监测的各种药物结果记录在同一张图上，这样，可以方便地比较各个药物抑菌环直径的变化情况，利于辨别真失控或假失控。

应建立多重耐药细菌检测方法，如苯唑西林耐药金黄色葡萄球菌（MRSA）、万古霉素耐药肠球菌（VRE）、产超广谱 β- 内酰胺酶的肠杆菌科细菌（ESBLs）、多重耐药（MDR）或泛耐药（PDR）的鲍曼不动杆菌和铜绿假单胞菌、青霉素不敏感的肺炎链球菌（PRSP）等。为保证结果的准确性，操作程序应涉及对少见或矛盾的药敏试验结果的处理。应保存抗菌药物敏感性试验资料，并至少每年汇总一次后向临床医师汇报。

（三）微生物学检验质量管理的主要问题

1. 标本采集、运送不规范 各级医院微生物标本的采集主要由医护人员操作，由于实验室与临床的交流沟通不够，医护人员对于临床微生物标本的采集要求和注意事项不甚了解，而标本采集前患者的准备、采集标本时机、采样部位、采样量、采集部位消毒等各环节中任何一个出现错误都可能导致病菌检出率降低或即使分离出某种细菌，也可能是污染菌，未必是致病菌。目前，不合理的标本采集时常出现，诸如标本采集前的无菌操作不规范导致无菌标本被正常菌群污染；痰培养标本留取未严格遵循采集规程而使标本中混有大量唾液；血培养只抽单个需氧瓶的现象在很多医院还相当普遍。此外，很多标本送检不及时，同样会造成许多假阴性或假阳性的结果。比如痰标本若接种不及时，标本中的正常菌群会过度生长，从而降低厌氧菌如肺炎链球菌等的检出率；又如脑脊液中的脑膜炎奈瑟菌、粪便中的志贺菌均会因为标本运送不及时造成培养阴性，而假阴性或假阳性结果会影响临床治疗，甚至危及患者的生命。

例如：某医院下呼吸道细菌学培养标本拒收标准如下：

（1）厌氧菌培养：呼吸道有大量的正常菌群存在，咽拭子、咳痰、吸出的分泌物厌氧菌培养无意义。

（2）标识错误：申请单填写应完整，标本标识必须唯一，并与申请单相符，未标采集时间、部位或检验要求等拒收。

（3）标本：肉眼观察，痰标本呈水样或唾液样，镜下白细胞数<10/ 低倍镜和上皮细胞数>25/ 低倍镜，拒收。

（4）运送错误：送检时间超过 2 小时，拒收。

（5）容器错误：标本容器必须符合规定，溢漏、无盖者，拒收。

因此，正确地进行标本采集和运送非常重要，标本采集、运送的规范化是保证微生物检验结果准确性的一个重要前提，它的规范化操作还需要医务科、护理部、微生物实验室共同努力。

2. 药物敏感性试验的规范化 正确的药物敏感性试验结果对于临床合理选择抗菌药物治疗非常关键。目前，我国抗菌药物的药敏试验遵循美国临床实验室标准化研究所（CLSI）文件进行，对各种细菌的药物敏感性试验都有严格的规定，如：药物敏感性试验方法、孵育条件、培养基和药物品种的选择、结果解释等，而且 CLSI 文件每年都会有更新。可是由于有的实验室不能及时更新 CLSI 文件,有的技术人员对每种药物的药敏试验方法的特点及局限性不够了解,随意选择药敏试验方法或者随意组合细菌/药物品种,甚至不严格按照 CLSI 规定解释药敏结果等等,这些都严重影响了临床抗生素药物的合理使用,甚至增加了耐药菌株产生的风险,给临床治疗和患者健康带来很大的危害。因此,药物敏感性试验的规范化势在必行。

案例 7-3

【案例经过】

　　某患者 5 月 26 日送痰培养,生长大量肺炎克雷伯氏菌。此菌是产超广谱 β- 内酰胺酶的阴性杆菌,只对泰能(注射用亚胺培南西司他丁钠)敏感。从该院电脑中查出:患者5 月 20 日至 23 日使用了 4 天的头孢噻肟。24 日至 26 日使用了头孢他啶。待收到细菌报告后改用泰能。至 6 月 3 日后,医嘱上未见使用抗生素。

【讨论】

　　该患者如使用 4 天头孢噻肟,感染仍不能控制时,应考虑到产超广谱 β- 内酰胺酶的阴性杆菌。

案例 7-4

【案例经过】

　　10 月 9 日某患者送痰做培养,纯生长大量粪肠球菌。对氨苄西林敏感,对所有三代头孢耐药,患者曾使用过头孢哌酮及复达欣(注射用头孢他啶),而后才做细菌培养。改用氨苄西林一周后,医嘱上未见使用抗生素的记录。

【讨论】

　　廉价的氨苄西林对肠球菌的疗效远远胜过价格昂贵的三代头孢。

　　3. 准确快速地检测病原微生物　寻找病原微生物对感染性疾病做出准确、快速的诊断,同时报告正确的药物敏感性试验,是微生物室为临床服务的直接体现,也是检验工作质量的重要指标。但是病原微生物的培养及药物敏感性试验的周期比较长,如等到培养和药物敏感性试验结果再报告,对于一些危重患者可能丧失宝贵的抢救时机。因此实验室工作人员要有高度的责任心,对检验结果报告,特别是血培养检测的结果要采取分级报告的制度;要重视涂片染色回报;同时积极开展快速诊断新技术的应用,如抗原检测技术、实时荧光定量 PCR 技术、质谱仪检测技术等。

案例 7-5

【案例经过】

　　某院内科收治了一名女性患者,因头痛伴发热 1 月余而步行入院,初步诊断:结核性脑膜炎。入院查体:T37℃,P70 次/分,R20 次/分,Bp140/90mmHg。神志清醒,言语清晰,颈软,四肢肌力正常,病理征阴性。入院后主要予以抗结核治疗,住院期间一直诉剧烈头痛,行腰椎穿刺术,脑脊液送检微生物室,墨汁染色发现大量隐球菌,检验人员立即回报临床,临床确诊为新型隐球菌脑膜炎,予以停用抗结核药物,予对症处理后缓解。

【讨论】

新型隐球菌脑膜炎是由新型隐球菌感染引起的脑膜炎,隐球菌是一种条件致病菌,广泛分布于自然界,鸽子或者其他鸟类为其中间宿主,该菌对中枢神经系统有特殊的亲和力,主要侵犯神经系统的脑和脑膜,多数病人有脑膜刺激征和颅高压的症状与体征,以单纯脑膜炎为主,其病情重,病死率高。该病例说明快速、准确地检测病原微生物对临床诊断、治疗至关重要。

4. 微生物专业人员与临床医师缺乏交流 由于感染性疾病病原谱和药敏谱的变化较大,药物敏感性试验的方法和药物的种类以及对于药物敏感性试验结果的解释也有不少改变,导致临床医师对于微生物检验报告的结果不能完全理解。因此,微生物检验人员的重要职责之一就是加强与临床医生之间的沟通,例如通过讲座方式宣传合理用药的原则;解读细菌耐药机制,常见耐药类型;定期报告院内细菌耐药种类的分布等。如有条件,最好能够定期参与临床查房、会诊,保持微生物室和临床科室之间的沟通,使微生物室能够真正起到监测院内感染发生、指导临床合理使用抗生素治疗的作用。

六、输血学领域的质控应用分析

随着临床医学、病毒学、免疫遗传学、分子生物学和现代医学管理学等学科的发展和交叉,临床输血学不仅是一种临床治疗的辅助手段,已发展为一门独立的学科。输血是现代医学中一项重要的治疗手段及措施,是一个涵盖血液质量以及供血者和受血者安全与服务的复杂过程,涉及"血管到血管"的所有环节,包括献血者征募、献血者咨询与健康检查、血液采集、血液成分制备、血液运输、血液筛查、血液储存、血液发放以及血液输注等一系列过程,其中任何一个环节的质量差错都会造成严重甚至致命的后果。因此,为实现安全、合理、有效输血必须具备以下几个条件:

1. 遵守相关法律、法规或规章制度;

2. 安全的血液和血液制品;

3. 标准的输血技术和操作规范及输血后的效果评价。

从行业的角度又可将血液的质量控制分为血液中心部分和临床输血部分。其中血液中心部分的实验室工作主要包括血液采集前后的血源性疾病筛查、血液储存、成分分离、血液发放等,各级血液中心及采供血单位应实行全面的质量控制或 ISO9000、ISO15189 的质量管理,对影响采供血质量的各个环节进行质控,以预防性质控为主,回顾性质控为辅。而临床输血部分的实验室工作则主要进行血型鉴定、不规则抗体检测和输血相容性试验的检测,针对临床安全输血,应建立完善的质量控制体系,严格遵守卫生与计生委所颁发的《医疗机构临床用血管理办法》和《临床输血技术规范》的规定,负责指导临床用血和技术操作,以确保储血、配血和合理用血安全措施的实施。

(一)血液中心及采供血单位的质量控制

1. 血液中心及采供血单位应该对输血检验质量实施全面质量控制 质控的内容涉及标本的采集、保存、运输、处理、测定、发放等各个环节。对实验者、实验方法、仪器、试剂、操作、结果记录、报告等设立严格的管理程序和制度要求,如环境和设备等的管理程序,各种采供血程序及实验室的各种试验方法操作规程和仪器设备、采血物品、试剂、标准品和质控品的质量保证程序等。

2. 质控方法分类 血液检验的质控方法是指采用统计学原理结合物理、化学、生物学方法,对血液采集、分离、检验和输注等各环节中所涉及的技术、操作、仪器、试剂等的质量水平进行科学的监测、评价及指导改进,以杜绝误差,提高质量。具体地说,血液检验的质控可分为两部分:直接质控和间接质控。直接质控是指对检验方法质量水平的直接定量测定,如:不同方法间的比对、检验精密度的监测,以及通过室间质量评价对实验室准确度的监控等。间接质控指一切能间接反映和(或)保障血液质量的质控程序,如实验室仪器的维护、冰箱温度检查及记录、血液成分质量检查等。

(二)输血科(血库)的质量控制

《医疗机构临床实验室管理办法》中明确提出:医院输血科(或血库)实验室和采供血机构的血型参比实验室作为提供临床输血诊断和社会性检测的机构属于临床实验室范畴,所开展的输血相容性检测项目也应该进行严格的室内质量控制。临床输血科(血库)的实验室工作主要进行血型鉴定、不规则抗体检测、输血相容性试验,病毒学筛查如 HBV、HCV、HIV、梅毒的检测。这些试验均为定性检验项目,不能简单地应用定量检验项目的质控规则来分析结果,有其自身特点。

1. 质控品 一般采用商品化质控品、第三方实验室提供或实验室自制质控品。质控品应经本实验室验证,获得明确的抗原或抗体特异性表达结果,排除冷凝集、自身抗体、异常蛋白干扰等情况。此外,由生产商或供应商提供的试剂盒应包括抗原阴性、阳性对照品和抗体阴性、阳性对照品,严格按照试剂盒说明书的质控技术要求进行操作。

2. 质控品的使用

(1)生产商或供应商提供的试剂盒对照品应在有效期内使用,并于每次试验操作前进行检查,发现标本明显的颜色变化、溶血应放弃使用并更换新的质控品。

(2)实施质控的频次:常规试验应该在每天试验开始前进行,试验中途更换试剂批号后应重做质控试验,特殊试验应在每次试验前进行。

(3)常规检测前将质控品于室温放置 30 分钟后使用,所用质控标本类型应与试验项目要求相一致,检测操作人员必须具备上岗资质,仪器设备及室内温度、环境均应相对固定。

(4)质控品选择基本要求:每次质控试验应至少选择一个阳性对照质控品、一个阴性对照质控品。

3. 质量控制(以微柱凝胶法为例)

(1)ABO、RhD 血型鉴定:一般选择 2 个质控样本,要求 1 个样本 A 型,1 个样本 B 型。按照 ABO 血清试剂标准反应强度,设置 3+ 为最低检出标准,RhD 设置与阳性细胞 2+ 为最低检出标准。检测频次建议为每天工作人员开始检测工作前。

(2)不规则抗体筛查:一般选择 2 个质控样本,一个不含有不规则抗体,一个含有已知其类型的不规则抗体。可以使用商品化质控品,也可以使用自制质控品,因为只使用血浆或血清便于保存,可以使用自制标化 IgG 抗 D。室内质控品按高、低值设计,低值血清设置反应度为 1+,高值设计在 3+ 或以上,检测频次为每批次检测。

(3)交叉配血试验:选择 1 个含有不规则抗体的质控样本作为受者。选择 2 个与受者 ABO 同型的质控样本作为供者,要求两个供者样本中,一个含有可与受者不规则抗体反应的抗原,另一个不含有可与受者不规则抗体反应的抗原。再选择 2 个与受者 ABO 血型不同型的质控样本作为供者(两个供者之间要求也不同型)。5 个样本要求直接抗人球蛋白试验均为阴性。质控的目的在于验证特定抗体检测的有效性。检测频次为每天工作人员开始检测工作前。

4. 质控结果判定 以上试验多为定性试验(抗体效价测定为半定量),结果判定不同于传统的定性试验,属于分级定性。不适于通过 CUT-OFF 值判定阴阳性结果,质控结果不呈正态分布,也无法绘制准确可靠的质控图。通过与质控品定标时的反应强度进行比对,阴性质控出现阳性和(或)阳性质控与预期结果超过一个凝集强度的差异均视为失控。

笔记

5. 对于在控结果与失控结果 操作人员都应该认真填写室内质控登记表，所以质控数据应该按照实验室文件管理程序要求归档保存。失控原因认真做好记录和分析，常见原因：

（1）操作失误：主要是人为因素，如加样问题（漏加、错加等）、试剂及样本识别、误读误判、个人操作技术缺陷（如加样不准确、离心条件、操作不标准等）。

（2）检测试剂：试剂批号变更所致，如抗筛细胞谱的变换、试剂的预温情况。过期试剂造成精确度和亲和力下降导致无法正确判读结果。试剂的性质与检测方法不匹配。

（3）质控品失效：有效期失效、保存不当、操作或意外污染。

（三）临床输血学检验质量管理的主要问题

1. 血液筛查实验室质量控制现状 《中华人民共和国献血法》颁布以来，围绕输血安全制定了一系列法规性文件，其中血站系统的"一法两规"（《血站管理办法》《血站质量管理规范》《血站实验室质量管理规范》）在血液筛查的质量控制方面发挥了重要作用。自动化和信息化的实现也带来了显著的变化，如：①试验操作由机器代替手工，不仅保证了试验各步骤的精度，而且减少人为的误差；②试验步骤由人为控制改变为程序控制，基本实现了试验全过程程序化；③筛查试验流程由单项独立试验的组合改变为批量化试验环节的组合，工作效率有了质的飞跃；④筛查工作流程各环节的信息传递由人为传递改为以网络为依托的电子化文件传递，降低了差错率。

2. 输血相容性检测现状 输血医学作为一个独立学科在国内发展已经有近 30 年的历史，特别是 2000 年国家原卫生部颁布的《临床输血技术规范》及《医疗机构临床用血管理办法》中明确要求二级以上医院应设置独立的输血科（血库），促使许多医疗机构成立单独的输血科或血库，输血从业人员专业队伍迅速壮大起来，但仍有相当一部分输血相容性检测工作是由检验科人员兼职完成的，输血医学作为一个独立的学科仍然缺乏一套完整的人才培养、考核、管理体系，造成输血从业人员队伍专业化水平整体偏低，人才结构尚不合理。尽管近年来国家或地方主管部门相继出台了一系列的管理法规，对于输血科的人才配备提出相应的要求，但专业技术和管理人员匮乏的现状仍然没有明显改善。

多数输血相容性检测实验室条件落后，以手工操作为主，质量体系建设不完善，尚未建立起符合自身实际情况的质量管理体系，也未制订切合实际的质量管理目标。但随着《医疗机构临床用血管理方法》的颁布以及《临床输血技术规范》的实施，各输血科及血库正在建立和完善。

解决和避免输血质量问题的有效方法是输血质量管理的实施，建立一个合理的采供血及输血服务体系，通过质量策划，制定出质量方针和质量目标，开展质量保证和质量控制并监督质量体系的有效运转，才能避免质量问题的发生和不断提高血液质量和输血服务质量，为临床安全、合理、有效输血保驾护航。

七、分子诊断领域的质控应用分析

聚合酶链反应（polymerase chain reaction，PCR）是体外酶促反应合成特异 DNA 片段的一种方法。PCR 技术诞生于 20 世纪 80 年代，目前已成为分子生物学研究必不可少的一项常规手段，被视为分子生物学领域最重要的一项技术突破。PCR 技术自 1989 年开始被应用于临床检验，很快地成为临床实验诊断学的一个技术热点。为了不断完善 PCR 技术，经过国内外学者的不懈努力，众多 PCR 衍生技术和相关技术应运而生。其中 1996 年推出的实时荧光定量 PCR 技术具有灵敏度高、线性范围宽、精度和重复性好等突出优势，广泛应用于临床及科研。

目前，荧光定量 PCR 临床检测主要应用于各型肝炎、结核、性病、艾滋病、流感等传染病诊断和疗效评价；地中海贫血、血友病、性别发育异常、胎儿畸形等优生优育检测；肿瘤标志物及瘤基因检测实现肿瘤的早期诊断；遗传基因检测实现遗传病诊断。与传统的检测方法相比具有灵敏度高、取样少、快速简便等优点。

临床 PCR 检测必须按规范要求进行，并有严格的实验室质量管理要求，否则因其极高的检测灵敏度，实验室稍有以前扩增产物的污染，或在标本核酸提取过程中标本间的交叉污染，均可导致假阳性结果的出现。同时也会因为试剂和试验消耗品的质量不过关、仪器设备的维护校准不到位或操作不规范，出现假阴性结果。因此必须建立完善的全程质量控制体系，以保证为临床提供可靠的检验结果。核酸检测的质量保证包括室内质量控制和室间质量评价。

（一）质控品

阴性质控标本包括：阴性血清样本、试验过程中带入的空管和仅含扩增反应液的管。阴性血清样本主要监测实验室以前扩增产物的"污染"；由试验操作导致的样本间交叉污染，如强阳性标本气溶胶经加样器所致的污染、强阳性标本经操作者的手所致的污染、使用翻盖离心管核酸提取时在高温孵育时盖子崩开所致的污染；扩增反应试剂的污染。核酸提取中带入的空管，主要监测核酸提取过程中的实验室污染（在整个试验过程中，开口放置于核酸提取的操作台面区域内，最后以水为基质进行扩增）。仅含扩增反应液的管用来监测试剂的污染。

阳性质控物样本包括强阳性质控标本和临界阳性标本两种。对于定量检测，如 HBV-DNA，每次试验必须同时进行高、低值质控血清和阴性质控血清定量检测；对于定性检测，如 TB-DNA，每次试验必须同时进行阳、弱阳性和阴性质控标本定性检测（涵盖标本预处理、DNA 提取等步骤），同时还应设置试剂空白对照。

（二）实验室内部质量控制

1. 测定前的质量控制

（1）实验室仪器设备的定期校准及维护：常用设备包括混样仪、加样器、核酸提取仪、扩增仪、恒温水浴箱、离心机和生物安全柜等。其中扩增仪的热电偶监测温度每月需检测一次，扩增功能每 4 个月需检测一次。

（2）试验器材的质检：包括带滤芯吸头的密闭性检测和离心管 PCR 抑制物的检测。

（3）不同批号试剂间的比对：每更换一次新批号的试剂，需要进行不同批号试剂间的比对。

（4）标本的采集及运送：进行核酸检测的采血容器应为密闭的、一次性、无菌、无核酸酶及其他扩增抑制物，能够在允许的时间内送达实验室。

2. 检验中的质量管理 PCR 检测极易受人员操作、试剂剂量、提取方法等因素影响而导致 DNA 模板发生丢失、扩增效率降低等，重复性较差；为确保临床基因扩增检验报告质量符合要求，必须对 DNA 或 RNA 分析的各个环节和步骤加以监控，以避免假阳性和假阴性结果的出现。

（1）建立质控图的靶值和质控限：既可以购买也可以自制高、低值质控血清，将测定的阳性血清标本按高低值分类后进行混合分装，-80℃冰箱冻存。自制情况下必须保证指标方法的规范性。按常规方法每天插入一份高、低值质控血清和阴性质控血清进行定量测量，连续 20 天后分别计算出高低值血清的均值（$\bar{x}$）、标准差（s）和变异系数（CV），高值质控以强阳性血清测定值为宜，低值质控以临界阳性血清的测定值为宜，制作 L-J 质控图。

（2）确定质控规则：PCR 实验室常用室内质量控制方法包括 Levey-Jennings 质控图、Westgard 多规则质控方法等。日常的荧光定量 PCR 检测同时可用斜率和截距来评定该次试验是否可接受、扩增是否有效：标准曲线斜率和截距的批内、批间变异均应控制在 5% 以内。在基层医院的临床 PCR 实验室，通常不是每天测定标本，可以采用"即刻法"质控，只要有连续 3 批质控测定值,即可对第 3 次测定结果进行质控。具体步骤如下:①将连续的质控测定值按从小到大排列,即 x_1、x_2、x_3、x_4、x_5、x_6……x_n(x_1 为最小值,x_n 为最大值);②计算均值($\bar{x}$)和标准差(s);③按下述公式计算 $SI_{上限}$ 和 $SI_{下限}$ 值;④将 $SI_{上限}$ 和 $SI_{下限}$ 值与 SI 值表(表7-4)中的数值比较。

$$SI_{上限} = (x_{最大} - \bar{x}) / s$$
$$SI_{下限} = (\bar{x} - x_{最小}) / s$$

表7-4 "即刻法"质控 SI 值表

n	n_{3s}	n_{2s}	n	n_{3s}	n_{2s}
3	1.15	1.15	12	2.55	2.29
4	1.19	1.46	13	2.61	2.33
5	1.75	1.67	14	2.66	2.37
6	1.94	1.82	15	2.71	2.41
7	2.10	1.94	16	2.75	2.44
8	2.22	2.03	17	2.79	2.47
9	2.32	2.11	18	2.82	2.50
10	2.41	2.18	19	2.85	2.53
11	2.48	2.23	20	2.88	2.56

质控结果的判断:$SI_{上限}$ 和 $SI_{下限}$ 值均小于表 7-1 中 n_{2s} 对应的值时,说明质控测定值的变化在 $2s$ 之内,可以接受。如 $SI_{上限}$ 和 $SI_{下限}$ 值中有一个处于 n_{2s} 和 n_{3s} 对应的值之间时,说明该质控测定值的变化在 $2\sim3s$ 之间,处于"警告"状态。当 $SI_{上限}$ 和 $SI_{下限}$ 值只要有一个 $>n_{3s}$ 对应的值时,说明该质控测定值的变化已超出 $3s$,属"失控",应该进行纠正。当检测的数字超过 20 次以后,可转入使用常规的质控图进行室内质控。

(3)常见失控的主要原因:阳性质控样本失控的常见原因是核酸提取的随机误差,如核酸提取中的丢失、有机溶剂的去除不彻底、样本中扩增抑制物的残留和所用耗材如离心管等有 PCR 抑制物等。其次有可能是仪器的问题,如扩增仪孔间温度的不一致性、孔内温度与所示温度的不一致性等。最后应检查扩增的试剂,有无 Taq 酶或逆转录酶的失活、探针的纯度及标记效率和核酸提取试剂的效率是否符合要求等等。阴性质控最常见的失控原因是扩增产物的污染和核酸提取过程中标本的交叉污染。

(4)室内质控的注意事项:标本数量如小于 30,可选择弱阳性和阴性质控各 1 份进行质控,标本数量增加,质控频次相应按比例增加。每批次测定的质控物均匀分散于标本中,随标本一同进行核酸提取,在扩增仪中的位置不应为固定位置,应在每次扩增检测时,进行相应的顺延,保证在一定的时间内,可以尽可能地监测每一个孔的扩增有效性。质控品测定"在控"才可发出报告。如果失控,迅速查找原因,去除诱因后复测标本合格后方可发出报告。

3. 室内质控结果失控的判读

(1)当阴性质控样本为阳性时,不管阳性率测定比值为何,均为失控,所有阳性标本须重新测定,并增加一倍阴性质控样本。

(2)如果阴性质控样本为阴性,某次测定阳性比值超出 $+3s$ 则为失控,为 1_{+3s} 规则。本次检测结果为阴性的报告根据阳性质控样本的情况,决定是否可以发出,所有阳性结果报告不能发出,需查找出现阳性比值增高的原因,并在增加一倍阴性质控样本的情况下重新检测样本。

(3)曲线向上漂移:多提示出现污染,污染可能是由于某一天操作上的失误导致实验环境被污染所致,如标本泄漏、产物泄漏、试剂被污染等。

（4）用直接概率计算法对每天的日常病人结果中阳性率出现的概率进行计算,如果这种结果出现的概率小于 5% 时,则可判为失控。

（5）根据二项式分布的概率计算判读检测结果是否失控。在一个实验室中某检测项目结果的阳性率为 p,计算在 n 个血液样本中有 k 个阳性结果的概率。根据二项式分布的概率计算公式如下:

公式（1）：$P(X=k)=n!/[k!(n-k)!]p^k(1-p)^{n-k}$

其中 n 为当次试验检测标本数,k 为阳性个数,p 为阳性率。$p(X=k)<5\%$ 为失控。此时,阴性标本可以发出报告,所有阳性标本在查清原因后重做。如果一个实验室检测 HBV DNA,平常病人结果的阳性率为 10%,即 $p=0.1$,在某一次检测 25 个样本出现 6 个阳性结果,19 个阴性结果,则检测过程中存在污染的可能性可通过下述方法计算。即计算在 25 个样本中出现 6 个或 6 个以上阳性结果的概率,此时的概率为 1-(获得 0 个或 1 个或 2 个或 3 个或 4 个或多于 5 个阳性结果的概率)即：

$$1-[p(0)+p(1)+p(2)+p(3)+p(4)]=1-[(1-0.1)^{25}+25(1-0.1)^{24}0.1+300(1-0.1)^{23}0.1^2+2300(1-0.1)^{22}0.1^3+12\,650(1-0.1)^{21}0.1^4+53\,130(1-0.1)^{20}0.1^5]=0.0334$$

则在这个实验室一次检测 25 个标本获得 6 个或 6 个以上阳性结果的概率为 3.34%,小于 5%,属于小概率事件,即发生的可能性很小,可能有污染所致假阳性结果的可能。

（6）根据泊松分布的概率计算判读检测结果是否失控。在血液筛查检测中,许多实验室或检测项目如 HCV RNA、结核杆菌、淋球菌的阳性结果率均较低,这时虽然可以使用公式（1）计算概率,但如果标本量很大,使用泊松分布来估计二项式分布是一种更为简便的方法。根据泊松分布,可使用下式计算概率：

公式（2）：$P(X=k)=(np)^k e^{-np}/k!$

$p(X=k)<5\%$ 为失控。此时,阴性标本可以发出报告,所有阳性标本在查清原因后重做。一个实验室中,某项目每次检测结果的阳性率约为 2%,则在 100 个样本中出现 8 个阳性结果的概率。根据泊松分布,可使用公式（2）计算概率,此时 $n=100$,$p=0.02$,$k=8$,$np=2$ 代入公式（2）计算得 $p(X=10)=2^8 e^{-2}/8!=0.0009$。此时,当日检测的阳性结果应查清原因重新测试后才可发出。

（7）用标本间交叉污染的概率计算来判读是否存在失控。如果所有阳性结果的出现是连续性的,则可能存在标本间的交叉污染,即阳性样本污染了它邻近的阴性样本,这种情况的概率计算公式如下:

公式（3）：$P=(n-r+1)/[n!/r!(n-r)!]$

其中 n 为当次试验检测标本数,r 为连续出现阳性的个数。当某次实际测定标本连续阳性的概率大于所计算的概率,则判为失控。阴性标本结果可以发出,阳性标本要考虑标本间交叉污染的问题。

如在一次检测 100 个标本的 HBV DNA 检测中,所有两个阳性结果连续出现的概率为：$p=(100-2+1)/[100!/2!(100-2)!]=99/4950=0.02$ 概率为 2.0%。因此,如在 100 个标本中,连续出现两个为阳性次数有 3 次,即概率为 3.0%,则为失控。而在一次检测 100 个标本,所有三个阳性结果连续出现的概率为：

$$P=(100-3+1)/[100!/3!(100-3)!]=98/161\,700=0.0006$$ 概率为 0.06%。

因此,如果如在 100 个标本中,连续出现三个为阳性次数有 1 次,即概率为 1.0%,为失控,要考虑标本间存在交叉污染问题,查找原因重新检测。

（三）PCR 实验室日常工作的注意事项

核酸提取是 PCR 检测中最重要、最基本的操作。实验室应使用通过验证的核酸抽提和纯化的试验方法,在需要时进行核酸的定量。核酸提取的原则要保证核酸一级结构的完整性,排除其他分子（RNA、蛋白质、多糖等）的污染。核酸纯度的要求：①核酸样品中不存在对酶有抑制作用的有机溶剂和过高浓度的金属离子。②其他生物大分子如蛋白质、多糖和脂类分子的污染应降到最低程度。③排除其他核酸分子的污染，如提取 DNA 分子时应去除 RNA，反之亦然。核酸提取过程的注意事项：①尽量简化操作步骤，缩短提取过程，以减少各种有害因素对核酸的破坏。②减少化学因素对核酸的降解，为避免过酸、过碱对核酸链中磷酸二酯键的破坏，在 pH 4～10 的条件下进行操作。③减少物理因素对核酸的降解。④防止核酸的生物降解。全自动荧光定量 PCR 仪的普及使用大大减少了污染的发生，增加了检测结果的可信性。但污染的情况仍可能发生，一旦发生，应积极寻找污染原因，包括试剂污染和实验室污染，及时处理。对全自动荧光定量 PCR 仪要定期维护与保养，以保证仪器处于最佳工作状态。

八、POCT 检验领域的质控应用分析

随着生物医学的发展，检验医学产生了许多新的理论与概念，即时检验（point of care testing，POCT）就是其中之一。它是指在实验室之外，试验靠近检测对象，并能及时报告结果的一个微型的移动检验系统。"POCT"在我国还没有规范的中文名词，比较确切地可以称之为"即时检验"或"床旁检验"。利用便携式装备直接在最贴近病人的地点完成标本采集、检测和结果报告等整个流程的检验。POCT 具有检验周转时间短和方便实用的优点，但由于是分散检测，若操作不够规范和质量控制把握不好，检验结果的准确性将大受影响。目前常用的 POCT 设备有便携式血糖检测仪、心肌标志物检测仪、血气分析仪等。为了加强相应设备的管理及规范化操作，我国的国家标准《即时检测——质量和能力的要求》（ISO/FDIS 22870）和《医疗机构临床实验室管理办法》等规定，对 POCT 均做出了相应的管理要求。

（一）组织管理

医疗单位应成立 POCT 管理委员会，成员包括主管院长、医务部、设备部、检验科、护理部和临床开展 POCT 科室的代表，并明确相应的岗位职责如：主管院长全面负责 POCT 管理、监督及协调工作；医务部（科）负责受理医院科室开展 POCT 的申请，按照下列原则审批：①符合国家和本地区的有关法规、政策、标准和伦理；②符合循证医学原则；③审核各科室 POCT 设备需求，负责质量控制及操作人员的资质管理，制订培训及考核计划；④受理有关 POCT 的投诉和意见，持续改进工作。设备部负责 POCT 设备的规范采购及耗材供应，要求全院采购同一型号设备并进行注册管理，选用的仪器、试剂和耗材应当符合国家食品药品监督管理局的有关规定并按照要求妥善放置、保存。尽量选用与仪器配套的原装试剂，并负责设备的操作、质控、维护保养培训和维修管理。检验科负责 POCT 设备临床使用的室内质量控制、室间质量评价、检测结果比对、人员上岗前的培训及考核。各临床科室、护理部负责提交 POCT 设备使用报告，安排检测人员岗前培训，负责 POCT 设备的规范化操作与管理。

（二）人员资质及考核

1. 人员资质 从事 POCT 操作的人员可以是临床护士、医生、临床实验室专业技术人员或其他医务人员，但必须满足：①具备卫生专业技术职称；②经专门的 POCT 培训并考核合格。

2. 培训 每年由检验科负责对全院 POCT 操作人员进行培训，主要内容包括：POCT 检测的原理、操作方法、临床意义、室内质控、结果比对等。

3. 考核 培训完成后经考核合格后方可上岗。

（三）质量保证

1. 建立制度 使用 POCT 的临床科室应建立 POCT 质量管理制度和 POCT 操作人员培训制度。

2. 建立标准操作程序 每个 POCT 项目均应建立相应的标准操作程序文件，该程序文件应包括：①患者准备；②标本留取；③方法原理；④仪器品牌，试剂（纸）保存；⑤检测操作

步骤；⑥结果报告；⑦室内质量控制；⑧结果比对；⑨仪器校准和维护保养；⑩干扰因素及注意事项；⑪结果超出可报告范围的处理程序等方面的具体要求。标准操作程序文件必须经POCT管理委员会指定的检验专家审核，经批准后方可实施。

3. 室内质量控制　POCT操作人员必须按照下述要求认真做好日常质量控制、填写相关质量控制记录，供POCT管理委员会检查和备案：①仪器的校准和使用保养记录。②室内质控记录，使用无内部质控装置的检验系统，质控品检测每二日不少于一次；使用有内部质控装置的检验系统，质控品检测每周不少于一次。

4. 结果比对　每个POCT项目均应与检验科的检测进行比对，时间为每半年至少进行1次，具体比对方法由检验科负责培训。

5. 室间质量评价　建议有条件的科室参加卫生计生委临床检验中心的室间质量评价活动，以验证检验结果的准确性。

6. 记录　每个POCT项目均应建立样品检测原始记录、室内质控记录（包括原始数据和质控判断）、比对记录、室间质量评价记录（适用时）、仪器使用维护及校准记录、与质量有关的投诉和处理意见记录，所有记录和资料至少保存两年。

（四）质量管理

1. 各科室应加强POCT操作规范的培训，认真执行标准操作规程，配备安全且符合标准的相应装置，强化预防医院感染的意识，保障医疗安全。

2. 操作过程中应严格执行无菌操作技术规程和手卫生规范，操作后的废弃物品，应及时按感染性废物处理，不得随意丢弃，应统一用锐器盒收集。

3. 测试时严格按照SOP文件及质量控制程序进行操作。

4. 医务部、护理部应进行不定期指导与监督检查。

（五）POCT存在的问题

POCT作为检验医学飞速发展的前景之一，越来越受到关注和重视，由于某些项目的检验质量尚难保证，检验结果不易统一，因此对其发展应持谨慎态度。目前，有关部门对POCT的质量保证体系和管理规范尚没有做出明确的规定，室内质控不规范，室间质控措施未全面展开，检验结果质量不易保证。由于对POCT的质量控制系统与中心实验室模式不同，而且多数的POCT设备放在多个地方，由分散的使用者而非检验人员操作，资格上岗认证的疏忽加上管理制度的不完善，是导致POCT质量不稳定的重要原因。建立严格的培训、管理、资格认证体制是当务之急。规范后的POCT检测不仅要做好室内质控，还要和临床实验室的检测系统做定期比对，力求同一项目检验结果的一致性。

POCT的检验报告单应该和临床实验室的检测报告一样：有完整的患者信息，如姓名、年龄、临床诊断、开单医师签名和日期；报告内容应该规范，包括检测项目、检测结果、计量单位（最好有范围和高低提示）；应该有检测（报告）日期，检验结果的报告者和（或）审核签名。许多POCT的小型仪器以热敏纸打印报告结果，如果把热敏打印报告直接贴在病历上，时间稍长会自动退色，这是病案管理所不允许的。如果以化验单的形式报告，则应该与LIS联网或者输入计算机后再打印规范的化验报告。

在国际上，POCT已经有相关的准则和标准，美国CLSI规定：①开展POCT的主要目的是方便患者，快速又价廉地得到可靠的检验结果；②POCT可允许非检验人员操作，但任何地方开设POCT必须接受政府有关部门的审批，有相应的规章制度、人员培训资格证书、使用仪器的认可，有规范检验的程序；③必须参加政府指定的室间调查评价，随时接受政府有关部门的质量评估，不合格者将被取消资格；④在医院内的POCT和医院外的要求不一样，医院内开展POCT的必须按照国家、地方及医院有关临床检验及特定的要求进行，使用POCT方法须和医院检验科的检测方法进行方法学对比，被认可后方可使用；⑤每个POCT

项目都必须有书面操作手册,含试剂、设备、校正、质量控制、操作步骤、结果报告程序、方法局限性、参考范围、注意事项等。

第三节 实验室间的比对

实验室间比对(interlaboratory comparisons)是指按照预先规定的条件,由两个或多个实验室,对相同或类似样品进行检测的组织、实施和评价活动。利用实验室间的比对,对实验室的校准或检测能力进行判定称为能力验证(proficiency testing,PT)或室间质量评价(external quality assessment,EQA)。

为客观比较某实验室的检测结果与靶值的差异,由权威机构或实验室采取一定的方法,连续、客观地评价实验室的检测结果,发现系统误差并进行校正,使各实验室之间的结果具有可比性。在实验室质量管理体系中,能力验证或室间质量评价是重要的组成部分,正越来越受到检验检测实验室的重视。

一、实验室间比对

实验室间比对是检测或校准报告质量和改进的有效手段,比对活动及其结果可用于确定实验室能力、识别实验室存在的差异、发现实验室间的问题并采取纠正措施、确定新检测方法的有效性和可比性、监控已确立的检测方法的准确性等,是判断和监控实验室能力的有效手段之一,是进一步增加实验室客户信心的保证,也是CNAS(中国合格评定国家认可委员会)认可的条件之一。

CNAS在文件CNAS/RL07《能力验证规则》中要求,申请认可的实验室在获得认可前,应至少参加一次适当的能力验证活动。已获得认可的实验室,其每一获得认可的主要领域每4年至少参加一次适当的能力验证活动。能力验证的结果可用于现场评审和监督评审、复评审,可免做现场试验或盲样试验。总之,实验室间比对借助外部力量,提高实验室的能力和水平,表现为以下几点:

1. 评价实验室对特定物质检测或测量的能力并监测其持续能力 识别实验室间检测结果的差异,帮助实验室管理人员和技术人员正确判断本实验室的检测能力,识别实验室存在的问题并采取纠正措施。

2. 发现问题并采取相应的改进措施 通过实验室间比对发现问题,并采取相应的改进措施以提高检验质量是实验室间比对最重要的作用之一。如果实验室间比对检测结果存在显著差异,则表明某实验室的检测系统可能存在问题,因而需要认真分析原因,找出可能存在的问题并有针对性地采取改进措施。

3. 为实验室改进实验方法分析能力提供参考 当实验室在选用新的实验方法或选购新仪器,以及拟改变实验方法时,可以从实验室间比对总体信息中找到参考依据。通过分析实验室间比对不同方法、仪器、试剂的统计资料,可以帮助实验室选择到更适合于本实验室要求的实验方法和(或)仪器。

4. 帮助参与实验室提高检验质量,改进工作,提高检验结果的准确性,避免潜在的医患纠纷和法律诉讼。

二、无室间质量评价计划的替代方案

《医疗机构临床实验室管理办法》规定,医疗机构临床实验室中,尚未开展室间质量评价的临床检验项目应与其他临床实验室的同类项目进行比对。临床检验项目比对有困难时,医疗机构临床实验室应当对方法学进行评价,包括准确度、精密度、特异性、线性范围、

稳定性、抗干扰性、参考范围等，并有质量保证措施。ISO15189 评审中，也有多种替代方式，其中首选实验室间比对。

无室间质量评价的项目一般包括：①新开发的检验项目。②不常见的检验项目：如某些生物体的抗体、维生素 A 等。③某些药物浓度检测。④与室间质量评价材料问题有关的检验：材料的不稳定性或分析项目的易变性（如冷凝集素、血氨等）；基质效应如：游离药物检测、游离激素检测（睾丸激素、胰岛素等）；高灵敏分析的污染（如分子扩增技术）。⑤样本需要广泛操作的试验：如环境暴露或损害标志物的监测、蛋白和 DNA 加合物、重金属。⑥不常见基质 / 环境的分析物：如组织间隙液、头发分析（滥用药物检测）。⑦微生物学组织：如需要复杂营养的、难以生长的微生物等（如艰难梭菌）。⑧体内检测：如出血时间等。⑨地理位置：实验室处在无法提供相关室间质量评价的地方。

三、实验室间比对样品的检测

（一）比对样品要求

实验室间比对材料通常有：患者标本、相关质控品及标准品。质控品的使用往往存在一定局限性，例如价格昂贵、有一定使用期限、性质不稳定、容易变质等，且某些质控品与临床实际检测的标本存在一定的区别，不能完全反映标本的质量特征。使用患者标本，则具有如下特点：它不依赖于常规的质量控制体系，能较好地评价临床患者检测的检验前步骤，如标本采集、运输及处理等。不仅如此，还可降低检测过程中的基质效应。当然，用于比对的患者标本在保存及实验室间运输过程中，应注意保持其均匀性与稳定性，尽可能减少其在运输中的损坏、周围环境对其的影响，应考虑并提醒样品可能造成的危险等。

（二）比对方法的应用

实验室应根据自身情况，列出无法提供室间质量评价的相关试验，尽可能地为这些试验制订出比对评估程序。CNAS-RL02《能力验证规则》的要求：没有开展能力验证 / 室间质评的检验项目，应通过与其他实验室（如已获认可的实验室、使用相同检测方法的实验室、使用配套系统的实验室）比对的方式判断检验结果的可接受性，并应满足如下要求：①规定比对实验室的选择原则；②样品数量：至少 5 份，包括正常和异常水平；③频率：至少每年 2 次；④判定标准：应有 ≥80% 的结果符合要求。

在实施比对程序前，实验室应当提前确定每一个定量评估程序的可接受范围。如果当前具备充足的质控数据时，实验室可以通过内部质控数据建立可接受的范围（例如均值 ±2 或 3 倍标准差），也可以根据文献的数据建立可接受的范围，即根据生物学差异或临床决策点导出的标准，或根据国外已有的室间质量评价的标准。当实验室间比对不可行或不适用时，实验室应制订评价检验结果与临床诊断一致性的方法，判断检验结果的可接受性。

（三）实验室间比对流程

1. 参加能力验证　从相关渠道获得能力验证计划，报名参加，依能力验证组织的规定和安排进行，对收到的样品进行确认，依提供的作业指导书进行测试，提交报告，等待结果，对可疑结果和不满意结果进行整改、验证，获得比对结果报告。

2. 实验室间比对　首先是比对项目的选择，然后是比对方案的设计，比对方法选择。比对样品的准备与验证，比对通知与报名，样品传递，试验进行，出具比对试验测试报告，组织者报告汇总，数据统计分析，比对结果报告，报告发布，不满意及离群结果的改善，改善报告回复，改善结果验证，必要时由组织者发出改善验证用核查标准，改善结果回复。

3. PT 的含义及计算　室间质评定量成绩用 PT 反映，PT 的含义为定量分析的能力验证。验证标准：单项 PT≥80% 为满意的室间质评成绩，<80% 为不合格成绩，总项目 PT≥80% 也为满意的室间质评成绩。

PT 的计算：

$$单项 PT 成绩 = 某项目合格数 / 某项目总数 \times 100\%$$
$$总 PT 成绩 = 所有项目合格数 / 所有项目总数 \times 100\%$$

四、实验室间比对结果的分析

室间质量评价未能通过，常见原因有：

1. 客观原因　主要是仪器状态和校准，其他参与设备的性能，试剂的质量，质控物的质量等因素。

2. 主观原因　主要是操作者的技术水平和责任心，是否按规定使用质控物，是否按 SOP 文件要求常规条件下检测质控物。

3. 其他原因　主要是检测方法的优劣，数据上报填写错误等。

制订纠正措施是为了维护实验室出具准确可靠的检验结果，纠正措施分预防性措施和即时性措施，预防性措施主要根据实践经验对容易出问题的地方事先制订相应的措施，让大家遵照执行，防止发生问题。即时性措施针对临时出现的问题，实施解决并进行记录。

案例 7-6

【案例经过】

某生化室于 2013 年 4 月转铁蛋白项目参加临床检验中心室间质评，汇报结果 5 个样本全部通过，成绩 100%；8 月参加第 2 次室间质评活动，5 个样本中 2 个通过，3 个未通过，成绩 40%。

【讨论】

1. 原因分析　本次 5 个样本的结果均低于靶值，平均偏差 -15.3%。4 月参加的室间质评全部通过，但 5 个样本的结果均低于靶值，5 个样本平均偏差为 -12.03%。根据上述情况核查 1—8 月室内质控的均值变化情况，发现 1~7 月 012 批号质控品的均值在 117~118mg/dl 之间，014 批号质控品在 228~229mg/dl 之间，CV 均在 2.0% 以内，变化不大，无漂移及下降趋势。而 8 月 2 日定标后结果较之前几个月略有上升，012 批号质控品为 124，014 批号质控品为 238，整月未有失控情况；查 1—8 月校准情况，根据厂家要求此项目定标周期为 30 天。本实验室每月更换试剂批号后定标，1—7 月室内质控无明显变化，8 月结果略有上升。由于两次室间质评结果均存在明显的负偏差，认为此次成绩不合格的原因为系统误差。

2. 纠正措施　针对上述分析，当前转铁蛋白系统偏低，需重新定标，纠正系统误差。由于之前定标后结果无明显改变，分析与校准液分装冻融有关。购买新批号校准品对此项目进行校准，校准后作中、高浓度室内质控各 20 次，结果中浓度均值为 142.5mg/dl，较之前均值提高 22mg/dl 左右，偏差为 16.2%；高浓度均值为 254.1mg/dl，较之前均值提高 24mg/dl 左右，偏差为 10.3%，由于本次质评 5 个样本平均偏差为 -17.47%，从上述数据分析，本次定标效果良好。用本年度两次质评样本重新测定，结果除 1 号样本结果变化不大外，其余 9 个样本结果均较之前升高，与临检中心靶值相比，平均偏差为 -3.6%，10 个样本的结果均在允许范围。纠正效果有效。

3. 总结 2013 年第 1 次室间质评　本项目虽然 100% 通过，但存在明显的系统误差，没有引起本室人员的足够重视，未作任何纠正，导致第 2 次结果的失败。所以分析室间质评结果，对于成绩合格的项目给予更多的关注，注意其偏倚情况，发现系统误差，及时消除，才能保证检验结果的准确。

五、检验结果可比性的控制及对临床活动的影响

目前，国内有多种正式的实验室间比对计划，卫生计生委临床检验中心自1982年成立以来，经过三十年的不断探索和积极工作，已建立起国内规模最大的室间质评计划，大大推动了检验医学事业的不断进步。

（一）血液学领域结果可比性控制分析

根据国际血液学标准化委员会（ICSH）颁布文件的要求，血细胞分析的检测结果只有溯源至参考方法，才能保证结果的准确性和不同实验室检测结果的可比性。

对常规血液学分析项目而言，主要是进行全血细胞计数和凝血试验（血浆凝血酶原时间、部分凝血活酶时间、纤维蛋白原）和血细胞形态学检查。同时，实验室内部多台血常规分析仪之间的实验室内部结果比对，每半年需要进行一次。

要求：检验同一项目的不同方法、不同分析系统应定期（至少6个月）进行结果的比对。血液分析仪等血液学检测设备，确认分析系统的有效性并确认其性能指标符合要求后，每年至少使用20份临床标本（含正常和异常标本）进行比对（可分批进行），以内部规范操作检测系统的测定结果为标准，计算相对偏差，每个项目相对偏差≤1/2允许总误差的数量应不低于80%。使用不同生物参考区间的出凝血检验分析系统间不宜进行比对。

此外，血细胞形态学能力测试也是必须同步进行的，实验室除了参加国内室间质量评价外，还需要自行组织科室内部考核，根据现有材料，如历年全国质控图谱、实验室内部资料、自行拍摄的血细胞图片等进行本科室人员形态学的能力考核，尤其是新员工的培训考核。外周血涂片形态学识别包括：①红细胞：正常红细胞；异常红细胞（如大小异常、形状异常、血红蛋白含量异常、结构及排列异常等）。②白细胞：正常白细胞（如中性杆状核粒细胞、中性分叶核粒细胞、嗜酸性粒细胞、嗜碱性粒细胞、淋巴细胞和单核细胞）；异常白细胞（如幼稚细胞）。③血小板：正常血小板；异常血小板（如血小板大小异常、形态异常及聚集性和分布异常等）；中性粒细胞毒性变化、Auer小体、中性粒细胞核象变化、中性粒细胞胞核形态的异常、与遗传因素相关的中性粒细胞畸形及淋巴细胞形态异常等。④寄生虫：如疟原虫、微丝蚴、弓形体及锥虫等。

应定期（至少每3月1次，每次至少5份临床样本）进行形态学检验人员的结果比对、考核并记录。比对记录应由实验室负责人审核并签字，记录至少保留2年。

以某院检验科临检室为例，介绍对外周血涂片形态学检验人员能力比对考核体系是如何建立与运行的。

1. 临床样本比对　参考方法由两位形态学检验经验丰富的检验人员操作。分别由参考方法操作者和比对者对5份新鲜临床样本进行血涂片的制作与染色。每份样本制作两张血涂片，其中一张备用。参考方法操作者和比对者分别对每张血涂片分析100个白细胞显微镜分类计数，分别登记，然后采用精确概率法计算白细胞分类计数参考方法检测结果99%可信区间，得到参考方法结果的可信范围，将各位比对人员白细胞分类结果与可信范围比较，判定其白细胞分类结果是否满足比对要求。

2. 外周血涂片显微摄影照片的考核　20幅显微摄影照片，按序编号，制作成PPT文件，每幅图片设定播放时间20秒，考核时抽取题号，单独作答，重点考核外周血涂片形态学检验人员对异常细胞、血液寄生虫等临床不多见病例的识别。

3. 考核结果评价　临床样本白细胞分类计数的比对要求为100%样本的检测结果与参考结果相符；显微摄影照片比对人员能正确识别至少80%。如在比对中出现了不合格的结果，则需培训学习后采用备用血涂片重新进行考核，直至结果全部合格。

（二）体液学领域结果可比性控制分析

体液学领域目前主要是进行尿液化学分析、尿液沉渣、尿液沉渣形态学检查，每半年需

要进行一次,标准同前。

同一单位具有多台尿液分析仪等检测设备,确认分析系统的有效性并确认其性能指标符合要求后,应至少使用 20 份临床样品(含正常和异常样品)进行比对,至少 6 个月进行一次。定性检测偏差应不超过 1 个等级,且阴性不可为阳性,阳性不可为阴性。形态识别要求:采取至少 50 幅显微摄影照片(包括正常和异常有形成分)或其他形式进行形态学考核,检验人员应能正确识别至少 80%,授权签字人应能正确识别至少 95%。

(三)生物化学领域结果可比性控制分析

对常规生化检验项目而言,国内有多种正式的实验室间比对计划,如国家卫生计生委、各省(市)、各区域或行业组织的临床检验中心每年均组织正式的室间质控评价活动。质控频度和项目由活动组织机构确定,生化检验项目质控频度为每年 2～3 次,涵盖了常规临床生化检验项目的 90% 左右。如常规化学、干化学、脂类、心肌标志物、血气、药物检测、血气、内分泌、肿瘤标志物等。

应按照 CNAS-RL02《能力验证规则》的要求参加相应的能力验证 / 室间质评。应保留参加能力验证 / 室间质评的检测结果、回报表和证书。对没有开展能力验证 / 室间质评的检验项目,如总胆汁酸、血氨等。对于这类项目,实验室也应建立相关程序文件来保证检验结果的可接受性。应通过与其他实验室(如已获认可的实验室、使用相同检测方法的实验室、使用配套系统的实验室)比对的方式,判断检验结果的可接受性,并应满足如下要求:

1. 规定比对实验室的选择原则。

2. 样品数量至少 5 份,包括阴性和阳性。

3. 频率至少每年 2 次。

4. 判定标准应有≥80% 的结果符合要求。结果不一致时,应分析不一致的原因,必要时,采取有效的纠正措施,并定期评价实验室间比对对其质量的改进作用,保留相应的记录。

实验室用两套及以上检测系统检测同一项目时,应有比对数据表明其检测结果的一致性,实验方案可参考 WS/T 407-2012《医疗机构内定量检验结果的可比性验证指南》,或比对频次每年至少 1 次,样本数量不少于 20,浓度水平应覆盖测量范围;比对结果的偏倚应符合相应的要求。比对结果不一致时,应分析原因,并采取必要的纠正措施,以及评估纠正措施的有效性。使用不同参考区间的检测系统间不宜进行结果比对。比对记录应由实验室负责人审核并签字,并应保留至少 2 年。

(四)免疫学领域结果可比性控制分析

免疫学检验的室间质评包括感染性疾病血清学标志物、特殊蛋白、抗核抗体检测等定量和定性两类。

定量检验比对方案同生化检验,定性检验如果采用手工操作或同一项目使用两套及以上检测系统时,应至少每年 1 次进行实验室内部比对,包括人员和不同方法 / 检测系统间的比对,至少选择 10 份阴性标本(需有其他标志物阳性的 4 份以上)、10 份阳性标本(至少含弱阳性 5 份、强阳性 1 份)进行比对,评价比对结果的可接受性。出现不一致,应分析原因,并采取必要的纠正措施,以及评估纠正措施的有效性。有相应的记录。

(五)微生物领域结果可比性控制分析

微生物领域能力测试在国内外广泛采用的方法是用模拟临床标本做质量评价,主要评价实验室在病原菌的分离、鉴定和药敏试验等方面的工作能力和水平状况。这种质量评价方法是将细菌接种在培养基或制成冻干菌种,并把它作为某种临床标本,发给各个实验室。实验室根据该标本的性质及有关模拟临床指征,按照日常操作方法进行相应的分离鉴定及药敏试验。检验结果回报给权威组织机构,经统计检验后再反馈给实验室。因此,微生物室的人员定期培训、考核至关重要，应制订人员比对的程序，规定由多个人员进行的手工检验项目比对的方法和判断标准，至少包括显微镜检查、培养结果判读、抑菌圈测量、结果报告，定期（至少每6个月1次，每次至少5份临床样品）进行检验人员的结果比对、考核并记录。

（六）输血学领域结果可比性控制分析

国内输血相容性检测项目的室间质量评价活动要明显晚于其他临床检验项目。卫生计生委临检中心于2001年才首次开展ABO血型室间质量评价活动，此后各省、自治区、直辖市的临检中心陆续增加了ABO血型室间质量评价项目。2008年卫生计生委临床检验中心第一次将不规则抗体筛查和交叉配血项目列入室间质量评价范畴，至此输血相容性检测实验室三大常规试验项目全部纳入室间质量评价活动，并将其统称为临床输血相容性检测室间质量评价。

实验室内部比对方案同定性免疫检验，每年至少1次内部比对，包括人员和不同方法/检测系统间的比对，至少选择2份阴性、2份弱阳性、1份阳性样品进行比对，评价比对结果的可接受性。

（七）分子诊断领域结果可比性控制分析

卫生计生委临床检验中心开展了病毒性和非病毒性核酸检测，如HBV-DNA、HCV-RNA及TB-DNA等。用于定量检测病原体核酸时，每次质评样本中包含了强阳性、弱阳性、阴性及中等阳性样本，强阳性样本在定量检测中评价检验方法对测定上限的准确性；弱阳性样本的功能在定性测定是观察参评实验室由于标本中病原体浓度低所致假阴性的情况，在定量测定则观察其所用测定方法及测定操作对接近方法测定范围下限的样本测定的准确性；2~3份中等阳性的同一样本则主要是为了评价实验室测定的重复性；阴性样本是为了观察参评实验室因为扩增产物和（或）操作所致的"污染"发生情况。

本章小结

本章节重点介绍了检验中质量控制的关键点——室内质量控制的基本概念，强调了室内质控的目的在于保证检测结果的可靠性以及能够及时发现可能存在误差的检测结果。要实现这个目的，需要实验室根据临床的需求、检测项目的特点、检测系统运行的情况等来"量体裁衣"地制订合适的质控策略，包括质控品的选择、质控活动频率的制订、质控评价方案的选择如正确绘制L-J质控图以及合理使用Westgard质控多规则等。同时重点强调了室内质控失控的判断标准和处理原则，其中避免错误的报告发放到临床是处理室内质控失控的核心，正确查找到失控的原因是处理质控失控以及避免下一次失控的关键。不同的检测领域有其特有的质控特点和要求，因此，在掌握基本的质控控制概念和原理的基础上，要较好地进行检验中的质量控制活动，还需要对各个检测领域存在的问题以及特殊的质控要求有所了解，因此本章第二节以代表性检测项目为例介绍了各个领域质量控制的特点，存在的问题以及临床最新的质量控制方法和理念。另外，室间质量评价是对实验室检测结果准确性的重要依据，在第三节本章还介绍了实验室间比对的重要性、相关内容及各学科领域内的可比性分析。明确实验室在检测室间质量评价样品时，应与常规样本同等对待，只有这样才可以帮助实验室识别检验结果的差异，持续改进，全面提升检验的质量。

（李士军　张　鸽）

第八章

检验后的质量管理

通过本章学习,你将能够回答下列问题:

1. 检验后过程质量保证主要有哪几个方面?
2. 检验报告单的内容有哪些?
3. 检验报告自动审核的规则是什么?
4. 什么叫危急值? 危急值如何处理?
5. 如何保护检验报告患者的隐私权?
6. 如何做好检验咨询及检验与临床的沟通?

检验后过程(post-examination processes)是指标本检测后检验报告单的发出到临床应用这一过程,又称为分析后阶段(postanalytical phase),包括结果审核、结果报告、结果发布和标本的留存等。为使检验数据准确、真实、无误并能为临床提供疾病诊疗信息而确定的措施和方法,称为检验后质量管理。检验后质量管理是临床实验室全程质量控制的最后一道关口,是全面质量控制的进一步完善和检验工作服务于临床的延伸。这一阶段的质量保证主要有三个方面:①检验结果的审核与发布;②检验标本的保存及处理;③咨询服务及与临床沟通。

第一节 结 果 审 核

检验结果的审核是指检验结果在被授权者发布前的全面复核,是检验结束后必须做的第一件事情,也是检验后质量控制的关键环节。

一、结果审核制度

(一)对照室内质量控制进行的审核

1. 标本合格 标本的采集和送检合格,处理得当,没有干扰测试的因素,否则其结果无意义也无必要加以确认。在特殊情况下,对于不合要求而又进行了检测的标本及其结果,必须说明;不管结果正常与否,原则上应将标本退回重新采集。

2. 检验仪器工作运转正常 仪器系统误差在可接受范围内,对仪器定期校准与保养。

3. 检测试剂无质量问题,在有效期范围内。

4. 检验人员技术熟练,操作正规,无差错。

5. 该批次检测的室内质控项目"在控"。

6. 检验结果计算准确无误。

7. 排除在整个检测过程中可能存在的影响因素,如中途停电、环境温度过高或过低等。

当上述内容均得到肯定时，则基本上可以确认该批（次）检测结果是准确可靠。

（二）根据临床信息进行的审核

临床医生所申请的检测项目是否已全部检测、是否漏项；检验结果填写清楚、正确；有无异常、难以解释的结果；是否需要复查等。对异常增高或降低的结果，应及时与临床医生取得联系，或亲临病房了解患者病况，以确定结果的可靠性。如与病情不符，应查明原因，再重新取一份标本重新检测，确定无误后，方能发出报告。对异常结果，有条件的实验室可在不同仪器上进行重复检测后，确认报告能否发出。

（三）根据以前检验结果进行的评估

检验结果超出参考区间或临界值的报告，如不是初诊，可以通过 LIS 系统或 HIS 系统与以前检验结果进行回顾性对比，确认符合后发出报告。否则，应重复检测后再作决定。

（四）结果自动审核

现代化实验室的信息自动化发展，许多实验室将具有自动审核功能的软件与 LIS 系统相连，实现了自动选择报告结果，也就是说在结果的自动选择和报告过程，患者检验结果送至实验室信息系统并与实验室规定的接受标准比较，在规定标准内的结果自动输入到规定格式的患者报告中，自动审核，无须任何外加干预。

二、结果转录

检验结果的录入分为计算机自动录入和手工录入。自动化录入是由计算机程序直接接收，存入数据库，根据仪器、日期、标本号的不同来进行标识。分析仪器检测完成后其实验数据可以通过联机导入 LIS 系统数据库，要对联机参数设置认真核对，并对参数更改的权限进行控制。同时，要对 LIS 系统的数据传输正确性进行每年定期的验证，保证仪器检测结果与 LIS 系统中的导入数据正确。

手工录入是指各种手工项目检验结果的录入，如细菌、尿液沉渣显微镜检查等。根据不同的检验项目，录入系统中定义对应的虚拟仪器，如门诊手工，选择此虚拟仪器进行登录时，即可录入门诊手工项目结果。可一人或双人录入。双人同时录入，一旦出现错误，则计算机系统不能通过，提示错误信息，使录入者自行改正。双人审核的制度可保证手工录入的结果准确。双人审核中有一人为授权签字人，授权签字人对结果的审核除了需要审核结果与试验结果一致外，还需要对患者资料进行再次核对，对试验的质控数据进行分析，检测结果与历史记录变化情况进行分析，与临床诊断进行分析。对于全部内容都分析通过的情况下，才能进入下一步。

案例 8-1

【案例经过】

患者王某，男，52 岁。因患有慢性肾小球肾炎 11 年，这次因感冒引起肾炎复发就医，门诊进行尿常规检验，尿蛋白（2+），收入肾内科住院治疗。早晨按医嘱复查尿常规，尿蛋白为阴性，主治医生看后觉得与病情不符，又让患者在下午又复查尿常规，这次尿蛋白为（2+），医生与患者均认为是检验技师责任心不强，把标本弄错了，以致结果有很大的出入。

你作为临床实验室检验医师应如何处理此事？

笔记

【分析要点】

　　临床实验室检验医师考虑到在短短的一天之内，患者病情没有发生特殊情况，尿蛋白检验结果不会发生如此大的变化，于是到临床科室向患者仔细询问两次标本的留取时间、方法及送检等环节；与主治医生、护士进行了交谈，查看病历，了解到患者的治疗与用药情况。通过综合相关信息进行分析，终于找到答案：患者在上午留取尿液标本前口服磺胺类药物及静脉输注了大量青霉素。大剂量的青霉素及磺胺类药物均是导致干化学试剂带法检测尿蛋白呈阴性的主要因素。

【质量管理环节】

　　尿常规是临床应用最广泛的检验项目之一，许多疾病的诊断、鉴别诊断、疗效观察、判断预后都与其有密切关系。临床实验室检验尿常规的方法为干化学法与显微镜检查法。尿干化学检查法的主要原理是氧化 - 还原反应。临床上许多药物都会对干化学法的反应环境、反应条件造成破坏，干扰反应，导致检验结果不准确。

三、结果审核方式

　　临床实验室人员对检验结果审核，可分为计算机结果自动审核和人工审核两种。

　　1. 自动审核　在 LIS 系统中设置检验结果自动审核模块，或将具有复审功能的软件与 LIS 系统相连。根据需要事先设定好审核的条件，即自动审核规则：①对同一患者（采用住院号为唯一标识）的历史数据进行回顾，自动将患者本次测定结果与既往结果对比，如对数据库中同一患者所有的累计测定资料进行统计，设定允许变异值，若超过此值，即出现提示信息，审核不通过；②根据临床医学决定水平设置某些项目的参考区间，当测定值超出其设置区间则审核不通过；③检验项目逻辑分析，对相关性的检验项目自动进行比较审核，包括同一张检验报告单内不同项目的比较与关联，若不符合这种关系则说明结果有误，审核不通过，需要回顾查找错误原因。对符合设置自动审核规则的检验报告单计算机予以审核通过，对于未通过的检验结果给予信息提示未通过的原因，帮助检验人员快速判断和复检，便与工作人员进行二次审核，审核者需使用电子签名。签发后的检验结果通过 LIS 与 HIS 系统的无缝连接，及时向临床发布检验报告，临床无须等待书面报告，在医生和护士工作站就能查询报告结果，见图 8-1。HIS 系统中可以调取。已签发的结果不允许修改。自动审核模块的应用可减少人工审核的误差，降低人工核对工作量，能及时发现检验结果数据的异常，加快了审核速度，提高了工作效率和医疗质量，还确保了检验数据的有效性和安全性，完善检验后的过程管理和质量控制，缩短报告时间（turn around time，TAT）。

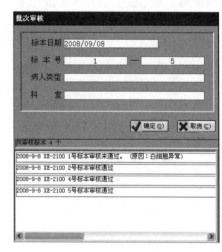

图 8-1　检验结果自动审核图

　　2. 人工审核　人工审核是指人工对检测结果进行浏览，审核检验结果的合理性。在人工审核时检验者对每一数据进行浏览。审核内容见前检验报告单审核制度。

案例 8-2

【案例经过】

　　张某，男，54 岁。普外科阑尾炎术后第 6 天，出院前测定血液生化，结果尿素 26.6mmol/L，肌酐 420μmol/L，CysC3.1mg/L。临床实验室 LIS 系统中设置检验结果自动审核提示检验结果异常。检验科于某在检验系统历史结果回顾模块查出 6 天前该患者血液生化检验，尿素 6.3mmol/L，肌酐 74μmol/L，CysC1.1mg/L。因两次结果差异较大，于某准备与主治医生联系，但发现申请医生一栏空缺。于是他向你请示：如何处理本次检验结果？

【分析要点】

　　检查室内质控，核对标本，重新检测确定检测结果无误后，联系临床护士，找到主治医生，得知为患者家属血液标本，检验申请单却未注明是家属血样。

【质量管理环节】

　　检验申请单出现信息错误及标本错误，患者、护士、医生应保证检验申请填写规范、正确、齐全以及标本采集的准确。临床实验室工作人员的职责与作用不能仅仅局限在标本的检验和汇报结果，还要主动与临床沟通，为临床提供咨询和帮助。

第二节　报告的格式和信息要求

一、报 告 格 式

　　临床检验报告单常见有两种格式：①纸质检验报告单，常用于门诊患者。患者凭就诊卡或检验取条码到自助查询机打印，或到检验报告取单处人工打印检验报告单。②电子检验报告单：通过院内网络信息管理系统（hospital information system，HIS）或远程互联网以电子报告单的方式将检验结果报告给临床医生。实现了检验信息的无纸化传送，保护了患者的隐私，避免了检验报告单实验室内的交叉污染。

二、报 告 内 容

　　一份完整的检验结果报告单应包含以下内容：

　　1. 检验项目的标识　检验项目名称，也可注明测定方法或检验程序。

　　2. 实验室的标识　医院名称、实验室名称或委托实验室的名称，最好有实验室的联系方式，如地址、电话等。

　　3. 患者的标识　姓名、年龄（出生日期）、性别、科室、病床号，必要时注明民族等。

　　4. 检验申请者的标识　申请医生姓名、申请日期、联系信息。

　　5. 标本的标识　标本种类、采集日期、时间及采集人。

　　6. 实验室接收时间、报告时间。

　　7. 检验结果及单位、参考区间及异常提示。

　　8. 结果审核人和授权报告发布人的标识　授权报告发布人的能力应符合实验室相关岗位规定的要求，并获得实验室负责人的授权。

　　9. 需要时对结果进行解释，诊断性的检验报告应有必要的描述并有"印象""初步诊断"或"诊断"意见，应由执业医生出具诊断性检验报告（乡、镇的医疗机构可由执业助理医生出具)。

10. 检验结果如有修正,应提供原始结果和修正后的结果。

11. 如需要,检验报告单上可注明"本检验结果仅对此标本负责"字样。

12. 报告单的页数及总页数。

三、异常报告内容的标识

为确保被授权的结果审核人员、临床医生和患者能快速准确地识别出异常的检验结果,检验报告中异常检验结果应有明确的标识。

常见的检验结果异常情况:

1. 高于或低于生物参考区间,可用升高或降低的箭头标识。

2. 与临床诊断不符。

3. 与以往检验结果相差较大。

4. 与相关联试验结果不符的检验结果。

对于后三种异常,适用时,可以用文字简要提示。临床实验室遇到上述异常情况时,应检查检验标本是否存在质量问题;或与临床医生联系;必要时查阅病历,查询患者情况,并考虑是否需要原标本复查,或重新采集标本复查;检查当天检测系统的可靠性等。

案例8-3

【案例经过】

患者李某,男,26岁。因交通事故急诊入院,血液生化测定结果为总蛋白23g/L,白蛋白11g/L,钾离子为2.7mmol/L,LIS系统自动审核报警,提示超出参考区间。值班检验技师重新核对标本,发现血清与凝固红细胞比例大约为4:1,高度怀疑标本稀释,于是与经治医生联系,发现检验报告没有申请医生信息,缺少临床科室研信息。

你作为临床实验室值班检验技师应当如何发出报告?

【分析要点】

值班检验技师核对标本时发现血清与凝固红细胞比例大约为4:1,高度怀疑标本稀释,与急诊护士联系后,确认患者为急诊科诊治,但否认输液同侧抽血。于是检验技师到急诊室查看患者,神志清醒,与医生交流,将检验申请单项目填写完整。在检验技师监督下重新抽血,复查后上述结果正常。

【质量管理环节】

临床实验室检验结果的影响因素很多。涉及标本的采集、运送、处理、分析、检验仪器的运行及试剂状况等多个环节。判断检测结果是否准确,报告能否发出不是一件很容易的事,室内质控是基础,质控在控后结果才有可能发出。结果审核是报告发出前的最后一道关卡,发现结果可疑时应首先核对标本,核查标本状态,复查排除实验室因素后及时与临床沟通。根据情况判断检验结果能否发出。临床医生更关心检验结果是否与临床症状相符,而检验人员只注重检验结果对标本的准确性,还会在报告单上注明:此结果仅对此标本负责。好像检验结果与临床症状不符的情况就与检验人员无关了,这种观念忽略了检验结果最终是为临床服务的目的,失去了检验的意义。检验人员应该更加注意与临床医生和护士的沟通,使检验结果更符合临床,避免各类差错事故的发生,为临床为患者提供更好的服务。

四、危急值的确定、标识、通知和质量监控

临床实验室"危急值"制度是《医疗事故处理条例》举例中的重要部分，也是临床实验室认可的重要条件之一。我国所出台的各种医疗管理相关文件中也对危急值报告制度提出了要求。由此可见，危急值结果的及时报告是实验室认可和遵守各种法规文件所必须执行的。

1. 危急值定义　危急值（critical values）是指某些检验结果出现异常时（过高或过低），可能危及患者生命的检验结果数值，也称为紧急值（panic values）或警告值（alert values）。此时，临床实验室必须迅速将结果报告给临床医生，给予及时、有效的干预措施或治疗，即可能挽救患者生命，否则可能产生严重后果，可能失去挽救生命的最佳机会。医学决定性水平是指临床上必须采取措施时的检测水平，又称为临床决定水平。它是临床医生处理患者的"阈值"，检验结果高于或低于该值，医生应制订相应对策，对患者采取适当的治疗措施。危急值是医学决定水平中的一种，也不是所有的项目都属于有危急值的项目，医学决定性水平值并不都是危急值，只有危及患者生命的检验数值才称为危急值。危急值的报告与急诊报告不同，急诊检验结果不论正常与否必须立即报告，而危急值的项目不一定是急诊检验，但一旦发现危急值时必须迅速报告医生。危急值可因年龄等不同、检测系统的不同而有所区别。

2. 危急值的确定　危急值的确定要根据医院服务对象和临床诊疗指南，由临床实验室相关人员和临床科室医生共同商定。经双方商定后的危急值项目应该在使用过程中定期评审，以保证危急值项目的安全性和有效性。

我国的临床实验室可参照原卫生部颁布的《实施患者安全目标指南》中的危急值项目，其中钙、钾、葡萄糖、血气、WBC、血小板计数、凝血酶原时间、活化部分凝血活酶时间等为最基本的。此外，实验室还应该结合其所在医院特点来考虑。例如，儿童医院应该将 pO_2、血红蛋白、血细胞比容、胆红素、促甲状腺素（TSH）作为儿童尤其是新生儿的危急值项目。表 8-1 为常用检验项目的危急值。

表 8-1　临床实验室常用血液检验项目的危急值

试验名称	检测项目	临床危急值
全血细胞计数	白细胞计数	$<2.5\times10^9$ 或 $>30\times10^9/L$
	血红蛋白含量	$<50g/L$ 或 $200g/L$
		新生儿：$<95g/L$ 或 $>233g/L$
	血细胞比容	$<0.15L/L$ 或 $>0.6L/L$
		新生儿：$<0.33L/L$ 或 $>0.71L/L$
	血小板计数	$<50\times10^9$ 或 $>1000\times10^9/L$
凝血试验	凝血酶原时间	$>60s$
		抗凝治疗者：$INR>6.0$
	活化部分凝血活酶时间	$>100s$
血气分析	纤维蛋白原定量	$<1g/L$
	酸碱度	<7.25 或 >7.55
	二氧化碳分压	$<20mmHg$ 或 $>60mmHg$
	碳酸氢根	$<15mmol/L$ 或 $40mmol/L$
	氧分压	$<40mmHg$
	血氧饱和度	$\leq75\%$
	剩余碱	$\pm3.0mmol/L$

续表

试验名称	检测项目	临床危急值
生化检验	钾	<2.5mmol/L 或>6.5mmol/L
	钠	<120mmol/L 或>160mmol/L
	氯	<80mmol/L 或>115mmol/L
	钙	<1.6mmol/L 或>3.5mmol/L
	磷	<0.3mmol/L 或>1.5mmol/L
	镁	<0.5mmol/L 或>3mmol/L
	葡萄糖	女性及婴儿：<2.2mmol/L 或>22.2mmol/L
		男性：<2.7mmol/L 或>22.2mmol/L
		新生儿：<1.6mmol/L 或>16.6mmol/L
	尿素	>36mmol/L
	肌酐	>0.352mmol/L
	尿酸	>0.72mmol/L
	淀粉酶	>300U/L
	总胆红素	新生儿：>340μmol/L
	三酰甘油	4.5mmol/L

3. 危急值的标示和识别　通过 LIS 与 HIS 信息管理系统与临床实验室检验仪器实行连接，制订识别"危急值"和"特殊结果"的规则，进行计算机自动判断，并用醒目的颜色标记，同时赋予计算机自动搜索功能，在检测过程中只要危急值一出现，实验室计算机的界面就会及时发出警报，提示检验人员对该项目结果及时审核复查，审核通过后可通过短信平台或 HIS 系统立即通知临床科室，保障患者安全。如果缺乏上述系统或系统不完善时，则只能靠操作者在结果检测过程中或报告审核中去筛查，检验报告单上危急值的醒目标示。目的是为了对检验人员和医护人员危急值的快速、准确的识别。

4. 危急值的通知　危急值报告应遵循全程负责制。当发现危急值时必须立即报告临床医生或其他授权医务人员。常用的有三种形式通知：①电话报告：然后再发出正式检验结果；②电子病历：当 LIS 与 HIS 联网，可通过信息系统进行报告；③手机短信平台模式自动通知临床。要求记录危急值报告的日期和时间，通知人和被通知人姓名，患者姓名和检测项目等，并要求被通知人复述病人信息和危急值结果，防止信息传递错误发生。

护士接到危急值通知后应立即报告主管的临床医生。临床医生接到"危急值"通知后，如确认与病人的病理生理状况相符合后，应立即按照诊疗规范进行相关处理，如认为不相符或标本的采集有问题时，应重新留取标本进行复查。对于危急值结果与临床病理生理状况不符合的病例，临床实验室应建立和临床医生的交流和沟通机制。

5. 危急值结果报告记录　检验人员做好相应危急值的报告记录和相关人员的签字，并在《危急值报告登记本》上详细记录：①是否已经核实患者信息：患者姓名、科室、床号；②标本类型；③检测项目及结果；④是否复检（报告单上备注），填写复检记录表；⑤是否提示接电话人该结果是"危急值"，并提示接电话人立即通知主管医师；⑥报告时已要求对方复述结果；⑦接电话人姓名；⑧报告者姓名（签字）；⑨报告时间。

6. 危急值的质量监控　及时报告危急值是保证医疗安全重要的环节。要设立危急值质量管理目标，如危急值报告及时率、危急值报告漏报率、临床处理危急值的及时率，对质量目标进行系统监控是有效的质量监控方法。

案例8-4

【案例经过】

李某是检验科生检组的负责人,在审核检验报告单时发现内分泌科糖尿病患者王某的血液生化检验结果严重异常,血糖23.5mmol/L、钾5.45mmol/L、钠165mmol/L、氯105.5mmol/L、pH 7.12、HCO_3^- 9.1mmol/L、$PaCO_2$25mmol/L。根据检验报告结果及临床诊断,可以判断患者是处于糖尿病引起的代谢性酸中毒,检验报告中的血糖、钠、pH、HCO_3^-和检测值已超过所在医院制订的危急值(血糖>22.5mmol/L、钠>160mmol/L、pH<7.2、HCO_3^-<15mmol/L)。按照危急值的报告制度,李技师马上电话通知内分泌科,接听电话的是值班护士,主治医生不在,李技师报告了该患者危急值,护士简单介绍患者一直处在昏迷中。可能由于值班护士工作忙,或者患者病情重,或者本次检验结果与前次结果差别不大等原因,护士忘记通知主治医生。结果患者病危,医生查看检验报告后责备检验人员。

你认为在危急报告过程中出现了哪些问题?如何避免此类事情的再次发生?

【分析要点】

检验人员发现危急值应按以下程序处理和报告:

1. 立即检查室内质控是否在控,核查检验申请单编号与标本号是否一致,标本是否合格;

2. 询问标本采集是否正确;

3. 检验结果与患者病情变化是否相符,药物对检验结果的影响;

4. 必要时重新采集标本检验;

5. 确认危急值;

6. 通知临床科室并做好记录。

【质量管理环节】

危急值报告实行制度化,规范每一步操作,并定期分析危急值原因,对与临床情况不符的危急值结果进行调查,以减少因假危急值报告给实验室和临床带来的负担。危急值界限制订得合理与否与临床和实验室息息相关。如果界限范围制订过宽,则会导致很多威胁到患者安全的结果没有及时报告给临床,从而对其生命安全产生损害;如果界限范围设置过窄,则会产生很多不必要的危急值报告,给临床和实验室增加负担,浪费大量的人力物力。因此,如何制订合理的危急值界限值是危急值报告制度建立工作中的重中之重,应该由临床实验室负责人与临床医生共同商定,并要求完整记录商定内容且双方签字。应强调危急值范围宽窄适中,项目合理,有用有效,切合实际。

五、报告审核人员的授权和管理

临床实验室检验报告的审核要对检验全过程每一环节进行质控分析审核,确切保证检验结果的真实性和可靠性。检验报告的审核者应当具有临床检验执业资格,中级职称以上的工作人员、本专业实验室负责人、高年资的检验人员及临床实验室主任授权人员,他们熟悉检验管理的流程,有运用相关的临床知识对检验结果的准确性和可靠性进行判断的能力,当测定结果与临床病情不符时,应该采取必需的措施,以保证检验报告的准确性。审核者应对检验报告单的质量负责。

六、数 据 保 存

临床实验室要建立检验数据管理制度。检验报告和原始记录应归档保存。一般检验报告单至少保存 2 年,检验结果数据至少保存 2 年,细胞遗传及 HIV 等检测的相关记录保存的时间要更长,质控和能力验证记录至少保存 2 年,仪器维修和状态记录要保留到仪器使用终身。LIS 系统中的电子数据和报告,IT 部门要定期备份。临床实验室相关数据拷贝至少 3 份,保存在不同地方,以防损失,便于日后查找核对。

七、报 告 发 布

检验报告单是临床医生对患者做出诊断、治疗及判断预后的重要依据,是重要的医疗文书,同时也是司法、医疗保险理赔、疾病和伤残事故鉴定以及医疗纠纷和医疗事故处理的重要法律依据。检验报告的发放管理能直接反映临床实验室的管理水平,实验室要建立检验报告单发放管理制度及检验结果报告程序。

1. 授权报告发布人 检验结果报告单实行"双签字",即除操作人员签字外,还应由另一位经验丰富、技术水平和业务能力较强的检验人员核查并签名,最好由本专业组负责人审核、签名;计算机填写的检验报告,由签发者进入审核程序,审核无误后发出报告。但在危急情况下或单独一人值班时(如夜班)除外;实习生、进修生、见习期人员无报告权,需由带教老师签发。检验专业毕业生见习期满后,经专业考核合格,临床实验室主任批准后可获得相应的报告权。需要时对结果进行解释,诊断性的检验报告应有必要的描述并有"印象""初步诊断"或"诊断"意见,应由执业医生出具诊断性检验报告(乡、镇的医疗机构可由执业助理医生出具)。发放报告者在《检验报告接收登记表》上签字确认,以免出现影响临床诊疗和责任推诿现象。临床实验室对门诊检验报告单发放应设专门窗口和专人负责此项工作,避免患者自行翻阅、取拿,以免检验报告单的拿错和丢失。委托实验室同样要向委托单位公示检验报告、报告时间、报告方式及报告途径。

2. 授权报告接受人 患者或授权报告接受人领取报告单应有相应的凭据,以避免拿错报告单,同时也可以保护患者的隐私,防止检验报告单的丢失或拿错。检验报告送达由签收人在《检验报告送达记录》上签收。

3. 口头报告 对于危急值或急诊的检验报告单,可先电话报告检验结果后补发纸质检验报告单。一般临床实验室血型检验报告仅通过书面形式发布,不得电话、口头方式发布报告。

4. 临时报告 急诊检验报告单要优先检验,优先报告,走绿色通道,积极配合临床科室,为抢救患者生命争取时间。如立等能取,由患者陪同者或护士取走;通过网络信息管理系统发送等形式可以提高效率和减少误差,现已成为临床实验室检验报告单发送的主要形式。

5. 延迟报告 对于日常检验及急诊检验项目报告期限应有规定,并向临床科室和患者公示。急诊检验项目应在最短时间内报告;日常检验以不影响临床及时诊断和治疗为原则;如临床实验室有特殊情况不能按时发出检验报告,应及时与申请医生或患者取得联系,说明原因,并登记《检验报告发布延迟登记》本上。

6. 报告修改

(1)报告修改和权限:由于各种原因导致错误的检测结果,应由操作人员进行修改,并报告该项结果的签发人员,征得其同意后,将正确的内容输入检验报告中,经签发者审核签字后重新发出。

1)手工填写的检验报告的修改:当发现错误时,在征得签发人员的同意后,可采取以下两种形式对报告进行修改:①报告填写人员在报告中注明错误之处,并在错误处旁边加注正确的内容,然后签字、注明日期和时间,此报告经签发人签字后可发出;②报告填写人员重新填写一份新的正确报告单,并注明补发原因,然后签字、注明日期和时间,此报告经报告签发人签字后可发出。

2)计算机打印的检验报告的修改:①错误发生在输入计算机前,由输入人员报告该项结果签发者，在征得其同意后，可将正确内容输入检验结果报告中；②错误发生在输入计算机后，由操作人员报告该项结果签发者，由签发人进行修正并重新签字发出正确检验报告。

3）检验报告签发者发现错误结果而无法解释其原因时，应报上级负责人或实验室主任，由他们对检验报告进行修正并签字发出正确检验结果。

（2）报告修改记录：检验结果修改与变更的相关内容要写入实验室日志，记录的内容至少应包括被修改或变更的内容、修改或变更后的内容、修改或变更的原因、修改或变更者、修改或变更日期及时间、该项检验报告签发者的签字。如由主任修正报告时，记录中应有主任签字，见图8-2修改记录。

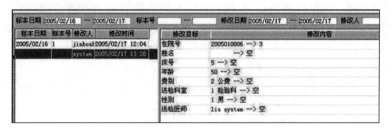

图 8-2　检验报告修改记录图

案例 8-5

【案例经过】

今天是周日下午，免疫室的周某到科里值班，负责住院患者的急诊检验工作，下午13时左右妇产科病区送来1份孕37周患者的血液，查血清镁离子结果是3.1mmol/L，周某怀疑结果有问题，但是在检查质控在控，重复测定结果与原来相同的情况下将检验报告审核发回妇产科。16时又收到该患者的血液标本，复查血清镁离子，检测结果3.0mmol/L，周某高度怀疑结果有问题，随机抽取当天任意2个标本，检测镁离子结果为3.1mmol/L 和 3.0mmol/L，小周立即通知妇产科医生，说明下午13时发去的镁离子检测结果可能有误，需要查找原因。其后小周查到生化分析仪 SOP 中记录的检测方法与现有仪器标本检测方法设置不符，镁测定的 SOP 中是钙镁试剂（calmagite）法，而现在使用的是二甲苯胺蓝法。

如果你是周某的话，该如何处理此事？

【分析要点】

经排查，本事件原因在于当日上午该生化分析仪发生故障，维修后检验程序恢复到出厂时设置，检测方法与现用方法不同，导致结果异常。周某将此事上报组长及检验科主任，在组长及主任的帮助下校正生化分析仪，重新测定该患者的二次标本，均在参考区间，将先前发出的报告取回，重新修改，由主任审核签字发出，与临床医生做好解释工作，登记在实验室日志上。

【质量管理环节】

认真仔细分析审核每一个测定结果是发出正确检验报告的重要环节，出现异常，要仔细查找原因，及时汇报，认真修改，做好解释工作，记录在案。

八、检验结果的查询

对检验结果查询，也是临床实验室服务项目内容之一。常见以下查阅方式：

1. 凭就诊卡或检验取条码到人工服务台或自助报告打印机现场打印报告。

2. 凭检验条码以及填写完整可邮寄的信封可要求检验科以邮寄的形式寄送报告。

3. 在门诊或者病房的医院局域网（HIS）电脑终端，医生可登陆有相应权限的账户，查询管辖患者的检验报告。

4. 网络查询　门诊患者在医院做完检验后不必在医院等待结果，也无须专程到医院取报告单。医院在检验报告签发后，会以手机短信方式通知患者网上查询方式。患者只要按照短信提供的方式，用手机或计算机登录医院网站检验报告单查询页面，输入患者姓名和就诊卡号，就能直接查询到检验结果并打印检验报告单。所有在线查询项目将保留一定时间，供患者随时查询，不仅可查询近期标本的检验结果，还可查询在一段时间内的或全部检验项目的结果。在线查询检验项目中，通过上下箭头的方式对患者的检验结果进行标注，患者一目了然。此方式为患者提供更加高效、便捷的医疗服务，同时个人的隐私和安全又得到充分保障。

例如某医院门诊检验报告查询系统：

1. 网址 http://lis.xxxhospital.net，进入检验报告查询系统页面；用户名：门诊号，密码：挂号时登记的联系电话；类型选择"个人登入"，点击登入，见图8-3。

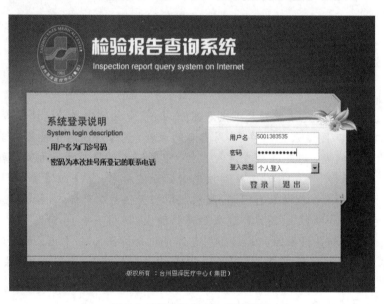

图8-3　检验报告查询系统首页

2. 显示该患者人所有门诊报告列表，打"√"选择需要预览的报告，见图8-4。

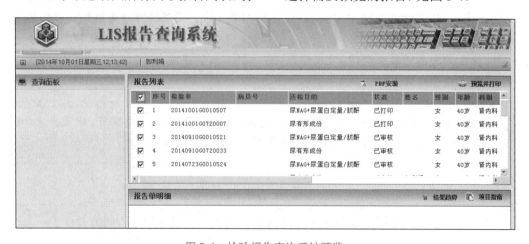

图8-4　检验报告查询系统预览

3. 点击预览打印，显示完整报告，见图8-5。

尿NAG+尿蛋白定量/肌酐	×××医院检验报告单		门诊

姓　名：　　　门诊号：×××××××× 标本种类：尿液　　　样本编号：×××××
性　别：女　　　科　别：肾内科　　　临床诊断：蛋白尿
年　龄：40岁

No	项　目	结果		参考值	单位
1	尿蛋白定量/尿肌酐	1.41	↑	<0.20	
2	N乙酰氨基葡萄糖苷酶	5		1-12	U/L

备　注：

采集时间：2014-10-01 07:32　　　接收时间：2014-10-01 07:32　　　报告时间：2014-10-01 09:08
送检医生：　　　　　　　　　　　检验者：　　　　　　　　　　　审核者：

图8-5　检验报告打印预览

4. 该患者在LIS中的报告，见文末彩图8-6。

第三节　检验后标本的处理

检验后标本的储存是指对检测完毕的标本进行规定期限的保留，以备医生、患者对检验结果有疑惑时进行复查核对。建立检验后标本处理制度。

一、标本储存的目的

检验后标本储存的最主要目的就是为了必要时的复查。检验结果只能代表本次标本的某项指标水平；也就是说，每份检验报告仅对送检标本负责。当对检验结果提出质疑时，只有对原始标本进行复检，才能说明初次检验是否有误。此外，标本保存也有利于科研工作开展回顾性调查。

二、标本储存的原则

第一，建立标本储存的规章制度，专人专管，敏感或重要标本可加锁重点保管；第二，在标本保存前要进行必要的收集和处理，如分离血清、添加防腐剂等；第三，应做好标本和标识并有规律存放，将标本的原始标识一并保存；第四，对保存标本要定期清除以减少不必要的资源消耗。

三、储存标本的种类及条件

临床检验标本最常见的是以血液、尿液、粪便为主。尿液及粪便很少保存，且保存价值亦不大。血液的保存又因检验项目内容的不同，其保存条件、保存时间也各不相同。细胞形态学分析的骨髓标本、各种积液细胞涂片标本及病理组织标本等，则需要以档案片的形式进行长期保存。

不同分析物其稳定性是不同的。通常血液标本放置 4～8℃冰箱保存,临床生化、临床免疫检验项目的标本保存不应超过 1 周,抗原、抗体的标本可保存较长时间,必要时可冷冻保存;激素类测定 3 天;凝血因子、血细胞、尿液、脑脊液、胸腹水等一般不作保存。组织学检验、基因检验、儿科检验的样品保留更长的时间。

在 LIS 系统中应建立标本存放信息管理模块,具备监控标本的有效存放及按生物安全要求最终销毁处置时间,并可通过患者信息快速定位找到标本的存放位置。保存的标本应按日期分别保存,有明显的标识,到保存期后即行处理。

四、标本储存制度

检验报告发出后的标本至少应保留 48 小时,以便复查,与重新采取的标本进行对比分析。临床医生对检验结果如有疑问,应在 48 小时内反馈给临床实验室。为了避免医疗纠纷,应保存相关数据,实验室要根据有关规定制定相应的标本储存制度,并对标本进行保存。必须考虑到不同检验项目,不同标本保存的时间和条件是不同,一些被测物在保存期内会发生变异。表 8-2 为血液某些分析物的稳定性。

表 8-2 血液某些分析物在分析标本中的稳定性

项目名称	2～8℃	-20℃	项目名称	2～8℃	-20℃
ALT	7天	2天	E$_2$	3天	1年
AST	7天	12周	HCG	3天	1年
AMS	7天	1年	LH	1天	1年
GGT	7天	数年	PT	1天	1月
LD	4天	6周	APTT	8小时	1月
CK	7天	4周	V因子	4小时	1月
ALB	3月	3月	Ⅶ因子	不稳定	不稳定
TP	4周	数年	Ⅷ因子	4小时	2周
Urea	7天	1年	D-二聚体	4天	6月
Cr	7天	3月	IgG	3月	6月
Glu	7天	/	IgM	3月	6月
HDL	7天	3月	IgA	3月	6月
LDL	7天	3月	C3	8天	8天
Ch	7天	3月	C4	2天	
TG	7天	数年	AFP	7天	3月
cTnT	1天	3月	CEA	7天	3月
Cl	7天	数年	CA125	5天	3月
K	1周	1年	CA15-3	5天	3月
Na	2周	1年	CA19-9	30天	3月
Ca	3周	8月	SCC	1月	1月
P	4天	1年	PSA	30天	3月
血气	2小时	/	RF	3天	1月
FT$_4$	8天	3月	ASO	2天	6月
FT$_3$	2周	3月			

注:分析标本是指经前处理用于分析的标本,原始标本是指采集后送至实验室的标本,如临床生化检验测定时采取的静脉血为原始标本,离心分离后的血清或血浆为分析标本

五、废弃标本的处理

临床实验室检验的标本具有生物危害因子。因此,处理这些标本及容器、检验过程中接触这些标本的材料,要符合国家、地区地方的相关法律或条例的要求。根据《医疗卫生机构医疗废物管理办法》及《医疗废物管理条例》相关规定,建立《临床实验室医疗废弃物处理制度》,对临床实验室的标本、培养物、被污染物贮存于专门设计的、专用的、有明显标识的生物危险废物贮存袋内,在从实验室取走前进行高温高压或化学法消毒,定期交付给当地有资质的医疗废物处理机构进行处理。保证检验质量,防止污染,保护环境,保护工作人员的身体健康。有关医疗废物处理方法见临床实验室生物安全管理章节。

第四节 检验咨询和与临床沟通

检验工作者除了要为临床医生及时、准确、经济地提供检验信息外,还应全方位地面向临床医生、护士和患者提供检验医学咨询服务,提高检验医学的服务质量。

一、检验咨询服务

检验结果的解释是咨询服务中的核心内容,也是最常见的问题。

1. 咨询的重要性 咨询主要来自患者、患者家属及临床医生、护士。咨询的目的是帮助临床医生更有效地利用检验信息;帮助护士正确采集标本;帮助患者了解检验结果的临床意义。

2. 咨询的内容和方法

(1)设立检验医学咨询门诊或热线电话:解答来自临床医护或患者提出的检验医学相关问题。需要指出,除诊断性报告外,由于对患者临床病情了解不全面,一定要注意掌握分寸,既不能不受理或者三言两语打发患者,更不要轻易作出确定诊断的答复,轻易提供治疗意见,要针对具体的检验项目给予限定范围内的解答,并告知患者要及时找相应科室的医生结合自己的其他诊疗情况给予更全面的解释。对于一些有特异性价值的阳性检验结果,要提醒患者及时就医,以免贻误病情。

(2)参加临床查房:实验诊断新技术、新项目不断在临床上应用,临床医师可能在检查项目的选择、方法学评估、临床意义、结果解释,标本种类,采集方法、重复次数等方面存在疑问,检验医师通过参加临床查房等医疗活动,向临床医生介绍最新的检验项目或诊断技术,检验项目组合,综合分析、评价各项目的检测结果及其意义,为临床提供鉴别诊断、诊断的依据。

(3)参加临床会诊和病例讨论:检验医师应积极参加临床会诊和病例讨论,这是学习参与临床工作并发挥实验诊断和病理机制研究作用的好机会,也是提高临床实验室地位和影响力的好场合。检验医师参加病例会诊和病例讨论时,侧重于从实验诊断角度解读检验结果,阐明实验室检查结果与疾病的内在联系,提出进一步实验室检查的建议。

(4)参与科研和教学:检验医师要发挥熟悉医学理论与实验的知识和技术优势,积极参加检验与临床结合的科学研究,包括诊断性试验新方法与新技术的临床评价、发病机制研究及药物临床疗效研究等。

3. 临床咨询服务注意的问题 检验咨询时在排除检验前因素对检验结果的影响,实验室检验质量控制水平良好的前提下,合理的解释还应注意以下几个问题。

(1)参考区间:这是解释检验结果是正常还是异常的依据,须注意以下几个问题:①生理性变异或生活习性的差异:主要是年龄、性别、民族、居住地域及妊娠等原因引起;②检验方法不同的差异:同一项目可有多种的检测方法,即使用同种检测方法,由于仪器不同及试剂的不同,检测结果也可能出现差异。因此各实验室应建立自己的参考区间。见有关参考区间和医学决定性水平的章节。

(2)"窗口期"问题:在病毒性感染的疾病中比较明显,即使感染了某种病毒,其标志物的检测在一定时间内,可能出现阴性。这种情况时,要注意患者的病程,用间隔一定时间后再行复查的办法予以核实。

(3)标本采集时间及患者状态:如输液后立即抽血检查血糖及钾、钠、氯等电解质显然是不适当的。还应考虑药物对患者的影响,如有可能,应暂停药一段时间后再进行检验项目的复查。

(4)敏感度及特异度:"敏感度"指的是某病患者该试验阳性的百分率。"特异度"指非该病患者该试验阴性的百分率。不论是定量试验还是定性试验,没有一个项目,其敏感度及特异度都达到百分之百,因此存在着一定的假阴性或假阳性。

(5)保护患者的隐私权:隐私权是患者基本权利之一。原则上所有检验结果都属于该患者隐私权的一部分,未经本人同意,不得公开,所以检验结果原则上只发送给检验申请者,一般发送至检验申请者所在科室的护士或医生工作站;如用电子信息发布的检验结果(包括检验结果上网,患者从触摸屏自动查询等),应设有密码等保密措施。但有时从对患者保护角度出发,可能不宜将检验结果直接发给本人。因此,还应将与此有关的说明与指导写进检验报告单发放程序内。

抗 HIV 阳性、梅毒反应阳性、淋病双球菌阳性的结果,招工、招生时肝炎血清标志物阳性的结果,应直接报送检验申请者本人。抗 HIV 阳性的结果必要时可同时报告给医务部,但不宜扩散;发现高致病性病原微生物同样按上述原则处理。

临床实验室应有保护患者隐私权的规定及处理程序,应明确规定一般检验结果、特殊检验结果的报告方式及途径,但不要复杂化,以免贻误对患者及时诊治及处理。

二、反馈意见的处理

1. 意见来源 临床实验室的意见主要来源于临床医护人员、患者及患者家属,对临床实验室的服务不满意时所做的各种形式的表述,包括投诉或质询等,最常见的意见是来自患者或医生的投诉。

2. 意见主要内容 一是服务态度的问题,二是服务质量的问题。

3. 意见处理 在临床实验室的质量管理体系中,重视意见的处理,已成为保证检验质量的一个重要组成部分。反馈意见是临床实验室识别不符合的重要途径之一。对于识别到的每一个不符合要求必须采取纠正措施,在整改的过程中不断完善各项检验制度,提高检验质量和改进服务态度,减少意见的发生。要保存意见、调查及处理的记录。

三、检验与临床的沟通

临床实验室与临床科室的沟通涉及检验的全过程,提高医疗质量,防范医疗事故的发生,符合循证医学要求。

1. 沟通内容 检验前过程的沟通主要围绕检验项目选择和标本的采集,检验工作者应将实验室所开设项目的有关信息主动告知临床。在检验后的沟通中,主要是临床对检验质量的反馈信息。尽管这种反馈信息有时是以质量投诉的形式出现,实验室要重视,正确对待,积极解决。

2. 沟通方式 最常用的沟通方式就是电话联系,或召开检验 - 临床对话会,或是全院性的工作会议,举办检验医学专题讲座,编印检验信息发放到临床科室,检验人员参与临床查房或会诊,通过医院信息管理系统在网上进行实验室与临床的信息交流等。临床实验室与临床科室交流的方式方法多种多样，不同医院应根据医院实际情况，选择适合本院的方法和途径，加强与临床的联系。

总之，临床实验室工作要建立完整的质量控制体系，将合格的标本由高素质的检验人员在正常运行的仪器上进行测定和严格的分析，审核后发出。由检验、临床、患者三方共同努力协作，才能保证检验报告的准确性。

案例8-6

【案例经过】

刘某自小身体健康，一日到某医院进行体检，经过医院的内科、外科、B超、心电、放射、检验等多个科室的相关检查后，发现除了血小板计数（PLT）为 $51×10^9$/L，有异常外，其余结果都在正常的参考区间内。就诊于该院血液科，血液科的孙医生考虑可能是试验误差。于是刘某又到了市里的另外两家大医院检查，血小板计数（PLT）结果都在 $(50\sim54)×10^9$/L 之间。因此他又重新回到血液科就诊，血液科张主任热情地接待了他们，详细地询问了病史并进行检查。刘某平日从事体力劳动，经常磕磕碰碰，皮肤出点血是常事，但都很快就止住了，身体皮肤表面也没瘀点及瘀斑，也没口服药物。检验报告结果显然与临床不符，于是他找到了检验科李主任，探讨本病例的原因。李主任主动提出重新再给刘某做血细胞检查，血细胞分析仪与手工法同时计数，将抗凝血与末梢血各推了2张血片进行瑞氏染色。血细胞分析仪 PLT $22×10^9$/L，手工法 PLT $150×10^9$/L，李主任找来两台显微镜，将镜头调到两种血片尾部，让张主任观察并比较：抗凝血片中大量血小板聚集情况，聚集的血小板多少不等、大小不一；而末梢血涂片观察血小板正常分布，手工法重新计数血小板数量在参考区间内。

问题：（1）如何解释本病例的现象？
（2）血细胞分析仪与手工法计数血小板有何不同？
（3）如何发现此类现象？用什么方法解决？
（4）如何做好检验与临床的沟通？

【分析要点】

本案例中检验人员不细心，对于血小板数量降低的标本，应及时涂片观察，对该病的漏诊负有一定的责任。孙医生想到的是试验误差，未及时向检验科反馈该信息，对本病的漏诊负有责任。

这是一例典型的 EDTA 依赖的假性血小板减少案例，请大家自学有关发生的机制及解决的方法，提出整改措施。

【质量管理环节】

若检验与临床及时沟通，本病诊断应不难，初期的漏诊对患者造成的损失不大，若本事件发生在急诊手术或危重患者的抢救上，其后果不堪设想。加强检验与临床的沟通和交流可提高服务质量，更好地服务患者，是检验与临床共同追求的目标和永恒的主题。

本章小结

临床实验室全面质量控制包括检验前、检验中和检验后质量控制的三个阶段。检验后过程是指标本检测后检验报告单的发出到临床应用这一过程。检验后质量管理是临床实验室全程质量控制的最后一道关口。检验后过程包括结果审核、规范格式和解释，授权发布、报告结果和传送、标本的留存等。质量保证主要有 3 个方面：①检验结果的审核与发出；②检验标本的保存及处理；③咨询服务及与临床沟通。检验报告直接关系到患者能否得到正确和及时的诊断和治疗，因此保证检验报告的正确和及时地发出是检验后过程的质量管理工作的核心。制定《检验报告单审核发放制度》，对检验结果报告单审核，保证发出检验结果的完整、正确、及时、有效。检验报告作为医疗文书，基本内容必须完整无缺。注意检验结果异常报告内容的标示，特别是检验危急值的确定、标示、通知和质量监控。建立检验报告发放制度，保护患者的隐私权，做好检验结果查询工作，也是临床实验室服务项目内容之一。检验后注意标本的储存时间，废弃标本的处理要按照临床实验室生物安全管理制度执行。临床实验室检验医师还必须及时做好咨询服务及与临床沟通工作。

李　艳(吉林)

第九章
实验室信息系统的管理

通过本章学习，你将能回答下列问题：

1. 什么是实验室信息系统？
2. 实验室信息系统职责和权限是什么？
3. ISO15189 对实验室信息系统管理有哪些要求？
4. 如何进行临床实验室信息系统的管理？
5. 实验室信息系统停机时的应急预案是如何执行的？

实验室信息系统（laboratory information system，LIS）是指对患者检验申请、标本识别、结果报告、质量控制和样本分析等各个方面相关数据进行管理的信息系统。它是以临床实验室科学管理理论和方法为基础，借助计算机技术、网络技术、现代通信技术、数字化和智能化技术等现代化手段，对实验室标本处理、实验数据（采集、传输、存储、处理、发布）、人力资源、仪器试剂购置与使用等所有事务进行综合管理，从而在整体上提高实验室综合效能的复杂的人机系统，也称为临床实验室管理系统（clinical laboratory informationmanage system，CLMS）。近年来，随着实验室信息系统建立、应用、普及和升级提高，建立实验室信息系统的管理规范非常重要，包括计算机和非计算机保存的数据和信息的管理。

第一节　职责和权限

国际标准化组织对职责和权限规定：最高管理者应确保组织内的职责、权限得到规定和沟通。首先，应明确"规定"实验室内 LIS 管理的职责和权限，以及规定所有使用 LIS 人员的职责和权限。其次，要确保实验室内的 LIS 运行相关的职责和权限得到"沟通"——可以通过会议、培训、发放规定职责权限的文件等形式使 LIS 管理和使用人员清楚本部门和岗位应承担的职责和权限，以及相关部门及岗位的职责和权限，使 LIS 得到有效运行。

1. 职责

（1）实验室主任是实验室信息系统管理的责任人，负责制订各级 LIS 管理和使用人员的岗位职责和权限。

（2）实验室检测人员负责数据的采集、处理、记录、审核和签发。

（3）LIS 管理中心（医院信息部门或者设备部门等）负责计算机硬件和信息系统的安装、维护、升级以及网络的管理工作。

（4）LIS 管理小组和各专业实验室 LIS 负责人负责本系统的日常保养和维护，收集使用中的意见和建议，反馈给 LIS 管理中心和 LIS 工程师进行处理。

2. 权限 实验室信息管理系统中,权限管理是最重要的组成部分之一,担负着用户分类管理、系统和数据的访问控制等重要职责。通过权限设置,既可以在网络上实现信息资源共享,又可防止未授权的用户登录资源进行修改和破坏。

(1)由实验室主任或负责人授权各级人员使用 LIS 系统的权限。

(2)只有经授权的本实验室工作人员可凭个人密码进入 LIS 系统,按照相应权限访问患者数据,进行数据处理。

(3)对于患者数据的任何人为修改均应由相关授权人员执行,并由系统记录,且在必要时需录入更改数据的原因。

(4)只有 LIS 管理人员可以在实验室主任/负责人授权后更改系统。

(5)所有检验结果应只报告给授权接受和使用信息的人。

案例9-1

【案例说明】

有的检验科将患者的检验报告单堆放在工作台上,由前来领取报告的人员自行翻阅,寻找自己需要的报告单。

【分析】

病人隐私是患者不愿意告知或不愿意公开的有关人格尊严的私生活秘密,如患有性病或遗传性疾病等。把报告单堆放在工作台上这是一种不当公开或泄露患者的检测结果及个人信息的做法。实验室信息管理系统的建立对信息的访问者、输入者、修改者和检验报告发布者进行了严格的职责和权限规定,非授权人员将无法登录 LIS 系统获取患者的相关信息,同时使用自助报告单打印系统也保证了只有持有唯一条码的患者本人或亲属能够凭条码获取检验报告,这些措施均能够杜绝访问和打印报告的随意性,避免因隐私泄露造成对患者权益的损害以及后续可能的医患纠纷。

第二节 实验室信息系统的管理

实验室信息系统的管理是实验室质量控制管理体系的重要组成部分,通过对信息系统的有效管理,能够规范实验室行为,保证检测数据的准确性。因此,所有涉及收集、处理、记录、报告、存储或检索的实验室信息系统均应该按照一定的原则进行管理和控制,下面以 ISO15189《医学实验室质量和能力的专用要求》为例,说明实验室信息系统管理的各个要素。

一、ISO15189 对实验室信息系统的管理要求

实验室信息系统应能满足临床医生检验医嘱和报告单查询,以及实验室检验前、检验中与检验后的信息化、标准化和质量监测指标分析等需求。

1. LIS 在引入前,需经过供应商确认以及实验室的运行验证;在使用前,系统的任何变化,如实验室增加检测新项目或 LIS 增加新功能、修改程序、系统升级等引发的变化,LIS 与医院信息系统(HIS)数据传输可能导致变化发生时,均需通过授权、文件化,验证这些变化的正确性。

本条款的意义在于防止对于 LIS 系统的任何修改导致患者的信息或者检测报告出现错误。具体的控制方式包括通过授权控制能够修改系统的人员数量,同时要求所有对于 LIS

系统的修改均应该在事前提交纸质申请,由实验室主任以及信息部门批准后方能够进行实施,实施的任何修改均应记录备查,同时在修改完成后应该对修改可能涉及的所有功能进行测试。

以下例举3个侧重内容不同的LIS核查表格,见表9-1,9-2,9-3。

表9-1　LIS数据库升级或修改后核查,确保修改之前系统内的数据不受影响

LIS数据恢复及校验(抽样)表　　表号:

抽样时间		数据库恢复时间	
抽样专业组		抽样人员	
以下为数据核对(由各专业组根据实际情况选择足够抽样数据进行核对)			
序号	现有数据	原数据	是否一致
1			
2			
3			
4			
5			
备注:			
实验室主任:		实验室质量负责人:	
LIS系统工程师:		LIS管理员:	

表9-2　仪器向系统传输数据的核查,确保仪器的数据能够准确传递至系统

LIS端口监测记录　　表号:

仪器/系统名称		检测日期	
系统接口		检测目的	
仪器端口设置　端口号(COM　　)每秒位数(　　)数据位(　　)奇偶校验(　　)停止位(　　)数据流控制类型(　　)			
系统端口设置			
检验次数	仪器/系统发送数据	LIS系统接收数据	是否正常
1			
2			
3			
4			
5			
6			
7			
8			
测试工程师签名:		LIS管理员签名:	

表 9-3 系统数据到生成检验报告的数据核查，确保系统中的数据能够正确生成检验报告

LIS 界面核对记录　表号：						
核对时间				核对检查人		
数据类型包括：仪器所做出的原始数据、系统通过仪器所做数据通过系统内部公式所得出的计算数据、操作者手工填入系统的数据，需含单位						
验证内容	验证数据	原始数据 / 计算数据 / 填入数据	系统最终 显示数据	报告单 打印数据	是否一致 （Y/N）	备注
患者信息验证 条码号：____ _____	病人姓名					
	年龄					
	登记号					
	性别					
检测数据验证	项目：					
	项目：					
	项目：					
	项目：					
	项目：					
危急值验证	条码号	危急值项目	危急值数据	系统是否 报警		
报告时间验证	条码号	采样时间	接收时间	录入时间	审核时间	是否正确
异常处理： 处理人：						

2. 用于收集、处理、记录、报告、存储或检索检验数据和信息的系统必须文件化，包括系统每天运行情况的文档可被授权用户方便获取；同时，利用 LIS 对检验科不同层级工作人员的授权，令其具有相应的文件阅读、使用、修改等权利，通过 LIS 可以对本实验室文件进行分类、分层级管理，也可以通过 LIS 快速下发和回收文件电子版。利用 LIS 回馈模块，检验科管理者可随时了解检验人员对文件的认知程度，对检验记录的完成情况。另外，LIS 应如实记录文件发放、更改、销毁等情况。

3. 实验室应保护医疗信息、患者样品、实验室资源，防止非授权者访问。除设置登录密码使用权限管理实验室人员账号外，还应该考虑使用系统超时自动退出，设置密码有效期，要求员工定期更换密码等功能，防止系统被非授权人员使用。

4. 实验室应安全保护，以防止篡改或丢失数据

（1）实验室及网管中心应确保建立和实施程序，始终保护所有计算机和信息系统中数据的完整性；计算机程序和其他方法足以保护检验数据和信息的收集、处理、记录、报告、储存或恢复，防止意外或被非法人员获取、修改或破坏。

（2）不应在实验室计算机中非法安装软件，USB 接口和光驱使用宜有授权等控制措施。

（3）如果其他计算机系统（如药房或病历记录）的信息可通过实验室的计算机系统获得，应设有适当的计算机安全措施防止非授权获得这些信息。

（4）应设有适当的计算机安全措施，防止通过其他计算机系统（如药房或病历记录）非授权获得任何患者实验室信息及非授权更改。

（5）应保护机构内部和外部通过网络传输的数据，以免被非法接收或拦截。

（6）LIS应能识别及记录接触或修改过患者数据、控制文件或计算机程序的人员信息。

（7）实验室应建立有效的备份措施，防止硬件或软件故障导致患者数据丢失，定期检查备份的有效性。

（8）实验室应规定备份周期及保存期限。

（9）应记录系统备份期间检测到的错误以及所采用的纠正措施，并报告实验室责任人。

（10）应监控计算机的报警系统（通常是主计算机的控制台、监控硬件和软件性能），并定期检查确保正常运作。

5. LIS应在符合供应商规定的环境下操作，或对于非计算机系统，提供保护人工记录和转录准确性的条件。手工或自动方法将数据输入计算机或其他信息系统时，在计算机最终验收及报告前，应检查核对输入数据的正确性。若可能，结果录入应根据特定检验所预定的数值范围进行检查，以便最终验收和报告前检测不合理或不可能的结果。大多数LIS系统都能够提供项目报警的设置，当出现极度异常值或者不合理的检测结果时，LIS系统会进行报警并阻止该报告审核，直到报警被审核人员确认，以血红蛋白为例，人类的血红蛋白（HGB）极少超过300g/L，因此，可以通过设置，一旦报告中出现"HGB=300"的结果，系统就会报警，另外，当出现"HGB=-106g/L"或"HGB=***g/L"等不合理结果时，仪器同样也会报警，避免错误的报告发向临床。

6. 实验室应进行维护以保证数据和信息完整，并包括系统失效的记录和适当的应急和纠正措施。

7. LIS应符合国家或国际有关数据保护的要求

（1）应定期核查在不同系统中维护的表格的多个副本（例如实验室信息系统和医院信息系统中的生物参考区间表），以确保在使用过程中所有副本的一致性；应有适当的复制或对照程序，并定期核查。也即是说如果LIS系统中的报告模板、项目设置或者参考区间等并非由一台服务器的一个文件或程序设置，而是由多个文件或多个终端电脑控制，那么，这些文件或终端控制生成的患者报告应进行定期的比对，保证一致性。以实验室内终端电脑的时间为例，如果这个时间并非由系统主机统一管理，那么一旦报告审核电脑的时间出现错误提前，而标本接收电脑的时间正常，就有可能在报告中出现标本审核时间提前于标本接收时间的不合理错误。

实验室应验证外部信息系统从实验室直接接收的电子及相关硬拷贝（如计算机系统、传真机、电子邮件、网站和个人网络设备）的检验结果、相关信息和注释等的正确性。

当开展新的检验项目或应用新的自动化注释时，实验室应验证从实验室直接接收信息的外部信息系统再现这些变化的正确性。

（2）实验室应对计算机处理患者数据的过程及结果进行定期审核并记录，处理患者数据的过程及结果是指任何根据录入数据对患者记录所作的修改，包括数值计算、逻辑函数和自动核对结果、添加备注。

（3）LIS应可以完全复现存档的检验结果及其他必要的附加信息，包括测量不确定度、生物参考区间、检验结果所附的警示、脚注或解释性备注。要求一旦报告审核完成，那么此份报告的所有内容就应该被锁定、存档。其后对参考范围、项目名称，甚至报告格式等进行的任何修改都不应该在此份锁定的报告中体现。

（4）如果没有其他方式，应可在规定的时限内"在线"检索患者和实验室数据。

（5）应建立程序文件对数据存储体正确标识、妥善保存，防止数据存储媒体被未授权者使用。

（6）LIS应对患者结果数据进行备份。

（7）应有程序规定关闭和重启所有或部分系统的要求，以确保数据的完整性，尽量减少对实验室提供服务的影响，并确保重启后系统正常运行。

（8）应对定期维护、服务和维修的记录文档进行保护，以便操作人员追踪到任何计算机所做过的工作。

（9）应制订文件对计算机出现的故障采取纠正措施，并记录。

（10）应制订应对计算机系统突发事件的书面处理方案。

（11）应制订程序处理其他系统停机（如 HIS）以确保患者数据的完整性，应制订验证其他系统恢复和数据文件更换或更新的程序。

（12）应记录所有意外停机、系统降级期（如反应时间减慢）和其他计算机问题，包括故障的原因和所采取的纠正措施；实验室应将所有严重的计算机故障迅速报告给指定人员。

（13）应制订书面应急计划以应对某些事件，确保在发生计算机或其他信息系统故障时，能快速有效地发出患者结果报告。

二、实验室信息系统的管理

ISO15189 文件的核心内容是建立全面质量管理体系，强调的是过程控制，即用程序文件设定的规则对可影响实验结果的每一个环节加以控制，LIS 对检验过程的信息化管理主要包括检验前过程的信息化管理、检验过程的信息化管理和检验后过程的信息化管理三部分。

1. 检验前过程的信息化管理　检验前过程是指从医师开具检验申请到患者样本进行检测前的一系列过程。它涉及检验医嘱开具、样本采集、样本运输、样本签收、样本处理、仪器与试剂准备等多个环节，参与其中的有临床医生、护理人员、物流人员、检验人员等多种人员。此过程出现的差错占总体检验差错的很大比例，是每个检验科都难以控制的差错发生阶段。LIS 在功能模块设计应用时，面对每个环节、每个人员细致周全的智能化和模块化处理可以很大程度地减少检验前差错的发生。如：

（1）在 LIS 医生工作站设置检验适应证和检验禁忌证的智能提示；设计规范的检验申请单，让临床医生熟悉检验项目的临床意义，选择最有效、最经济的项目和组合；当信息不完整时，系统拒绝生成医嘱。

（2）在 LIS 护士工作站，将临床样本采集手册程序化、电子化、智能化，培训采集人员相关知识，使其能正确使用采集容器、抗凝剂，告知患者标本采集前应注意事项，注意标本采集的部位、体位、止血带、输液、药物对检验结果的影响等。

（3）在 LIS 物流工作站，实时提示患者样本运送需求，按检验目的和样本种类提示运送所需的载体工具、最迟送达时间、制定拒收不合格标本的标准等。

（4）检验科样本接收区设置无人值守的样本接收站，送检人员可自助扫描样本条码，按系统提示，分检验专业放置样本，完成检验科对样本的签收。

（5）LIS 检验工作站制定采集标本标准化操作程序（SOP）文件，将其智能化、自动化，提示检验人员对检验样本进行前处理，以及判断样本合格与否、是否拒收。检验前质量管理是医院质量管理体系的重要组成部分，要多部门的支持配合。

案例 9-2

【案例说明】

　　在检验标本上机检测之前，往往还需要经过标本采集、实验室外部运输、签收、实验室内部运输及再次确认等多个环节，部分实验室标本遗失和标本信息不全或有误等情况经常出现，造成报告延迟或无法发放，使患者诊治延误，产生不良后果。

【分析】

　　规范的标本运输、签收管理程序和记录以及可靠的机制进行监控是减少标本错漏的关键。使用 LIS 检验标本流程监控系统，在标本采集及其后任何有标本交接的环节均通过条码扫描进行确认，自动记录时间、标本信息和采集或交接人员信息，以住院标本采集为例，在床旁用 PDA 等设备识别患者腕带，确认患者条码信息→采样后扫描记录采样时间及采样人信息→与运输人员交接，扫描条码进入标本运输环节→运输完毕与实验室标本签收人员交接，扫描记录交接信息→进入实验室内部运输，到达专业实验室或专业组与标本检测人员交接，扫描记录交接信息。一旦发生标本遗失，就可以根据系统中记录的标本确认信息明确标本遗失出现在哪个环节、具体的责任人是谁，便于找回标本，以及查找原因防止下一次问题出现。通过此种模式可以有效地避免标本遗失或信息有误，避免不良事件的产生。

　　2. 检验过程的信息化管理　检验过程是指从样本开始检测到出具检验报告前的过程。这一过程涉及样本检测的标准化操作、检验项目质量控制等步骤。LIS 对检验程序的质量保证中要求实验室应设计内部质量控制体系以验证检验结果达到预期的质量标准，如开展检测系统的性能验证，仪器设备的校准、维护保养，试剂、材料、消耗品的质量监控、室内质控、室间质评等。

　　（1）室间质评和室内质控：检验过程中检验质量控制是最重要的，LIS 中可以进行同类检验仪器的质控比较功能，将同类仪器的质控情况展现在同一个平台上，使它们的质控情况一目了然、及时分析比对；可以充分运用 Westgard 质控规则，帮助操作人员快速识别失控点；可迅速了解偏差趋势、系统误差和随机误差；通过室内质控的室间比对了解本实验室在同仪器同方法学实验室中的质控优劣和检验项目的质控规则选择是否恰当等，而 LIS 中质控数据的自动传输避免了手工输入的差错，减轻了工作量，提高了工作效率。

　　（2）标本条码化：LIS 中无须人工干预和操作，仪器自动读取标本条码所带信息进行自动检测，并将检测数据直接回输到该标本信息之下形成检验报告，实现检测数据信息传递瞬间完成以及准确无误地与患者信息相对应。

　　（3）工作流程再造与控制：LIS 按照流程最简、差错最低、效率最大、利于统计和总结的原则制订了生化、免疫、微生物、临检标本流程，急诊标本流程，制订了试剂、材料、消耗品的领用流程。这些流程应从实验室现有的硬件和软件资源分析入手，从实验场地设施、仪器设备、试剂消耗品供应、技术人员、质量控制等各个环节入手，充分了解和利用实验室现有的各种资源，完善 LIS 系统，建立室内登记系统、批量登记系统、条码阅读系统，开发所有仪器的双向通讯功能、配置与工作量相当的各专业分析仪器，并配备有完善的仪器、试剂备份系统，建立健全全面质量管理体系。

　　3. 检验后过程的信息化管理　检验后过程包括：检验结果审核、结果报告、报告发布、检测后样本保存、仪器使用记录、仪器维护保养、临床咨询等。利用中间软件，统一检验项目的审核规则，审核通过的数据直接传入 LIS，建立检验结果定期向医院信息网络上传制度，建立各工作站检验结果自助打印系统，建立危急值自动报告系统和检验结果咨询，对标本进行全程监控管理、检验结果解释系统等，以便为临床提供最快捷的服务。为了提高结果复核效率，可使用电子签名，实现检验全流程的无纸化。通过 LIS 的开发应用，优化了患者标本的检验流程，提高了检验报告的时效性。

　　（1）检验结果的智能审核：LIS 通过综合同一患者不同检验结果，智能判断矛盾结果并加以提示。出现急诊和危急值自动向检验人员提示紧急报告检验结果，自动记录结果审核和更改情况，自动保存结果便于查询等。智能审核可以根据当时实时质控情况判断结果可靠性；可以根据同一实验室内相同项目不同仪器间的比对结论调整结果系数，报告统一质量的检验结果，还可作为疾病的智能判断和进一步检查的基础。

（2）检验信息向临床发布有多种形式：常规检验结果通过 LIS 与 HIS 系统对接，写入电子病历中；通过与医生工作站的实时对话框，与临床医师交流检验信息和要求。在检验出现危急值时，LIS 系统报警提示，审核人员利用 LIS 系统实施检验科"三级播报"系统平台进行报告，利用网络上报、短信上报、电话语音提醒及时向医生、护士和患者发送检验危急值，在 LIS 医师工作站会用醒目的对话框提示危急值结果，直至医师用自己的登录码登录确认查收方可消除。危急值报告完毕，LIS 会自动生成危急值汇总表，通过 LIS 的查询功能，可以总结分析危急值的科室分布、危急值的数据。

（3）样本的保存：LIS 可以将已完成检验的样本按日期加流水号的形式将其编制存放，包括存放架号、位置号、冰箱等。并自动判断每个标本需存放时间，其后标本处理功能能根据识别到的存放时间提示需要处理的标本信息。通过条码号查询需要重新从后处理冰箱找出的条码试管的位置信息，可通过反向定位迅速找出标本，进行处置。如需要再次保存，则可通过再存放登记的功能对从后处理模块取的标本进行再次登记并存放。

（4）仪器使用和保养：仪器的使用记录是每个检验人员在完成检验工作后必须填写的记录之一。在仪器正常使用情况下，LIS 可以自动生成仪器使用记录，检验人员只需登录"仪器使用和维护专用模块"确认即可。在出现仪器故障、更换部件等情况时，检验人员将故障情况手工录入，然后 LIS 会自动生成仪器的使用记录表。LIS 可以根据仪器保养的要求，在检验完成后仪器保养和维护时间段自动出现提示框，提醒检验人员按仪器保养维护条款逐条完成，同时自动记录完成情况。若未完成保养，LIS 不产生记录，这也为内部评审提供依据。

（5）检验数据统计：检验完成后存在大量的检验数据，LIS 可以充分发挥其统计功能，将检验数据进行多种统计，方便检验科负责人管理以及检验人员对检验数据的查询和统计分析。在检验管理方面，可以统计每个样本的 TAT 时间、每个检验专业组和每个工作人员 TAT 完成合格率、检验收费和检验支出情况、检验质控完成情况、仪器使用及维护保养情况等。

案例 9-3

【案例说明】

所谓"危急值"通常指检验结果高度异常，患者正处于生命危险的边缘状态，医疗工作中如果检验科危急值报告不及时就有可能贻误患者的抢救，危及患者的生命，那么实验室如何依靠 LIS 系统建立一套高效、合理的检验危急值报告制度呢？

【分析】

依靠 LIS 系统的危急值特别提示功能，对存在危急值的项目，按照要求设立危急值范围，如设定 $K^+ < 3.50mmol/L$ 或 $> 5.50mmol/L$，当检测结果处在危急值范围时，LIS 系统将自动报警通过改变标本信息颜色、实验室内部大屏幕显示、蜂鸣等手段提醒检验人员及时对检验结果进行审核，同时通过"三级播报"系统平台通过医院内部网络通知临床科室，待临床科室确认后将确认消息返回到实验室，让临床医生获得危急值的及时报告与提醒并给予患者有效的治疗，也使实验室对危急值进行了规范管理。

第三节　信息系统失效或停机时的处理程序和能力培训

随着信息化的不断进展,LIS 在实验室的应用范围也随之不断扩大,计算机网络技术的普遍应用,在给实验室管理带来许多便利的同时,也存在一定的安全隐患,作为一个联机事务系统,LIS 要求一天 24 小时、每周 7 天不间断运行,而且绝不能丢失数据。一旦 LIS 失效或停机造成的损失是用户不能接受的,因此,信息系统失效或停机时的处理程序和能力培训对 LIS 管理来说至关重要。

一、实验室信息系统失效的识别

失效(failure)是信息系统实际行为与期待行为的偏离,是缺陷和错误在系统运行过程中的彰显而造成系统不能提供正确的服务。失效包括提供不正确的服务、不提供服务(即系统瘫痪)。实验室信息系统使用中的变化,如系统升级、增加新项目、修改程序引发的变化或系统接口间数据传输可能导致的变化均可导致 LIS 的失效,因此失效的识别对 LIS 连续稳定运行具有重要意义。

二、信息系统停机应急预案

编写信息系统停机应急预案的基本价值在于:当信息系统遭遇各类安全事件时,就已经制订了相应措施,一旦事件发生,可以提供和实施这些替代方案,以最大限度地争取时间,减少或避免由此造成的损失。因此编制切实有效的应急预案是避免或减少信息系统发生灾难性事件的有力保障。为了防止因 LIS 停机而影响正常的医疗工作,实验室应制订应急预案以确保数据、信息的安全。信息系统停机应急预案的内容包括:

1. 建立健全信息安全监督机制

(1)建立信息安全领导小组和安全责任管理制度:明确谁决定启动应急预案;对故障进行分类分级,启动哪一级预案;明确应急预案触发条件。

(2)建立完备的应急预案手册制度:制订核心服务器和核心网络设备的应急预案,关键业务的手工应急预案,在每个预案中,规定了在系统瘫痪后的职责、工作方式、注意事项与善后工作等,指导各部门如何协调配合,共同保障实验室工作正常有序进行;宜对计算机的所有非程序性停机、系统周期(响应时间)降级、计算机的其他问题以及故障的原因和所采取的纠正措施文件化。

(3)建立信息安全定期培训制度:对信息系统的不同层面的管理与应用对象,开展信息安全概念分层培训,并组织不同形式的演练与模拟演练。

(4)强化安全产品升级与报废制度:对系统中使用的一些设备及软件,定期进行检查与整理,督促做好设备与产品的升级、更换等工作。

(5)建立应急事件的通报制度:业务部门发现系统故障应在第一时间向检验科主任或信息科汇报,由检验科主任或信息科组织技术人员迅速排查原因。若在预定时间内不能排除时,检验科主任或信息科领导应立即向应急领导小组报告,同时提出建议,应急领导小组根据情况下达应急预案的启动命令。在故障排除后,检验科主任或信息科应在事后将详细的故障原因及处理结果书面形式报告应急领导小组。

2. 建立主关键业务应急信息系统　在医院目前的物理环境下,开发一套最基本的应急信息系统,用以保障 LIS 信息系统的基本运行。

3. 停机结束后的恢复工作　检验科各部门应保障信息质量,停机恢复后,每个部门都应该指定相应的工作人员,补录收费和在手工操作时产生的各种信息,完成上述措施的同时，利用库备份文件和日志备份文件恢复数据库。信息指挥协调组召开会议，分析故障发生原因，写出书面报告归档，总结经验教训，制订整改措施，防范同类故障的再次发生。

三、信息系统停机的应急演练

为提高 LIS 安全突发事件应急响应水平，定期或不定期组织预案演练，检验应急预案各环节之间的通信、协调、指挥等是否符合快速、高效的要求。通过演习，进一步明确应急响应各岗位责任，对预案中存在的问题和不足做到及时补充和完善。具体演练包括：

1. 演练目标　在开展应急演练之前，首先需要明确通过演练达到的既定目标，目标一般包括：提高相关人员的风险防范意识；提高对各种风险发生时的紧急应对能力；查找当前预案中可能存在的问题，进而修订完善；检查应急人员在应对突发事件时各方面的准备情况；增强应急组织机构及相关人员对本预案的熟悉程度等。

2. 演练计划　有针对性地定制演练计划，应急演练可以按照风险等级层次进行演练，按照某一项突发事件进行演练，按照事件处理的一般流程进行演练。还可以按照与培训相结合的方式进行演练等多种方式。在开展各种演练之前，首先需要确定本次演练所要达到的目标，根据目标定制演练计划，计划包括：演练目的、时间、地点、人员组织、范围、预设的突发事件等内容。

3. 演练实施　演练实施是对演练计划的有序执行，严格按照应急预案演练计划逐一落实，并做好相关记录工作。一般需要记录的事项有：参与演练的实际人数、应急预案各项工作完成响应时间、事件处理完成情况等。

4. 演练的评估与总结　评估和总结是对演练过程中各项工作的实际评测，通过评测总结演练过程中存在的各种问题，并对问题提出改进的方法。总结的内容一般包括：演练是否达到既定的目标；是否严格按照演练计划逐一执行；演练内容的可执行性和可操作性；预案的适宜性和充分性；人员到位情况、协调组织情况、外部支持部门协作有效性；存在的问题和改进措施等项内容。通过评估与总结保证后续演练的必要性、有效性、可靠性，同时进一步细化和修订预案。

案例 9-4

【案例说明】

为保证 LIS 的稳定运行，某院检验科决定开展一次信息系统停机的应急演练，以考察检验科的应急处理能力，具体过程如下：当实验室计算机服务器终端（操作系统、数据库、硬件设备等）发生虚拟故障时，首先确定故障的分类，根据故障分类选择应急预案。当前台操作人员发现操作界面出现出错信息，立即报告 LIS 责任人，同时向信息维修中心报告故障现象；信息中心系统管理员查看系统状态，并向检验科主任报告，确诊故障类别为"二类"；主任迅速将情况报告分管院长说明情况，申请启动"二类应急预案"，同时将情况电话报告医院信息中心；院长宣布启动"二类应急预案"，并通知检验科参加演练的主关键业务部门负责人；各部门负责人通知下属各窗口启动"二号应急预案"；检验科各部门恢复传统实验室状态和原始的检验科报告方式，当各检查科室在电脑上无法查到病人信息时，则需验看病人收费收据后，凭治疗单为病人做相应检测，出具临时报告单；所有临时报告单均由各专业主管负责审核数据的完整性和正确性，并签字审核，待停机恢复后补录收费和在手工操作时产生的各种信息，补发正式报告单。完成上述措施的同时，利用库备份文件和日志备份文件恢复数据库。信息指挥协调组写出应急演练报告归档，总结经验教训，制订整改措施。通过定期应急演练极大提高了检验科对突发事件的应急能力，达到了预期演练目标。

【分析】

定期的应急演练是真正危急情况下医疗工作正常开展的必要保证,只有上至信息管理部门负责人、检验科主任,下至每一位员工真正了解在 LIS 故障或停止使用的情况下该如何进行工作,保证患者诊疗不受影响,并且能够通过演练进行验证,才能够确保每一位患者的医疗安全。

四、信息系统停机时的检测和检测记录

信息系统停机时应对停机原因进行检测,排除所发生的故障,必要时立即邀请信息科或签约计算机公司的工程师协助排除故障。应记录所有意外停机、系统降级期(如反应时间减慢)和其他计算机问题,包括故障的原因和所采取的纠正措施。实验室应将所有严重的计算机故障迅速报告给指定人员。记录应按实验室记录控制程序的要求,在 LIS 使用期或更长时期内保存并易于获取。

应保存影响检验性能的每台设备的记录,包括但不限于以下内容:设备标识;制造商名称、型号和序列号或其他唯一标识;供应商或制造商的联系方式;接收日期和投入使用日期;放置地点;接收时的状态(如新设备、旧设备或翻新设备);制造商说明书;证明设备纳入实验室时最初可接受使用的记录;已完成的保养和预防性保养计划;确认设备可持续使用的性能记录,包括全部校准和(或)验证的报告/证书复件,包含日期、时间、结果、调整、接受标准以及下次校准和(或)验证日期,以满足本条款的部分或全部要求;设备的损坏、故障、改动或修理。应制订程序处理其他系统停机(例如 HIS),以确保患者数据的完整性。应制订验证其他系统恢复和数据文件更换或更新的程序。

五、信息系统停机时的报告和结果发布

1. 信息系统停机报告程序　当发生停机时应及时向医院信息管理部门汇报,信息管理人员按故障分级进行初步分类,并可按下列原则处理:

(1)一类故障:由信息管理部门负责人上报医院信息系统领导小组,由医院组织协调恢复工作。

(2)二类故障:由网络管理人员上报信息管理部门负责人,由信息管理部门统一解决。

(3)三类故障:由网络管理人员独立解决。对各种故障问题的处理都必须做好记录,召集相关人员讨论故障原因,并有防止问题再次发生的预防措施。

2. LIS 停机时的检验结果发放　按照制订的书面应急计划应对停机事件,确保在发生计算机或其他信息系统故障时,能快速有效地发出患者结果报告。具体的措施例如:当信息系统停机时,临床实验室在积极组织恢复工作的同时,安排相关人员做好患者的解释工作,30 分钟内不能解决的故障,血、尿和粪常规检验转入手工报告模式;2 小时内不能解决的故障,急诊检验项目转入手工报告模式;2 小时以上不能解决的故障,各种检验项目转入手工报告模式,所有手工操作的统一启动时间由信息管理部门通知,临床实验室各相关组室严格执行。

六、信息系统再停机的预防

实验室应确定措施消除信息系统停机的原因以预防其发生。预防措施应与潜在问题的影响相适应。实验室应制订文件化程序,用于:确定潜在停机的根本原因;评估预防措施的需求,以防止停机的发生;确定并实施所需的预防措施;记录预防措施的结果;评审所采取

笔记

预防措施的有效性。

　　具体措施为实验室应确定停机维护时间表，以尽量避免中断对患者的医护服务。宜有处理系统全部或部分停机或重新启动的文件化程序，以确保数据完整和不中断实验室服务，以及重新启动后系统运行正常。应制订文件化的预防性维护程序，该程序至少应遵循制造商说明书的要求。设备维护处于安全的工作条件和工作顺序状态，应包括检查电气安全、紧急停机装置（如有）。当发现设备故障时，应停止使用并清晰标识。实验室应确保故障设备已经修复并验证，表明其满足规定的可接受标准后方可使用。实验室应检查设备故障对之前检验的影响，并采取应急措施或纠正措施。建立网络设备、服务器、供电、网络攻击和病毒防范保障，以预防信息系统的再停机，保证 LIS 顺利运行。

本章小结

　　实验室信息系统（LIS）是指对患者检验申请、标本识别、结果报告、质量控制和样本分析等各个方面相关数据进行管理的信息系统。它是以临床实验室科学管理理论和方法为基础，借助计算机技术、网络技术、现代通信技术、数字化和智能化技术等现代化手段，对实验室标本处理、实验数据（采集、传输、存储、处理、发布）、人力资源、仪器试剂购置与使用等所有事务进行综合管理，从而在整体上提高实验室综合效能的复杂的人机系统。ISO15189 质量管理体系其实就是基于检验全过程的管理体系，运用实验室信息系统进行管理并严格执行 ISO15189 认可标准，不仅提高了检验科规范操作和确保高质量检验结果的能力，实现了实验室信息化与规范化的有机结合，更提升了实验室管理层次、管理手段、安全建设以及应对突发事件的能力，帮助我们更好地与世界先进实验室管理方式和管理理念接轨。

（杨国珍）

第十章

精 益 管 理

通过本章学习，你将能够回答下列问题：

1. 临床实验室常见的八大浪费是什么？医疗缺陷、库存过多是否是浪费？
2. 精益管理的常用工具有哪些？
3. 5S 现场管理的经典步骤有哪些？
4. 整理、整顿的实施要领是什么？
5. 何谓必要物和非必要物？其判断标准是什么？
6. 何谓"三定""三要素"？
7. 如何选择放置物品的容器？
8. 如何保证物品的效期？

精益管理在美国医疗行业推行已有十几年的历程，美国每年会发生约 1500 万起医疗事故，其中包括药物误用、标本错误、手术副作用以及各种感染等，全球许多久负盛名的医疗机构，在实现精益转型之后，不仅实现了医院质量和效率的大幅度提高，同时更加强化了医疗组织持续改进的理念。在中国，即使是行业翘楚的医院，在管理理念和方式方法方面也存在明显不足，缺乏科学有效的管理，流程设计的系统性和有效性都具有很大的改进空间。为此，医疗服务必须进行重大变革，减少和避免事故差错、降低成本和提高服务水平已经势在必行，不仅需要在战略层面对制度和政策的设计，更需要优秀的运行模式和流程运作，以展示精益管理的价值和巨大魅力。

第一节　精益管理概述

一、精益管理的定义和起源

精益管理源于精益生产，精益生产方式的基本思想可以用一句话来概括，即：JIT（just in time），翻译为中文是"在需要的时候，按需要的量，生产所需的产品"，也意味着在正确的时间、生产正确数量和正确质量的产品。1986 年由改善之父今井正明撰写的《改善》一书第一次将精益改善思想介绍到西方国家，1993 年美国麻省理工学院教授根据丰田生产系统（TPS）在全球的实践撰写《改变世界的机器》和《精益思想》两本重要著作，总结了丰田模式并提出"精益思想"的概念。从此精益思想在全球范围传播和实践。跨越 21 世纪后，精益思想逐步延伸至企业经营活动的全过程，扩展到服务型企业、医疗和非营利性组织等，发展成为"精益管理"，其核心是在医疗机构最大限度地降低和消除各种形式的浪费，提高流程效率，减少和避免差错的发生，对客户需求快速反应，提高客户的满意度，同时建立适应能力更强的组织。

笔记

二、精益管理在临床实验室中的作用

精益管理的核心是最大限度地降低和消除浪费。浪费是指那些反复出现的、干扰医务人员日常工作以及医患需求的问题与纷扰。例如临床实验室常常在试验过程中遇到寻找物品，对策就是赶紧去寻找，若是现场设计差、工作量又大，员工会加快跑动，努力寻找所需物品，并且更加地埋头苦干，而不是设法去改变流程、布局及物品管理。通过精益改善，将工作中随时需要的物品放在随手可及的地方，尽可能地减少或消除这些问题。精益管理的作用是降低或消除临床实验室中存在的浪费，常见的浪费具体见如下描述：

1. 由于医疗缺陷引起的浪费　医疗缺陷是指在日常医疗工作中所发生的医疗事故、医疗护理差错、医疗问题及医疗护理缺点，统称为医疗缺陷。临床实验室的缺陷是指对设备的不正确操作、标本和检测结果的错误等缺陷，导致纠正错误所耗费的时间、人力和物力。

2. 不必要的诊疗浪费　做患者不需要或暂时不需要的事情。如不必要的诊疗程序、辅助检查等。

3. 运输浪费　一个系统中非必要的移动，如患者、样本和大量的耗材。不合理的布局，如标本采集区与检测区的距离很远，标本需要分批从采集区运输到检测区。

4. 等待浪费　等待下一个事件或下一个工作程序。如工作量不均造成的员工、标本和设备的等待，患者在不同部门排队等待等。

5. 库存浪费　由财务成本、储存和搬运成本、失效和损耗造成的库存成本增加。如库房检验试剂、耗材的失效，占用稀缺的空间、温度控制所需的能源及管理所需要的人力等资源。

6. 行动浪费　不能快速地找到物品、反复来回走动；实验室布局不合理导致工作人员每天大量的走动。

7. 流程过剩浪费　做患者认为没有价值的或偏离患者需求的质量标准规定的工作。

8. 人力资源及不匹配的技能浪费　不鼓励员工提建议、不采纳员工建议、不支持员工发展而造成的浪费和损失。员工身心疲惫，不再为改进献计献策；高学历的人员从事简单工作等。

第二节　精益管理常用工具

精益管理常用的工具有可视化管理、价值流程图、均衡工作量、节拍时间、单件流、差错预防、标准化操作和 5S 现场管理等，由于篇幅有限，下面将常用工具在临床实验室中的应用做概要描述，重点介绍 5S 现场管理。

一、可视化管理

可视化管理是一眼就看得懂的管理。采用形象、直观而又色彩适宜的各种视觉感知信息来组织工作现场，也是标准化操作的另一种形式。可视化管理的目标是使浪费、问题以及异常情况毫无障碍地清晰可视。可视化管理在临床实验室应用广泛，如已检测、未检测标本，危急值、TAT 可视化语音视频，排队叫号系统等。

二、价值流程图

价值流程图（value stream mapping，VSM）是画出完成某项工作所需的步骤流程图，明确各步骤所需的时间，更重要的是从患者的需求考虑，记录各步骤的时间，包括对患者来说有价值和没有价值的步骤，没有价值的步骤就是浪费的流程，也就是改进机会所在。

例如排队等待抽血对患者来说没有价值，有价值的是患者拿到血液报告结果对临床诊治有帮助,也就是说抽血前的排队等待、上机检测前的等待在价值流程图上对患者没有价值。如急诊检验价值流程图,改善前从标本接收、分送各岗位、编号录入 LIS、离心、设备维护、室内质控、上机等,每个三角代表等待环节,对患者没有价值,通过流程改善,标本采集实施条形码打印时自动编号、标本接收人员接收后自动录入 LIS,并直接将标本离心,检测人员上机,减少了 1▲、2▲、3▲等待环节;夜班人员准备好需要室温平衡的试剂、室内质控品,日班员工一上班就进行设备保养、室内质控和耗材准备,使设备保证正常、有序的工作,减少 5▲的等待,见图 10-1,整个流程得以改善,报告时间明显缩短,医患满意度提高。

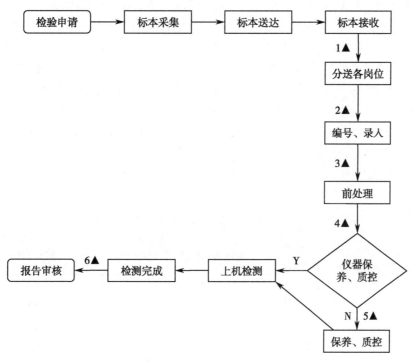

图 10-1A 急诊检验价值流程图改善前
注:图中显示的▲为改进前等待环节

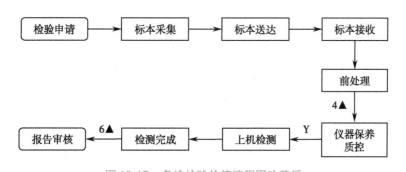

图 10-1B 急诊检验价值流程图改善后
注:图中显示改进后减少了 1▲、2▲、3▲、5▲等待环节

三、均衡工作量

医院中很多的浪费是由于工作量的不均衡造成。例如急诊检验每天的高峰期夏令时在上午 9 点到 12 点,下午 3 点到晚上 6 点,造成这段时间的患者或标本等待时间延长,精益改进尽可能地均衡高峰和低谷的工作量和资源,达到减少等待所造成的浪费。根据急诊检验各时间段接收、审核标本数来配置工作人员,早上 7:30 开始配置 3 人,做所有设备保养、备

足耗材、项目校准和室内质控等，排除在高峰期经常碰到的干扰，迎接9点高峰，12点到14点2人，15点到21点3人，21点到24点2人，24点到第二天7：30配置1人，人员数量按照工作量配置见文末彩图10-2。

四、节　拍　时　间

节拍时间（T/N）常用在排队等待时间改进，合理配置工作人员和患者需求。节拍时间是总有效时间（T）与患者需求数量（N）的比值，如医院门诊检验抽血排队，早上6：30—7：30有效总时间（T）为3600秒，抽血病人数（N）是115人，节拍时间T/N为31.3秒，每完成一个患者抽血需要时间（抽血周期）为100秒，节拍时间小于抽血周期，需要增加窗口数或增加总有效时间。该案例根据节拍时间和抽血周期需要窗口数3.2个（抽血周期/节拍时间，100/31.3），也可以缩短抽血周期（提高采血人员技能和积极性，优化采血流程，使每完成一个患者抽血时间小于100秒），才能使抽血周期等于节拍时间，满足患者需求。当节拍时间大于抽血周期时，服务能力过剩；节拍时间小于抽血周期，服务能力不能满足患者需要，因此，精益改善就是组织相关资源尽可能地缩小抽血周期和节拍时间的差距。门诊抽血排队节拍时间见表10-1，表中列出了根据节拍时间计算需要的窗口数，早上6：30—7：30将原来开启2个窗口调整为3个窗口，明显缩短了整个上午病人等待时间，提高了患者满意度。

表 10-1　门诊抽血排队节拍时间

门诊抽血排队节拍时间 2013 年 7 月 1 日					
时间分布	有效总时间（T秒）	抽血病人数（N）	节拍时间（T/N）	需要窗口	实际窗口
6:30~7:30	3600	115	31.3	3.2	2
7:30~8:30	3600	279	12.9	7.8	8
8:30~9:30	3600	361	10	10	8
9:30~10:30	3600	249	14.5	6.9	5~7
10:30~11:30	3600	149	24.2	4.1	2~3
11:30~17:30		121			1~2

五、单　件　流

单件流（one piece flow, OPF）：单件流是一种理想的状态，以最小批次为目标，达到连续工作并实现零等待。在检验科工作中常常见到批量处理标本，并希望能够一次处理更多的标本，然后送到下一步骤，标本和上下游的操作人员都在互相等待中度过。从减少等待的理想状态去考虑每个步骤每次只处理或运送一个标本，每个标本操作的上下工序间刚好衔接起来，使标本在工作流程中尽可能地连续流动起来，操作人员也在流程中不停地工作，但在实际工作中，单件流仅仅是一种理念，也绝非是让实验室操作人员每次只处理一个标本，而应当合理地减少每批次标本数，使标本在实验室中尽可能地流动起来，最重要的是以最少的延误和等待来实现流程的不间断，尤其是急诊标本，尽可能地增加检测批次，以提高效率。例如3个工作人员，每人负责1个工作步骤，每个病例每步骤用时1分钟，步骤间移动时间为0，假如10个病例，单件流处理的话，第一个病例完成时间是3分钟（3个步骤，每步骤1分钟），最后一个是12分钟，而10个病例批量处理的话，完成第一个病例时间是21分钟（前面2个步骤等待10个病例各需要10分钟，第3个步骤1分钟），最后一个是30分钟，批量处理和单件流的效率比较见图10-3，本案例单件流和批量处理最后一个病例和第一个病例的效率比是2.5~7（30/12~21/3）倍。

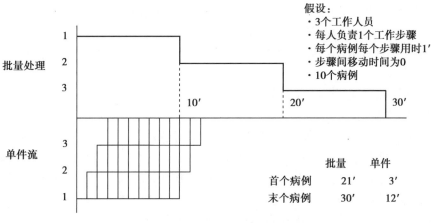

图 10-3　批量处理和单件流的效率比较

六、差错预防

差错预防就是一种能使任何人在任何时候能够避免出错的一种巧妙有效的方法。在临床实验室日常工作中常使用要求员工小心谨慎、悬挂警示牌等方法都不足以预防错误，百分百的检查也并不是百分百有效，增加检查步骤也并不能保证质量，因此差错预防能从根本上防止错误的发生或使错误发生的概率更小。例如临床实验室在使用纸质申请单并将其转换成电子报告的过程中就存在很多出错的可能，如姓名、性别、检验项目输入错误等，当医院和临床实验室引入信息系统后，这些错误几乎可以避免，只要在患者挂号时信息准确，就能避免后面的错误发生，利用信息系统是较有效和常用的差错预防的手段。

七、标准化操作

标准化操作是指能够安全地完成某项活动、输出正确结果和最优质量的、现有的最佳方式。例如临床实验室仪器、项目标准操作规程，标本、耗材管理的程序等。标准化操作重点反映的是质量和安全，而不是速度，也不是为了标准化而标准化，标准化也不是将员工变成机器人，标准化操作也不是一个一次性的文稿运用，也会随着时间而不断改进提高，更重要的是要关注标准化操作的执行情况。

八、5S 现场管理

（一）5S 现场管理的起源

5S 现场管理是精益改进的一种最有效工具，是指对工作现场中人员、设备、耗材和流程等要素进行有效的管理。最初起源于日本，日本企业求生存、求发展的迫切愿望以及严谨务实甚至有些刻板的民族特性令其重视规范、落实细节，推动了 5S 管理方法的出现。因此，越来越多的人开始学习、研究和实践 5S 现场管理，同样也在医疗行业逐步推广和传播，尤其在台湾、香港等大型医院均有很多成功的案例，在国内也有一些医疗机构陆续开展 5S 实践。

（二）5S 现场管理经典步骤

1. 整理（SEIRI）　可以翻译成英文，归类（SORT），就是在工作现场区分出必要和非必要物品，将非必要的物品尽快处理掉。

2. 整顿（SEITON）　可以翻译成英文，存放（STORE），如何使整理后物品摆放更加合理、有序，工作更加高效。

3. 清扫（SEISO）　可以翻译成英文，擦亮（SHINE），清除工作场所各个区域的脏乱，保持环境、物品处于整洁、有序，设备设施处于正常运行状态。

4. 清洁（SEIKETSU） 可以翻译成英文，标准化（STANDARDIZE），将前面的 3S 制度化、规范化，并贯彻执行及维持结果。

5. 素养（SHITSUKE） 可以翻译成英文，保持（SUSTAIN），建立一个为前面 4S 提供持续支持的系统。

（三）5S 现场管理经典步骤实施要领

1. 整理实施要领

（1）工作场所全面检查，包括看得到和看不到的区域。

（2）制订必要和非必要物品的判别标准，其标准是根据物品在工作现场使用的频率来确定，现场物品有随时、每天、每周、每月甚至每年要用的，建议将每月、每年要用的物品放置到仓库储存，切不能放在工作现场。也可根据工作现场的空间来确定，空间小的工作现场每周要用的物品也可放到仓库储存，这样更有利于工作现场物品的整理、整顿；必要物和非必要物判别和处理见表 10-2。

表 10-2 必要和非必要物品处理

必要和非必要物品处理			
类别	使用频度	处理方法	备注
必要物品	每小时	放工作台上，第一层抽屉或随身携带	每天检查
	每天	现场存放	每天检查
	每周	仓库储存	看现场空间定
非必要物品	每月	仓库储存	定期检查
	三个月	仓库储存	定期检查
	半年	仓库储存	定期检查
	一年	仓库储存（封存）	定期检查
	两年	仓库储存（封存）	定期检查
	不要的	变卖，调剂，废弃	立刻处理
	不要的	变卖，调剂，废弃	立刻处理

（3）经相关人员协商制订非必要物品处理方法，并清除出工作场所，有些保存仓库，有些可以调剂，有些需要废弃和相关部门回收，千万不能自作主张随意废弃，避免造成不必要的损失。常见的设备设施根据情况进行报废、修理、调剂；办公用品可以进行修理、调剂，文字材料可以用碎纸机粉碎；单面打印纸可以二次利用，不应直接当废纸卖掉；辅助用品如扫把、簸箕、拖把等，可以转移放置；脏污、不干净的物品和垃圾可以分类丢弃；必要的私人物品应该安排合适位置。

（4）不要忘了需要补充的物品，原先工作现场没有而工作中又常用的物品。

（5）要做到每日自我检查。

2. 整顿实施要领

（1）"三定"原则：定位、定容、定量，"零"时间找到所需要物品。

1）定位：就是给现场的物品定位。当取用物品都在相同的位置，就不用花时间思考上次用完放到什么地方了，也不用花时间在众多的物品中把它挑出来，只要直接到"约定俗成"的位置去取就可以了。常有定位图、画线定位、标签定位、编号定位和约定定位等方法，如未检测、已检测样本的定位，能快速取用，不混淆未检测、已检测样本，保证标本安全。未检测、已检测样本定位见文末彩图 10-4；又如编号定位文件并附索引，保证文件的快速取用和文件的完整性，文件编号定位和索引见图 10-5。

2）定容：给物品存放选择合适的容器。当小件物品种类较多或者不特别庞大的物品，尽可能地用合适的容器将其放置，便于物品更好地定位，更明确地分类和快速取用。选择什么样的容器是关键。根据物品大小、用量多少以及摆放物品的空间来选择容器,容器尽可能选择透明可视,经常用的物品的容器最好不要加盖或柜子加门(符合实验要求)。品种多的小物品可以选择一些小容器按类别分开摆放。如生化校准品、质控品品种多,体积小,使用频繁,要求高,用透明容器,按物品种类清楚标识,分隔摆放,快速、准确使用,保证质量,见图10-6。较大物品选择划线或划区定位,不需要用容器存放。

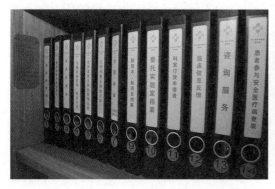 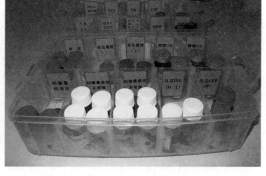

图10-5　　文件编号定位和索引　　　　图10-6　项目校准品、质控品容器

　　3)定量:根据使用量和使用频率来计算总用量,现场物品够用就行。尽可能平衡运送次数、现场物品和使用数量关系,如连续的工作不应由于物品不够而中断,用量大、体积大物品最好每天运送到工作现场,体积小又常用的物品现场可以适当多存放。常用方法有经验法、数据法等。明确库存和现场的最大量与最小量的标准,用标签、颜色比数字更容易看得懂,如绿色表示够用,黄色表示提醒,红色表示立刻补货,如急诊检验试剂、质控品准备数量和类别明确标识,使工作更有效,见图10-7。

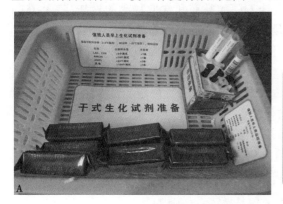

值班人员早上生化试剂准备

室温平衡30分钟(2-8℃保存)、60分钟(-20℃保存)、钠120分钟

名称	仪器剩余量	准备数
LAC、CHE	>5个测试	<1条
AMON	>10个测试	<1条
AMYL	>50个测试	<2条
B　其他	>100个测试	<3条

值班人员早上质品控准备

室温平衡15分钟

(共8支)

质控品	数量	备注
血常规质控品	1支	(选择相应的批号)
尿常规质控品	2支	(异常与阴性)
生化质控品	2支	(1、3号)
肌钙蛋白质控品	1支	
C　BNP、PCT质控品	各1支	

图10-7　急诊检验试剂、质控品

A. 急诊检验试剂、质控品定量筐;B. 急诊检验试剂定量说明;
C. 急诊检验质控品定量说明

（2）"三要素"原则：场所、方法、标识，使物品摆放更符合工作流程要求。

1）场所：场所是指较大的区域，譬如物品放置在哪个房间或者房间中哪个区域，而定点是指某区域的某个点。根据实验室工作流程来确定放置场所，实验室分污染区、半污染区和清洁区，其相关物品放置应该就近、取用方便，同时也要考虑符合物品要求为原则，如口罩等物品，需要放置在清洁区的某个区域的某个点，假如放在半污染区甚至污染区就是违背了院内感染和就近原则，增加了污染的风险和人员的来回走动。工作现场的所有物品都应设置放置的场所，工作现场只能放置随时需要的物品。尽可能将经常用的物品放在随手可及的地方，操作台下面尽可能少做柜子，柜子放置物品不易分类，拿取也不方便，还影响工作时员工坐的舒适度，多做些不用移动位置、不用弯腰坐着就能取到物品的抽屉，尤其是操作台下上面几层的抽屉，眼睛能看到、坐着抬手能够着的不高不低的壁橱、搁板等都是放置物品的最佳场所。

2）标识：将容器、货架和场所区域等做分类标识。标识有固定的、可活动的，用文字或照片均可。根据容器大小、物品类别、设备、人员状态等做成不同类型的标识。标识和物品一一对应，一个部门甚至一个单位标识风格尽可能一致，标识并不是越多越好。建议开始先用临时标识，待使用习惯后再做长期标识，临时标识注意粘贴方法，防止破坏物品表面，如墙面不要用透明胶带及双面胶，以免撕掉时毁坏墙面，可以使用活动式标识和实物标识。服务标识温馨、明显，而管理标识仅用于管理人员，不要过于明显，影响客户感知。临床实验室检验标本试管架标识根据不同类别标本使用不同颜色的标识，按索引规定的位置放置，方便找寻标本。见文末彩图10-8。

3）方法：物品怎么放才能保证效期、数量和取用方便呢？在做好定位、定容和标识的前提下，放置物品时要有近效期、远效期顺序，如前出后进、左出右进或者两个容器（双仓系统），标出先后，一个先用一个后用，或者设计专门的补充和拿取物品的设施，在补充的地方无法取用，在取用处无法补充；物品数量直观明确，明确数量的方法有点数法、刻度线、容器和称量法等，物品数量够用就好，切不宜过多，也不能使用中途不够；随时、每天、每周和每月要用的东西根据工作现场空间大小由近及远放置，以减少工作人员的来回走动。放置物品的方法尽可能一致，如前出后进等规定，不超出所规定的范围。临床实验室试剂保存应根据不同类型决定放置方法，如化学发光试剂外包装非常相似，包装盒上名称标识不醒目，选择所需试剂非常费神并容易出错，因此，需要在冰箱中细分试剂名称，强化标识清晰度，试剂之间用隔板隔开，取用方便，不易出错，提高工作效率和保证质量；生化试剂体积、用量大，定制不锈钢容器，补充和取用时拉出整个不锈钢架子方便、高效。见图10-9。

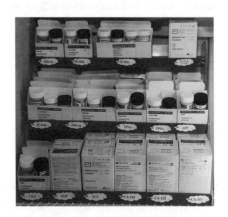

图 10-9A　化学发光试剂管理

注：细分试剂名称，强化标识清晰度，试剂之间用隔板隔开

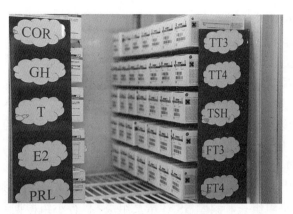

图 10-9B　化学发光试剂管理

注：细分试剂名称，强化标识清晰度，试剂之间用隔板隔开

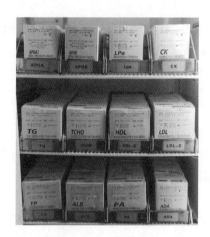

图 10-9C　生化试剂

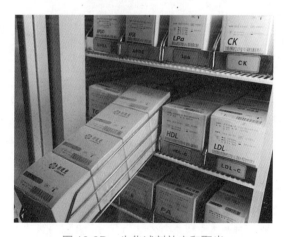

图 10-9D　生化试剂补充和取出

注：生化试剂体积、用量大，定制不锈钢容器，补充和取用时拉出整个不锈钢架子方便、前出后进，取用有序

3. 清扫实施要领

（1）建立责任区和清扫标准，营造全员参与的氛围，不留死角，每个人都有责任区，明确标准。

（2）各区域全面的大清扫，包括地面、墙壁、天花板、台面、设备设施、电脑和货架等，尤其注意清洁隐蔽的地方，不留死角。

（3）损坏的仪器要注意维修好。

（4）注意个人清洁和形象。

4. 清洁实施要领

（1）推行小组人员定期带头巡查，给予指导并以身作则。

（2）公示亮点，提醒存在问题。

（3）制订奖惩制度，加强执行与监督，培养评审员，参观学习、相互交流等。

（4）将前面3S制度化、标准化。

5. 素养实施要领

（1）组织架构：成立推行小组、执行小组。推行小组主要由部门领导（科主任）、医院5S项目组相关领导、各班组组长和科室5S评审员组成；执行小组根据专业组、专项整改和工作性质分工来分，大的组可以分成几个小组便于管理、交流，各执行小组设立组长。推行小组负责制订目标、标准和计划，组织实施和监督，带头现场指导和培训；执行小组负责现场整改实施、交叉检查交流等。

（2）制定目标和标准：高效、整洁是目标，制定工作现场配备必要物品标准，"零"时间取用所需物品，尽可能少走动，保证物品质量和效期等标准。

（3）落实岗位职责：由推行小组、各执行小组定期交叉督查，存在问题不同途径反馈，如与责任区域负责人、班组长和5S执行小组组长反馈存在问题和整改建议并追踪落实。

（4）制订具体计划：周计划、月计划、年计划。周计划见表10-3。

（5）总结：月、季、半年度和年度等阶段性总结和分享，持续改进。

（四）5S现场管理注意点

1. 常见误区有

（1）我们已经做过5S了，但实际上5S现场管理是持续改进过程。

表10-3　检验科5S现场管理周计划表

检验科5S现场管理周计划（2010年）					
小组	项目组长	小组成员	11.22–11.28 工作计划	完成情况（☆效果评价）	11.29–12.5 工作计划
第一组	＊	＊＊＊等	1. 继续完善生化室冰箱的各类标识； 2. 继续标本冰箱的整理整顿； 3. 完善对生化试剂的效期管理； 4. 持续改进一些不足之处（解决经常拿试剂问题）； 5. 按要求做好生化室各类物品的检查补充登记工作	1. 对生化标本冰箱.试剂冰箱进行整理、整顿 效果评价：☆	1. 做好生化存放标本的定位工作（试管架颜色固定.固定标识）； 2. 重新整理组内抽屉（抽屉名称与实际物品不符）； 3. 按要求填写物品补充登记表
第二组	＊	＊＊＊等	1. 继续完善免疫室冰箱的各类标识； 2. 继续标本冰箱的整理整顿； 3. 完善对免疫试剂的效期管理； 4. 持续改进一些不足之处（解决经常拿试剂问题）； 5. 按要求做好免疫室各类物品的检查补充登记工作	1. 对免疫标本冰箱.试剂冰箱进行整理.整顿 效果评价：☆	1. 做好免疫存放标本的定位，发光试剂标识工作； 2. 做好免疫存放标本的定位工作（试管架颜色固定.固定标识）； 3. 按要求检查补充物品并填写物品补充登记表； 4. 重新整理、整顿免疫室抽屉

续表

小组	项目组长	小组成员	11.22–11.28 工作计划	完成情况(☆效果评价)	11.29–12.5 工作计划
第三组	*	***等	1. 设计与制作走廊上所有物品的标识; 2. 开始着手整理、整顿五楼仓库的所有物品	1. 协助第二组对试剂冰箱的持续改进 效果评价:☆	1. 协助第二组对试剂冰箱的持续改进(试剂定容、定位)
第四组	*	***等	1. 着手整理、整顿办公室各类物品; 2. 帮助各组完成各类标识的设计与制作	1. 对示教室进行整理、整顿 效果评价:☆	1. 继续示教室与办公室的整理、整顿; 2. 协助各组完成各类标识的设计与制作
第五组	*	***等	1. 规划门诊仓库货架格局; 2. 联系货架制作单位,着手定做门诊仓库货架	1. 门诊仓库货架已经设计完成 效果评价:☆☆☆	1. 整理、整顿门诊仓库; 2. 联系做货架的师傅,着手门诊仓库货架的制作

(2)我们的区域这么小,做 5S 没什么用。然而通过 5S 管理的整理整顿能使空间利用更加有效。

(3)5S 不仅仅是保持现场整洁,更应该考虑优化流程和规范操作。

(4)5S 活动看不到经济效益。但是通过 5S 活动能减少库存。

(5)工作太忙,没有时间开展 5S 活动。实际上通过 5S 现场管理,工作效率明显提高。

(6)我们是搞技术的,做 5S 是浪费时间。其实 5S 是质量保证的基础,也是落实质量体系要求的有效工具。

2. 5S 现场管理有经典步骤和实施要领,但没有固定的方法和标准,要根据客观条件和实际情况来实施。

第三节 精益管理与临床实验室质量改进

临床实验室的质量指标如危急值、报告周转时间(turnaround time,TAT)、现场试剂数量、效期及储存、库房的超量和断供的平衡、标本管理、实验室流程布局的合理性都与工作效率、效益、质量和安全、医患和员工的满意度关系密切,也是临床实验室管理层工作的核心。实验室管理层通过与员工达成共识,培训和授权员工,遵循精益核心理念和原则,应用精益改善工具,通过以下典型案例来构建和实施质量保证体系。

一、危急值、TAT 管理

临床实验室危急值、TAT 管理是两项比较重要的质量指标,与每位员工的日常工作关系密切,稍有疏漏,如危急值迟报、漏报,导致临床无法及时处理,随时会给患者带来生命危险;TAT 是一项能较全面反映临床实验室检验流程、工作效率、管理水平等多方面状况的综合性指标,集效率、质量、管理于一体,因此对这两项指标管理尤为重要。

传统的危急值管理是靠操作人员人为发现、电话报告和手工记录,漏报告、迟报告、记录不全、职责不清常有发生;经过多年改进,在 LIS 中设置危急值项目和危急值范围,当危急值出现时,LIS 能及时发现,但报告及时性仅靠报告审核人是否能及时在操作电脑中发现,及时确认和及时报告,尽管较人工方法有较大进步,还是达不到 100% 报告率、接收率;引进可视化、语音视频管理后一旦检测完成,数据传输到 LIS 就能在视频中显示和发出语音预警,相关操作人员及时复核危急值,一经确认,审核人员尽可能快地将危急值发送临床,LIS 自动、完整记录每一步骤相关信息和时间点,如完整的病人信息、危急值项目和结果、发送人、接收人、处理人和各节点的时间,可视化、语音视频使危急值的发现和处理不局限于某一人,而是一批人协同、高效和准确地完成危急值发现、确认和报告,并监督临床接收和处理,处理完成后视频信息消失,使危急值处理更加完善,患者安全得以保证。

TAT 可视化、语音视频预警管理使临床实验室实现了对所有患者和临床医生的报告时间承诺,同时在标本全程监控中也发挥了非常大的作用。将标本每一环节的时效监控体现在可视化上,做到在承诺时间前提前预警,报告完成后视频信息消失,真正达到了标本、TAT 全程监控的预期目标。危急值、TAT 可视化语音视频管理见图 10-10。

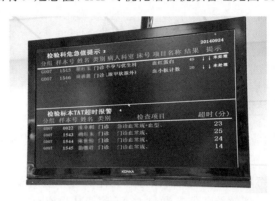

图 10-10　危急值、TAT 可视化、语音视频管理

二、急诊检验耗材、试剂管理改进

急诊检验是临床实验室较难管理的区域,报告时间急、工作量大、人员流动频繁、不可预测等突发事件多,耗材、试剂管理难度大,缺货、过期时有发生,经常要花时间找所需物品。自从引进 5S 现场管理以来,没有发现过期物品,缺货现象很少发生,工作现场整洁、有序,能"零"时间找到所需物品,工作效率、工作质量提高,员工工作热情高涨,员工、医患满意度提高。改进前耗材和试剂乱且无序,找所需物品费时,数量和效期无法保证,经过整理、整顿,整理出必要物,废弃非必要物,再实施"三定""三要素",物品品种齐全,进出有序,数量合适,取用补充方便,效率、质量得以保证。急诊检验耗材、试剂改进前后见文末彩图 10-11、图 10-12。

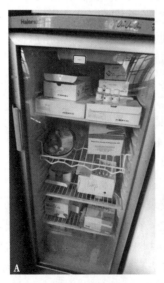
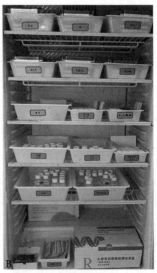

图 10-12　急诊检验试剂管理改进前、后
注:改进后定容、定标、定位,细分冰箱,数量明确,取用补充方便

三、临检室流程布局改进

以临检室从抽血到完成血常规、血沉、糖化血红蛋白、C反应蛋白、快速表面抗原和血型正反定型（所有检测项目所用标本为1支EDTA抗凝血）检测为例优化流程。改进前的流程图像一盘杂乱无章的面条，不同颜色线条代表不同岗位员工走动路线，走动路线无序、重复，相关岗位员工沟通不便。在新增一台血球仪、一台推染片机、一台血型仪无放置空间的情况下，对整个流程布局进行调整。改进前后流程布局见文末彩图10-13、文末彩图10-14，改进后使员工工作更高效、愉快，质量更可靠。

1. 主要改进措施

（1）将标本、试剂冰箱移至资料室。

（2）将尿镜检操作台边上开出通道，让抽血区8个窗口打通，使频繁拿取窗口采集的血常规标本时不用走重复路（绿色线、粉色线）。

（3）将两台血型仪（仅做正定型）移至原冰箱位置，将手工反定型位置移动到原杂项（血沉、糖化血红蛋白、C反应蛋白、快速表面抗原检测）位置，缩短了血型岗位走动距离（大红色线）。

（4）将杂项岗位移至原血型仪位置，将杂项岗位检测的血沉、糖化血红蛋白、C反应蛋白、快速表面抗原等项目集中并与血球流水线操作岗位的距离更近。

（5）将仪器审核岗位移至与镜检复片审核岗位、血型反定型岗位更近地方，几乎不用走动（深蓝色线），使仪器审核岗位、血球流水线操作岗位与镜检复片审核岗位能更方便地交流仪器散点图等异常报警情况。

（6）血球流水线操作岗位走动明显减少（浅蓝色线）。

2. 效果评估

（1）空间开阔、整洁：新增一台血球仪、一台推染片机、一台血型仪等设备，空间不显拥挤，反而更显开阔、整洁。

（2）走动减少：仪器审核（岗位⑤）不再走动；门诊标本接收和运送（岗位①）、血球流水线操作（岗位②）、血型（岗位③）、杂项（岗位④）等走动明显减少。见改进前后图的路线走动。

（3）岗位之间沟通方便：如仪器审核（岗位⑤）、血球流水线操作（岗位②）与镜检复片报告审核（岗位⑥）沟通方便。

（4）岗位之间工作优化：杂项（岗位④）将血沉、糖化血红蛋白和C反应蛋白等设备集中，方便操作，同时与血球流水线操作（岗位②）距离缩短，完成杂项检测后将标本直接上血球流水线，使杂项（岗位④）与血球流水线操作（岗位②）工作既有分工又相互协作，提高了效率。

（5）改进前后门诊血常规平均报告时间从20分钟缩短到16分钟，住院血常规从75分钟缩短到53分钟，达到了预期目标。

本章小结

临床实验室开展精益管理，倡导、推广精益文化极大地提高了工作效率、工作质量、医患和员工的满意度。临床实验室的浪费随处可见，让员工进一步理解和认识缺陷返工、高峰等待、库存、走动和人力资源等浪费带给医患及自身的影响尤为重要。精益常用工具能更好地帮助员工解决问题，激发员工的信心和热情，使员工更加主动地投入到精益改进中，让平凡的员工在杰出的体系和流程下工作，使其业绩辉煌。

5S现场管理是实施精益改善最常用、最有效的工具。其经典步骤的核心内容是整理、整顿，要明确现场的必要物、非必要物，实施"三定""三要素"。如何推广实施5S现场管理是其难点所在；合理的组织架构，以身作则、深入现场、培养启发员工发现问题的领导和心灵手巧、积极肯干的员工一起解决问题，从员工的角度改进他们自身的工作流程和缺陷，为医患服务的同时也解决了员工在工作中的烦恼（返工、费时找东西、走很多的路、环境恶劣等）和困扰，从而提高工作效率和质量。持续不断地推广实施5S现场管理需要制订明确的目标、计划，建立监督、反馈和持续改进机制，5S现场管理也是落实和实施质量体系的有效载体和工具。

临床实验室危急值管理、TAT改进是反映临床实验室检验流程、工作效率、管理水平等多方面状况的综合性指标。利用网络信息技术、可视化监控预警和流程再造使危急值管理和TAT得以持续改善，提高了实验室安全性和服务能力；急诊检验试剂、耗材管理通过整理、整顿、清扫、清洁和素养彻底改变了原来发生缺货、过期和花时间找所需物品给工作带来的不便和烦恼；临检组的流程布局改进减少了员工的无效走动、方便了岗位间员工的交流、提高了检测效率和质量。

精益管理的根本是在整个组织中建立持续改善机制，倡导组织以客户需求、全员参与、管理层的热情、到真正的现场去寻找机会等文化，与员工达成共识，培养员工，并让员工每天、每处解决身边的问题，创造追求卓越和完美境界的文化。

（沈 波）

1. 曹桂荣. 医院管理学. 北京：人民卫生出版社, 2003.
2. 中国合格评定国家认可委员会. 医学实验室质量和能力认可准则 CNAS-CL02, 2012.
3. 医疗机构临床实验室管理办法. 卫医发〔2006〕73 号
4. 李艳, 李山. 临床实验室管理学. 北京：人民卫生出版社, 2013.
5. 龚道元, 赵建宏. 临床实验室管理学. 武汉：华中科技大学出版社, 2014.
6. 綦迎成. 临床实验室管理与实践. 北京：人民军医出版社, 2013.
7. 王惠民. 临床实验室管理学. 北京：高等教育出版社, 2012.
8. 王治国. 临床检验方法确认与性能验证. 北京：人民卫生出版社, 2009.
9. 王治国. 临床检验生物学变异与参考区间. 北京：人民卫生出版社, 2012.
10. http://www.westgard.com
11. http://www.CAP.org

中英文名词对照索引

表 5-5　国际标准静脉采血顺序

序号	推荐色标	试管类型	添加剂	作用方式	适用范围
1		血培养瓶	肉汤混合剂	保持微生物活性	微生物学 - 需氧菌、厌氧菌、真菌
2		无添加剂的试管			
3	浅蓝色	凝血管	枸橼酸钠	形成钙盐以去除钙离子	血凝检测（促凝时间和凝血酶原时间），需要满管采集
4	黑色	血沉管	枸橼酸钠		血沉
5	红色	促凝管	血凝活化剂	血液凝集，离心分离血清	生化、免疫学和血清学、血库（交叉配血）
6	金色	血清分离管	分离胶和促凝剂	底部凝胶离心分离出血清	生化、免疫学和血清学
7	绿色	肝素管	肝素钠或肝素锂	使凝血酶和促凝血酶原激酶失活	测锂水平用肝素钠测氨水平都可以
8	浅绿色	血浆分离肝素管	分离胶和肝素锂	肝素锂抗凝，分离胶分离血浆	化学检测
9	浅紫色	乙二胺四乙酸 EDTA 管	乙二胺四乙酸 EDTA	形成钙盐以去除钙离子	血液学、血库（交叉配型）需要满管采血
10	灰色	氟化钠 / 草酸钾或氟化钠 /EDTA 抗凝管	氟化钠 / 草酸钾或氟化钠 /EDTA	氟化钠抑制糖酵解，草酸钾 /EDTA 抗凝	血糖

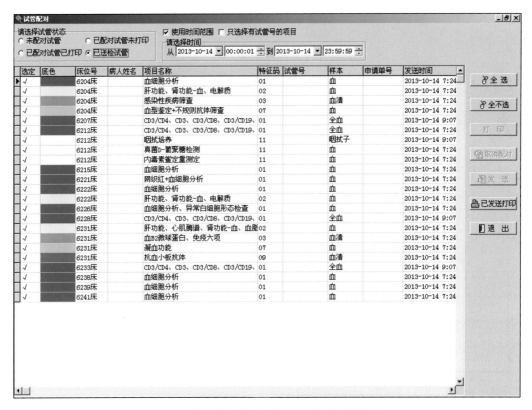

图 1-3　申请检验项目与真空采血管的对应关系

1

采样顺序	胶帽颜色	采血管实物效果图
1	淡蓝色	
2	黑色	
3	淡紫色	
4	浅绿色	
5	桔黄色	
6	深红色	
7	淡黄色	
8	白色	
9	墨绿色	
10	粉红色	
11	深紫色	

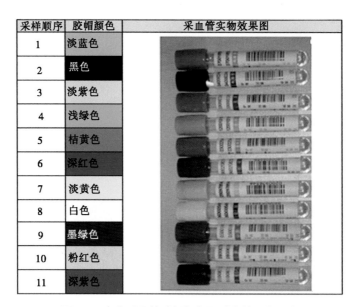

图 1-4 真空采血管胶帽颜色及对应的采集顺序

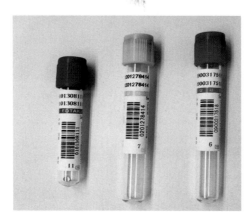

图 1-5 真空采血管上标识的采集顺序号

水平1：X=20.10 SD=1.0 CV%=4.98

水平2：X=12.10 SD=0.5 CV%=4.13

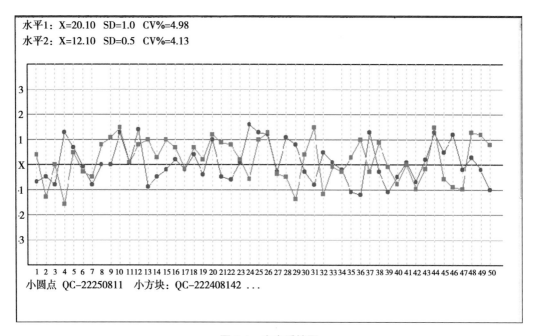

小圆点 QC-22250811   小方块：QC-222408142 . . .

图 7-1 室内质控图

项目序号:162　项目名称:XX　　计划序号:1086　计划名称:503185/509957
质控物序号:1615　批次号:509957　名称:质控XXX　质控仪器:　水平:高水平
质控物序号:1614　批次号:503185　名称:质控XXX　质控仪器:　水平:中水平

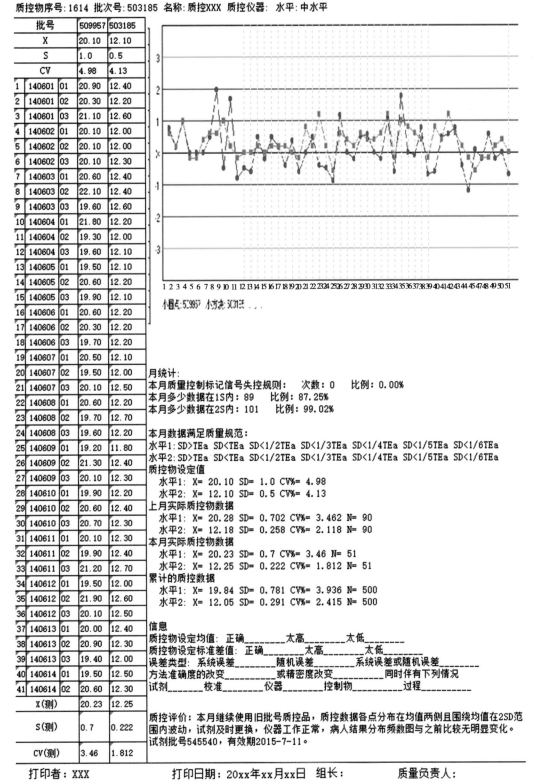

批号		509957	503185
X		20.10	12.10
S		1.0	0.5
CV		4.98	4.13
1	140601 01	20.90	12.40
2	140601 02	20.30	12.20
3	140601 03	21.10	12.60
4	140602 01	20.10	12.00
5	140602 02	20.10	12.00
6	140602 03	20.10	12.30
7	140603 01	20.60	12.40
8	140603 02	22.10	12.40
9	140603 03	19.60	12.60
10	140604 01	21.80	12.20
11	140604 02	19.30	12.00
12	140604 03	19.60	12.10
13	140605 01	19.50	12.10
14	140605 02	20.60	12.20
15	140605 03	19.90	12.10
16	140606 01	20.60	12.20
17	140606 02	20.30	12.20
18	140606 03	19.70	12.20
19	140607 01	20.50	12.10
20	140607 02	19.50	12.00
21	140607 03	20.10	12.50
22	140608 01	20.60	12.20
23	140608 02	19.70	12.70
24	140608 03	19.60	12.20
25	140609 01	19.20	11.80
26	140609 02	21.30	12.40
27	140609 03	20.10	12.30
28	140610 01	19.90	12.20
29	140610 02	20.60	12.40
30	140610 03	20.70	12.30
31	140611 01	20.10	12.30
32	140611 02	19.90	12.40
33	140611 03	21.20	12.70
34	140612 01	19.50	12.00
35	140612 02	21.90	12.60
36	140612 03	20.10	12.50
37	140613 01	20.00	12.40
38	140613 02	20.90	12.30
39	140613 03	19.40	12.00
40	140614 01	19.50	12.50
41	140614 02	20.60	12.30
X(测)		20.23	12.25
S(测)		0.7	0.222
CV(测)		3.46	1.812

月统计:
本月质量控制标记信号失控规则:　　次数:0　　比例:0.00%
本月多少数据在1S内:89　比例:87.25%
本月多少数据在2S内:101　比例:99.02%

本月数据满足质量规范:
水平1: SD>TEa SD<TEa SD<1/2TEa SD<1/3TEa SD<1/4TEa SD<1/5TEa SD<1/6TEa
水平2: SD>TEa SD<TEa SD<1/2TEa SD<1/3TEa SD<1/4TEa SD<1/5TEa SD<1/6TEa
质控物设定值:
　水平1: X= 20.10 SD= 1.0 CV%= 4.98
　水平2: X= 12.10 SD= 0.5 CV%= 4.13
上月实际质控物数据:
　水平1: X= 20.28 SD= 0.702 CV%= 3.462 N= 90
　水平2: X= 12.18 SD= 0.258 CV%= 2.118 N= 90
本月实际质控物数据:
　水平1: X= 20.23 SD= 0.7 CV%= 3.46 N= 51
　水平2: X= 12.25 SD= 0.222 CV%= 1.812 N= 51
累计的质控数据:
　水平1: X= 19.84 SD= 0.781 CV%= 3.936 N= 500
　水平2: X= 12.05 SD= 0.291 CV%= 2.415 N= 500
信息
质控物设定均值:　正确＿＿＿＿＿太高＿＿＿＿＿太低＿＿＿＿＿
质控物设定标准差值:　正确＿＿＿＿＿太高＿＿＿＿＿太低＿＿＿＿＿
误差类型:　系统误差＿＿＿＿＿随机误差＿＿＿＿＿系统误差或随机误差＿＿＿＿＿
方法准确度的改变＿＿＿＿＿或精密度改变＿＿＿＿＿同时伴有下列情况
试剂＿＿＿＿校准＿＿＿＿仪器＿＿＿＿控制物＿＿＿＿过程＿＿＿＿

质控评价:本月继续使用旧批号质控品,质控数据各点分布在均值两侧且围绕均值在2SD范围内波动,试剂及时更换,仪器工作正常,病人结果分布频数图与之前比较无明显变化。
试剂批号545540,有效期2015-7-11。

打印者:XXX　　　打印日期:20xx年xx月xx日　组长:　　　质量负责人:

图7-6　质控月评估图

注:包含了诸如质控物信息、质控数据、质控图、质控数据统计等基本信息,并在月质控的总结中体现了仪器状况、试剂更换、患者数据分布等要素

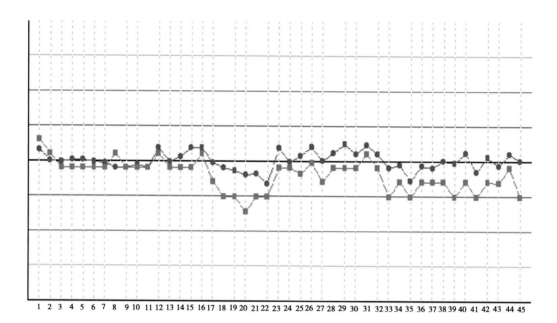

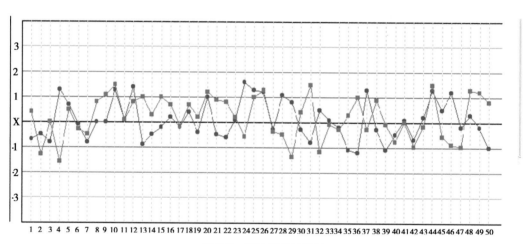

图 7-7　质控月趋势评估

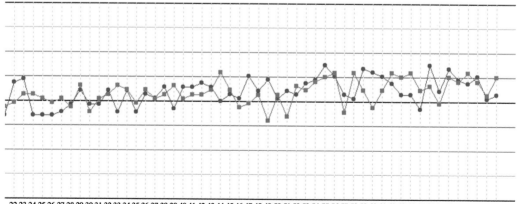

图 7-8　HCT 质控图

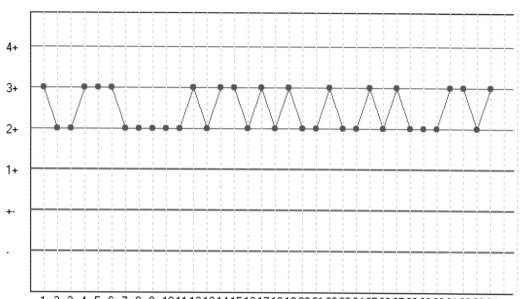

X 方向红粗线为失控线,蓝线为在控线

图 7-9　体液定性试验质控图

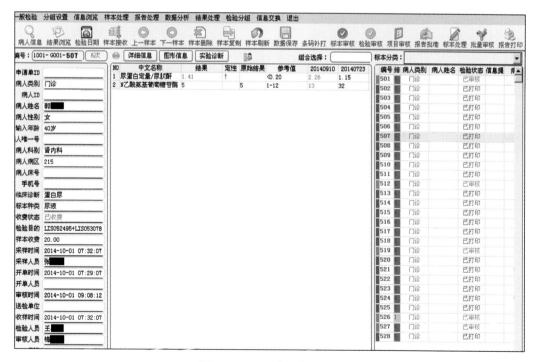

图 8-6　LIS 系统中检验报告

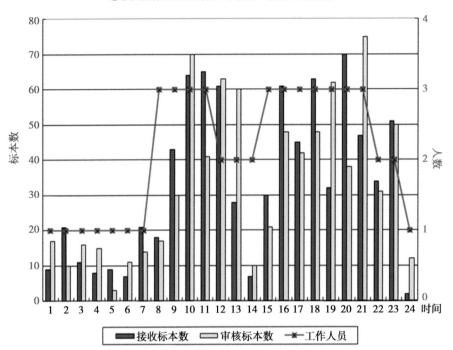

图 10-2　急诊检验各时间段接收、审核标本数和人员配置

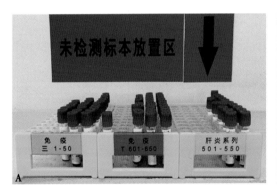
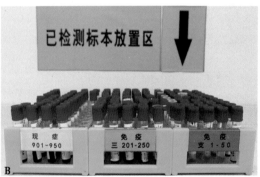

图 10-4　未检测、已检测样本定位

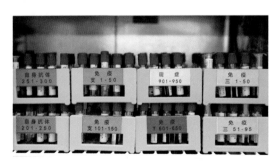

图 10-8　检验标本试管架标识

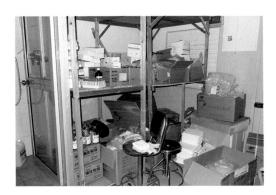

图 10-11A　急诊检验耗材管理改进前

注：改进前必要物、非必要物分类不清，摆放无序，数量不清

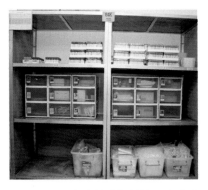

图 10-11B　急诊检验耗材管理改进后

注：改进后清理非必要物，分类、标识明确，摆放有序，数量明确，取用补充方便

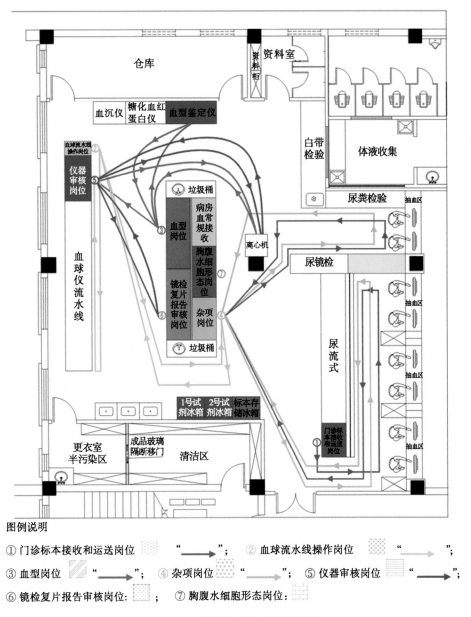

图例说明

① 门诊标本接收和运送岗位 "　　　"；　② 血球流水线操作岗位 "　　　"；

③ 血型岗位 "　　　"；　④ 杂项岗位 "　　　"；　⑤ 仪器审核岗位 "　　　"；

⑥ 镜检复片报告审核岗位：　；　⑦ 胸腹水细胞形态岗位：

图 10-13　临检室流程布局改进前

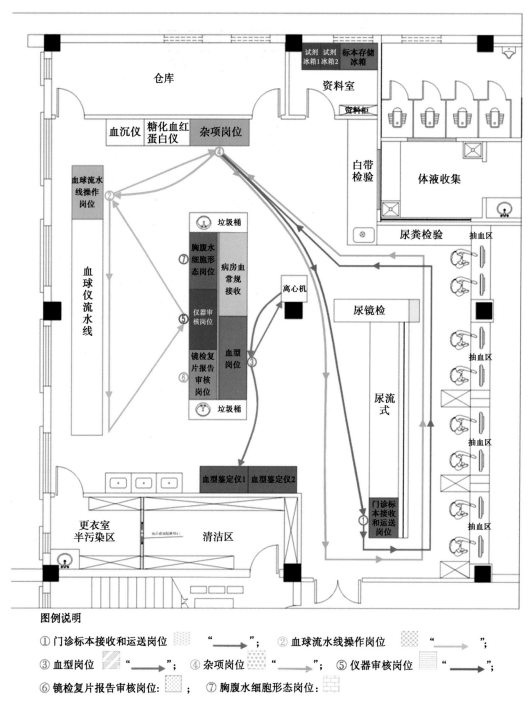

图例说明

① 门诊标本接收和运送岗位 " ➡➡➡ "; ② 血球流水线操作岗位 " ➡➡➡ ";

③ 血型岗位 " ➡➡➡ "; ④ 杂项岗位 " ➡➡➡ "; ⑤ 仪器审核岗位 " ➡➡➡ ";

⑥ 镜检复片报告审核岗位: ; ⑦ 胸腹水细胞形态岗位:

图 10-14 临检室流程布局改进后